薬対論

生薬二味の組み合わせからひも解く
中医薬方と日本漢方

原著
陳　維華　徐　国龍
張　明淮　蔡　永亮

翻訳
木村郁子　陳　福君
韓　晶岩　香川正太

南山堂

● **翻訳者一覧** ●

木村 郁子	富山短期大学 専攻科 食物栄養専攻 非常勤講師 元 富山医科薬科大学大学院 薬学研究科 臨床薬学 教授
陳　福君	株式会社LSIメディエンス 経営戦略部門 経営企画部 部長代理 兼 診断薬事業部 中国市場マネージャー
韓　晶岩	北京大学医学部 中西医結合学系 主任 教授
香川 正太	第一薬科大学薬学部 漢方薬学科 天然物化学分野 講師

訳者の序

　伝統医学は現代西洋医学が確立する以前から，疾病の治癒に貢献してきた．ギリシャ医学，ユナニ医学，アーユルベーダ医学，中医学，韓医学，日本の漢方医学や民間療法がある．伝統医学は，しばしば政治闘争に巻き込まれ，存続が危ぶまれたことがあった．日本に伝播された中国の伝統医学は，日本で大切に漢方医学として保持されてきたが，明治（1868〜1912年）の初期に漢方医学が否定され，もっぱら蘭学という西洋医学へ舵が切られた．このような紆余曲折を経て，現代の日本漢方に至っている．日本では漢方医学と西洋医学は分離されず，医師は両医学の薬を処方することができる．これが漢方医学を西洋医学的に研究できる素地になっている．中国では，文化大革命（1966〜1977年）の時代に，一時，伝統医学が否定されたことがあった．現在は，中医学と西洋医学は分離されていて，中医薬を処方する医師と西洋薬を処方する医師は異なる．

　伝統医学では，経験則のみに基づいて多くの生薬を使い，症例報告などの臨床報告が蓄積され，理論構築がなされた．中医薬方や日本漢方には，まだまだ西洋医学的に客観的な実験的証明 evidence-based medcine（EBM）での解明が必要な，薬物資源がたくさん眠っている．現在，中医薬学を主体とする，中国の学者が主催する世界中医薬学会連合会に日本人の出席者は少ない．「どうしてなのですか」と尋ねられるが，私にはその理由を簡単に答えることができない．世界中医薬学会連合会に参加してみると，日本東洋医学会や和漢医薬学会などでの発表と重複している内容がみられる．日本国内だけにとどまらず，伝統医学の EBM に向けて，地球規模の広い分野で治療効果に関する研究情報の交換が不可欠である．

　本書の原著『薬対論』は現在でもなお，中国国内で市販されている．これを翻訳するにあたり，項目別に原文を再編成し，また，五十音順に羅列した生薬名，薬対名や処方名の項目を容易に探せるように工夫した．陰陽五行説にある臓器連関は，現在科学的にも一部証明されてきているが，難解にならないよう（　）で説明を示した．後半に翻訳者による補遺を示し，中医薬方と日本漢方で用いられる生薬名に関する誤解を避けるため，比較説明を丁寧に付け加え

た．また，処方名のローマ字化が 2005 年に日本で決定されたので，それも付記した．事典的に「わかりやすく」科学的に読んで利用していただけるよう，特に，伝統医薬学を目指す若い研究者や学生の方々のお役に立てれば幸いである．

 2019 年 7 月 富山にて

翻訳者を代表して 木村郁子

序

　徐 之才の著書『薬対』は中医薬を君臣，毒性，相反および治療できる疾病ごとに分類し，その効能を総合的に記載している．これを基に，『諸病源候論』において「江左道宏道人制解散対治方」と記述されており，相反・相成の薬対は，薬効を増強するとしている．これらの文献から，薬対の意味がわかる．

　『神農本草・名例』には，「薬対には，単独作用，相須，相使，相畏，相殺，相悪，相反のものがある．以上の"七情和合"の中で，相須や相使のものは組み合わせても良く，相悪や相反は組み合わせ不可で，その毒性を制するには相畏，相殺のものを使う．それがなければ一緒に使うべきでない．」とされ，また，「薬には君臣佐使があり，さらに陰陽の組み合わせ，子母兄弟および四気五味などがある．」と指摘している．後世になり，中医薬の"七情和合"についての認識がさらに深まり，発展し，薬対に関する知見が蓄積された．1100年来，薬対についての学問は，歴代の医家において重視され，医書では『神農本草経』，『名医別録』から『本草従新』に至るまで，医家では張 仲景，孫 思邈，張 山雷，張 錫純に至るまで，みな薬対に関する貴重な知見を残している．その内容は非常に豊富で，多方面の経験から構築され，さらに，独自の功績を残し，中医薬学を構成する貴重な部分となっている．

　薬対の出現は，中医薬の歴史において一つの展開として把握されている．薬対が2つのみならず，3つ，さらに多味薬の組み合わせにまで活用されるようになっている．薬対は，薬効および治療効果を増強し，治療範囲を拡大し，方剤における組み合わせの基礎となり，また，薬物学および方剤学の両学問の中核となった．経験が理論として帰納され，発展して，さらにその理論の確立は必然的に臨床における投薬を進歩させる導火線となった．薬対に関する学問は，中医薬学の精髄であり，今日まで医薬学および中医学に興味をもつ人々に重要視され，利用され続けている．

　陣 維華，徐 国龍，張 明淮，蔡 永亮の4人の医師は，中医の任務に確固たる信念を持っている．彼らは『常用中薬処方名辯義』を完成後，続いて薬対の研究に専念し，その詳細な意義を詳しく解説し，規則性を明らかにした．さらに，歴代にわたる経験を融合させ，各学説を集めて統一し，この学問を系統的

に論述し，さらに，臨床における実践経験を合わせて『薬対論』を完成させた．これらは中医薬学への偉大な貢献であるとともに，教育，臨床，研究において内容豊富で実用的な参考資料となっている．同書は，高度な理論に基づいており，臨床実践にきわめてよく応用しているので，著者らの深い造詣，入念な執筆，そして本書が持つ堅実性が十分に伝わってくる．私もずっとこの分野に興味があり，この著作に大いに啓発されている．著者より序文の依頼を受けたので，ここに喜んで一筆献上した次第である．

1984年6月　南京にて

丁　光廸

本書について

　臨床において医者が使う昔ながらの方剤は，単味の使用は少なく，ほとんどは処方中に意識的あるいは無意識的に2つの薬が組み合わされている．例えば，麻黄湯の桂枝―麻黄，桂枝湯の桂枝―芍薬，小柴胡湯の黄芩―柴胡，平胃散の厚朴―蒼朮と，二陳湯の陳皮―半夏，芍薬甘草湯の甘草―芍薬と，交泰丸の黄連―肉桂などである．近代の名医，秦 伯未 先生は『謙斎医学講稿』の中で次のように指摘した．「処方中によく一緒に使われている当帰―白芍，厚朴―蒼朮，陳皮―半夏などの薬対は，主に先人たちが経験した結果の蓄積であり，根拠と理論があり，無意味に組み合わせたものではない．適切な組み合わせにより，薬物の効能は増強され，治療範囲は広がるので，重視する価値がある」．また，「薬物の組み合わせには重要な意義がある．もし深く知らず，勝手に組み合わせると，乱雑な処方となり目的外の効果が生じたり，あるいは，屋上に屋を架すような重複した効果が生じたりする」とも指摘した．薬対については，歴代の医学者や薬学者から重視され，その内容は大変豊富であり，各種の中医の書籍でよくみられる．しかし，実際の応用に関する内容が多く，原理や根拠についての論述が少ないため，どうしても知識が浅くなってしまう欠点がある．このことは，中医薬の系統的な研究においてマイナス要因となっており，また臨床応用における根拠の欠如が懸念される．2薬の組み合わせのメカニズムについて深く研究し，それらの普遍的な一般的法則を明らかにし，さらにそれぞれが持つ特徴と臨床的意義を分析することにより，臨床上での使い分けができ，治療効果を上げることができる．

　歴代の本草に関する専門書には，『雷公薬対』4巻，徐 之才による『薬対』2巻，宋 令祺による『新広薬対』2巻，さらに著者が不明な『薬対』2巻がある．これらの書物はほとんど散逸しているため，2薬の組み合わせに関して論じていたか否かは考証できない．唯一，北齊の徐 之才による『薬対』の内容が，旧本草の書籍中に断片的に見つかる．このたび，われわれは，2薬の組み合わせ（薬対）のうち，歴代医書で記載があったもの，現在，臨床でよく使われているもの，確実にある程度の意義と治療効果があるものについてまとめた．執筆にあたっては，伝統的な中医薬の基礎理論を基にし，われわれが臨床

実践で得た知識と経験を融合し，さらに現代の関連研究資料を参考に内容を論理的・系統的に集約し，レベルアップさせた．詳細な分析的内容から総合的内容までを一冊にまとめた本書を『薬対論』と名付けることにした．

本書は，大きく総論と各論の2部からなる．総論では，薬対の意味，組成，作用および応用などの項目に分け，要約して論じている．各論では，約400個の薬対を例として，その効能の特徴により，解表，袪寒，清熱，袪湿，瀉下，理気，理血，調和，止咳平喘，消散，補益，固渋，その他，の計13種類に分類し，組み合わせのメカニズム，効能および臨床応用などについて比較的詳しく論じた．

本書の執筆は，中国の医学遺産を発掘・整理し，先人の不足部分を補うことを目的として始まったが，中医薬の多くの関係者に対して，理論と実践を相互に結び付ける思考を向上・普及させることにより，中医薬の組み合わせの理論研究や応用を推進させる手引きになるよう願っている．本書は，ある程度の中医薬の理論知識があり，一定の臨床経験がある中・上級の医療人や，大学・専門学校の医薬関連の教員や学生，中医薬研究者などの参考になるものと考えている．

本書は，新しいチャレンジであり，形式や内容の配列，論述，特徴などに関しては未熟な部分があると思われる．今後の再修正および補充のために，読者の皆様からの貴重なご意見をいただければ幸いである．

　　1983年1月　合肥にて

　　　　　　　　　　　　　　　　　　　　　　　　　　　陳　維華

目　次

薬対論：原著日本語翻訳

1. 生薬をなぜ組み合わせるか ………………………………………… 2
　　1　薬対とは………………………………………………………………… 3
　　2　薬対と単味生薬………………………………………………………… 3
　　3　薬対と方剤……………………………………………………………… 4
　　4　薬対の組み合わせ……………………………………………………… 5
　　　　4-1　治療法則と薬対の組み合わせ　5
　　　　4-2　薬対の組み合わせと中医学の基礎理論　7
　　　　4-3　薬対の組み合わせ方　9
　　5　薬対の作用……………………………………………………………… 15
　　　　5-1　薬対の基本作用　15
　　　　5-2　薬対の基本作用に及ぼす用量比　17
　　　　5-3　組み合わせる生薬の炮制法　18
　　6　薬対の臨床応用………………………………………………………… 19
　　　　6-1　単一の薬対からなる組み合わせ　19
　　　　6-2　複数の薬対からなる組み合わせ　20
　　　　6-3　方剤中における薬対　20

2. 薬対各論 ………………………………………………………………… 23
　　1　解表類…………………………………………………………………… 23
　　　　1-1　祛風散寒　23
　　　　1-2　疏風清熱　37

ix

目次

- 2 祛寒類 ······ 44
  - 2-1 臓腑を温める　45
  - 2-2 経絡を温める　52
- 3 清熱類 ······ 56
  - 3-1 清熱瀉火　56
  - 3-2 清熱涼血　77
  - 3-3 清熱解毒　84
  - 3-4 清退虚熱　89
- 4 祛湿類 ······ 95
  - 4-1 化湿燥湿　95
  - 4-2 利水除湿　103
  - 4-3 祛風勝湿　115
- 5 瀉下薬 ······ 121
  - 5-1 寒下　122
  - 5-2 温下　125
  - 5-3 潤下　128
  - 5-4 逐水　130
- 6 理気類 ······ 133
  - 6-1 理気　133
  - 6-2 行気　139
  - 6-3 降気　143
- 7 理血類 ······ 148
  - 7-1 活血　149
  - 7-2 止血　159
- 8 調和類 ······ 166
  - 8-1 和解少陽　166
  - 8-2 調理肝脾　170
  - 8-3 調和腸胃　172
  - 8-4 調理気血　176
- 9 止咳平喘類 ······ 182
- 10 消散類 ······ 193
  - 10-1 食積を消す　194
  - 10-2 堅痞を散らす　197

10-3　癰膿を消す　201
11　補益類……………………………………………………………… 204
　　　11-1　補気補陽　205
　　　11-2　補血補陰　223
　　　11-3　気血陰陽兼補　237
12　固渋類……………………………………………………………… 243
　　　12-1　固表止汗　244
　　　12-2　固精止帯　246
　　　12-3　渋腸固脱　249
13　その他……………………………………………………………… 253
　　　13-1　熄　風　254
　　　13-2　安　神　260
　　　13-3　開　竅　266
　　　13-4　駆　虫　269
　　　13-5　湧　吐　271
　　　13-6　外　用　272

補　遺

1．中医薬方と日本漢方における薬対の比較 …………………… 278
　　1　必要な予備知識……………………………………………… 279
　　2　中医薬方と日本漢方における構成生薬の違い…………… 287
　　　　2-1　同名異植物　287
　　　　2-2　同名異修治生薬　289
　　　　2-3　異名同生薬　289
　　　　2-4　同名異方剤　289
　　　　2-5　異名同方剤　291
　　3　中医薬方と日本漢方を構成する薬対………………………… 291
　　4　中医薬方と日本漢方における出現頻度の高い薬対 ……… 400
　　　　4-1　解表類　401
　　　　4-2　祛寒類　401
　　　　4-3　清熱類　401

        4-4　祛湿類　401
        4-5　瀉下薬　402
        4-6　理気類　402
        4-7　理血類　402
        4-8　調和類　402
        4-9　止咳平喘類　402
        4-10　消散類　403
        4-11　補益類　403

2. 温病処方（中医薬方）における薬対　404

1　温病とは　405
2　温病条弁とは　409
3　温病処方における薬対　411
    3-1　風温（風熱の邪による急性熱病）　411
    3-2　春温（温熱の邪が体内に滞留した急性熱病）　415
    3-3　暑温（暑熱の邪による急性外感熱病）　421
    3-4　湿温（湿熱の邪による急性外感熱病）　425
    3-5　温病の一種，燥熱の邪による急性外感熱病　432
    3-6　夏の邪気が体内に滞留し，秋に発症した急性熱病　434
    3-7　温毒による急性外感熱病　435

用語解説　439
参考文献　447

一般索引　451
生薬・薬対索引　454
方剤索引　473

薬対論

原著日本語翻訳

1. 生薬をなぜ組み合わせるか

　人がはじめて生薬を使用したときは1種類の生薬（**単味**）であった．例えば，「**常山**（じょうざん）は発熱する疫病を治す」，「**柴胡**（さいこ）は熱を下げる」，「**杏仁**（きょうにん）は咳を止める」などと，簡単な知識の積み重ねがあった．漢書『芸文志』には「薬草の性質，疾病の軽重および気候の変化により，薬の**五苦六辛**＊を判別し，体内の水と熱を調整し，便通を促し，異常を正常にする」とある．病気は，季節，気候，風土，体質などの遺伝的要因によって複雑化し，他の病気を併発したり，寒症状と熱症状が混在したり，実症状と虚症状が併存する．このように病気が複雑化すると，単味の生薬を用いても有効でないので，2種類，あるいはそれ以上の生薬を組み合わせて使用するようになった．**烏賊骨**（うぞっこつ）**―茹芦**（じょろ）は**血枯**＊を治し，**秫米**（じゅつべい）**―（製）半夏**（はんげ）は不眠を治すと，『黄帝内経』に書かれている．これらは中国で最古の専門書『神農本草経』に**七情和合**（7種類の効果，相須，相使，相反，相殺，相悪，相畏，単行）〔p.285 図1参照〕という言葉で表されている．単行（単独使用）を除いて，六情の作用は2種類の薬物を組み合わせた場合に生じ，歴代の中医薬や方剤学の専門書はそれに関したものである．例えば，

「**麻黄**（まおう）は**桂枝**（けいし）を組み合わせないと発汗させない」
「**附子**（ぶし）は**生姜**（しょうきょう）を組み合わせないと陽を助けない」
「**石膏**（せっこう）は**知母**（ちも）を組み合わせると解熱作用がさらに強くなる」

の記述がみられる．
　方剤における生薬の組み合わせ内容は非常に複雑であるが，そこには一定の規則がある．それを解明するためには，まず，2種類の薬物の組み合わせ効果とそのメカニズム，臨床における効果の検討が不可欠である．

＊：用語解説（p.439）や補遺（p.278）の図表を参照．

1　薬対とは

　薬対は2つの生薬の組み合わせを指す．その組み合わせは任意に選ばれたものではない．これは歴代の医薬専門家が，臨床的治療効果について蓄積した経験から決められた生薬組み合わせの基本単位である．2つの生薬を組み合わせると，「**七情和合**」，すなわち，**相須**，**相使**，**相畏**，および**相殺**によって，よりよい治療効果が得られ，積極的に利用される．しかし，**相反**，**相悪**は治療効果が低減したり，副作用が生じたりするので配合禁忌となる（p.285 **図1**参照）．特定の組み合わせの薬対には，効果および適応の原則があるので，以下に解説する．

2　薬対と単味生薬

　単味生薬のみでは，副作用を誘発することもある．このような場合，他の生薬を組み合わせれば，副作用を軽減・防止し，治療効果を高めることができる．例えば，

　麻黄は単味で，発汗解熱，鎮咳利尿，抗浮腫などの多くの効能をもっているが，次の薬対では，
　桂枝—麻黄（けいし—まおう）：発汗解熱の効果が強まる．
　石膏—麻黄（せっこう—まおう）：鎮咳と解熱効果が強まる．
　白朮—麻黄（びゃくじゅつ—まおう）：利尿効果が加わる．

　桂枝は軽度の発汗効果を示し，体表の血管を拡張して熱の放散を強め，解熱する．芍薬は滋養，強壮効果によって身体の栄養状態をよくする．薬対では，
　桂枝—芍薬（けいし—しゃくやく）：発汗で病気を治すが，発汗が過度になるのを防ぐ〔**調和営衛**（脈中の営気と脈外の衛気を調和すること）〕．いずれも単味で使用した場合は，この効果が得られない．

　寒秘（腸が冷えて，腸管の蠕動が低下して起こる便秘）の場合，寒性の大黄だけを用いると，効果がなく，かえって腹痛をきたすようになる．

生姜—大黄：熱性の生姜を組み合わせると，大黄の寒性を和らげ，瀉下効果によって，便秘を改善する．

以上のように，薬対の効能と適応症は単味生薬の効能と関連するが，2種類の生薬の薬効の相加効果だけでは説明ができないことが多い．

3　薬対と方剤

薬対は方剤とは異なる．いずれも単味生薬の効果を高め，その毒性，刺激性，および副作用を軽減する．方剤は**君**，**臣**，**佐**，**使**（p.280 **表2** 参照）を組み合わせ原則とし，特定の製剤方法，分量，服用法がある．一方，薬対は特定の組み合わせ，効果，適応の原則があり，単味生薬から方剤への理解に役立つ．したがって，薬対の分析研究は，方剤における生薬の組み合わせメカニズムの説明，新しい方剤の案出，方剤の加減応用に対して非常に重要である．

2種類の生薬から構成されている方剤は薬対と同じである．薬対と方剤は，いずれも効果を高め，その毒性，刺激性および副作用を軽減することを目的に，生薬を組み合わせたものである（p.280 **表3** 参照）．例えば，

滑石—甘草：六一散
黄連—呉茱萸：佐金丸
（鮮）生姜—半夏：小半夏湯
香附子—良姜：良附丸

一方，組み合わせる生薬の量によって，得られる薬効が異なることがある．例えば，

枳実の量＞白朮の量：枳朮湯は胃腸の消化・蠕動を促進する（『金匱要略』）．
枳実の量＜白朮の量：枳朮丸は胃腸の消化機能を強める．
枳実の量＝白朮の量：上述の効果が同程度に得られる．

有効性が高い方剤には，いくつかの薬対が含まれ，あるいは1つの薬対を主として組み合わせることが多い．例えば，

<u>補中益気湯</u>：<u>黄耆―当帰</u>#，<u>黄耆―人参</u>，<u>黄耆―白朮</u>，<u>柴胡―升麻</u>，<u>陳皮―白朮</u>などの薬対が含まれる．
<u>麻黄湯</u>：桂枝―麻黄の薬対を中心に，甘草，杏仁を配合したものであり，<u>甘草―桂枝</u>，<u>杏仁―麻黄</u>，<u>桂枝―麻黄</u>，という3つの薬対より構成されたものとも考えられる．

以上のように，薬対と方剤は異なるが，密接に関連している（p.280 **表3**参照）．

4 薬対の組み合わせ

薬対とは，2種類の生薬を任意に組み合わせたものではなく，中医学の基礎理論に基づき，ある証（症状）を治すために，生薬の効能によって，2種類の生薬を選択的に組み合わせたものである．

4-1 治療法則と薬対の組み合わせ

薬対は治療法則の理論に基づいて組み合わされている．治療法則とは患者の証（症状）を弁別して決められた治療法で，**八法**（汗，吐，下，温，清，消，和，補の8つの治療法）がある．八法はそれぞれ独立したものだけではなく，相互に密接に関連している．八法のうち，**補法**は元気を補う方法であり，他の七法はいずれも**瀉法**（病邪を取り除くための方法）である．

汗法（発汗により，邪気を体表から発散させる方法）：<u>荊芥―防風</u>，<u>桂枝―麻黄</u>は**解表**（表邪を発散させて，表の症状を取り除く）**薬**の組み合わせである．汗法の中には，辛温発汗，辛涼解表，軽宣潤燥（軽く発散させながら，身体

#：同名異種の生薬．

を潤して燥邪を除く方法),清涼透解,固本袪邪(正気を助け,邪気を除く)などの治療法が含まれる.

吐法(吐出により,邪気を排出させる方法):瓜蒂—香豉,皂莢—白礬は食滞と痰症状に用いられる.

下法(利尿または宿便を排出させる方法):栝楼仁—麻子仁,甘遂—芫花,大黄—芒硝はそれぞれ瀉下し,腸を潤し,利尿,痰飲(胃内停水)を除く効果がある.

温法(寒邪を除き,体内の陽気を補う方法,辛温燥熱):桂皮—附子,生姜—附子は陽気を助け,寒邪を退ける.

清法(解熱,抗菌,消炎などにより清熱する方法):黄柏—知母,金銀花—連翹は解熱,解毒効果がある.清法は辛寒清胃,清営(血熱を冷やして,ほてりや赤みを取る)透疹(疹毒を透泄して発疹しやすくする方法),清泄心包(心包に潜んでいる火邪を清する),清降相火(腎の虚熱を清める)などの治療法に分類されている.

消法(胃腸の蠕動および消化を促進することにより,食積を消す方法):穀芽—麦芽,檳榔子—木香#は理気(気の流れをよくする)薬と消化薬の組み合わせであり,食滞を消化し,気を収め,上腹部の膨満を除く効果がある.

和法(生体機能を調節する方法):黄芩—柴胡,黄芩—青蒿は調和または和解〔外感病で病邪が半表半裏にあるときに,気機(全身・臓腑・器官の機能活動を指す)を疏通し,臓腑機能を調和して病邪を解除する〕する効果がある.

補法(生体の抵抗力を強め,元気を補う方法):黄耆—党参,沙参—麦門冬,白朮—茯苓は正気を助ける効果がある.

八法は常に総合的に用いられ,病気の変化に対応させる.八法の中の2つの治療法を併用すれば,さらに新たな治療法則が出てきて,さらに複雑な効果になる.

温法と清法の併用:黄連—桂皮
消法と補法の併用:枳実—白朮
清法と補法の併用:青蒿—鼈甲
清法と汗法の併用:石膏—麻黄

『医学心悟』には「一法には八法が備わり，八法には百法も備わっている」と記述されている．1組の薬対にもさらに多彩な内容が含まれている可能性があるが，八法の原則に基づき，病因と症状に対して具体的に論じることにする．

4-2 薬対の組み合わせと中医学の基礎理論

中医学では主に，陰陽五行説（p.281 **表4** 参照）を用い，帰納・演繹法によって作用を論じている．生薬の薬性（性能）は**四気五味***，**昇降沈浮**，**帰経**，**毒性**の有無などで表現される（p.286 **図3** 参照）．**四気**とは寒，涼，温，熱の意味である．生薬は，温熱薬と寒涼薬に分類される．また，生薬は陰と陽の属性を示し，**温熱薬**は陽に，**寒涼薬**は陰に属する．症状において，陽が勝れば陰が病み，熱となるのに対し，陰が勝れば陽が病み，寒になると考える．熱症状を呈する疾病の治療には寒涼薬を，寒症状を呈する疾病の治療には温熱薬を使用する．薬対を組み合わせるときは，生薬の陰陽と寒熱の属性に注意が必要である．

生姜―附子，桂皮―附子：各生薬と薬対は陽に属する温熱薬で，寒症状，あるいは陰に属する症状を治す．

黄柏―知母，石膏―知母：各生薬と薬対は陰に属する寒涼薬で，熱症状，あるいは陽に属する症状を治す．

黄連―生姜，黄連―桂皮：温熱薬と寒涼薬が混ざった組み合わせであり，陰症状と陽症状の混ざった症状，寒症状と熱症状が混在した場合に用いる．

五味：辛，甘，酸，苦，鹹（p.286 **図3** 参照）．

辛味は発散，**行気***，**行血***の効果を，酸味は収斂・**固渋効果***を，鹹味は堅を柔らげ，潤下効果を示す．辛は肺，苦は心，甘は脾に，酸は肝に，鹹は腎に入ると考える．

黄耆―党参：二甘（2種類の甘薬の組み合わせ）
黄柏―黄連：二苦（2種類の苦薬の組み合わせ）

1. 生薬をなぜ組み合わせるか

桂枝—麻黄（けいし—まおう）：二辛（2種類の辛薬の組み合わせ）
五味子—生姜（ごみし—しょうきょう）：酸辛（酸薬と辛薬の組み合わせ）
甘草—桂枝（かんぞう—けいし）：甘辛（甘薬と辛薬の組み合わせ）
甘草—芍薬（かんぞう—しゃくやく）：甘酸（甘薬と酸薬の組み合わせ）

1つの生薬がいくつかの味をもつ場合がある．
桔梗（ききょう）：苦と辛
桂枝（けいし）：辛と甘
肉蓯蓉（にくじゅよう）：甘と鹹
芒硝（ぼうしょう）：苦と鹹

昇降沈浮：生薬がもつ効果の趨向性*を示す．

昇は上昇，降は下降，浮は発散，沈は利尿の効果を指す．**昇浮**の効能を示す生薬は，ほとんど辛甘の味と温熱の性質をもつ．**降沈**の効能を示す生薬のほとんどは，酸，苦，鹹の味と寒涼の性質をもつ．多くの薬対はこの薬物作用の趨向性を利用して組み合わされている．

同じ趨向性
柴胡—升麻（さいこ—しょうま）：陽気を上昇する．
石決明—牡蛎（せきけつめい—ぼれい）：陽気を下降する．

異なる趨向性
生姜—五味子（しょうきょう—ごみし）：生姜が発散し，五味子が収斂する．
柴胡—前胡（さいこ—ぜんこ）：柴胡が上昇し，前胡が下降する．

帰経：生薬が生体の特定部分に選択的に作用することを指す．1つ以上の経絡の症状に対して治療効果を示す場合，生薬の**帰経**という．2つの生薬が同じ経絡に入ることを**同帰経**，異なる経絡に入ることを**異帰経**という．一般に同帰経の薬物を組み合わせた薬対は選択効果を示す．異帰経の薬物を組み合わせた薬対は協力効果により，**兼証***の症状を治す．生薬の組み合わせによって，生薬が作用する経絡を変える場合がある．例えば，黄芩—柴胡（おうごん—さいこ）では，柴胡が黄芩

の帰経を，**少陽胆経***に引き込み，**少陽を和する***効果に変更させる（p.281 **表**5 参照）．

毒性：生薬が毒性をもち，効果が強すぎる場合，副作用が出現することがある．その毒性や副作用を緩和，もしくは消去するために，別の生薬を組み合わせる．また，生薬本来の毒性によって，組み合わせる相手の生薬の毒性をなくし，臨床的に治療効果を高めることが可能になる．

生薬にはさまざまな性質（薬性，味，趨向性，帰経，毒性）があり，薬性が同じでも異なる効能を示すことがあり，逆に薬性が異なっていても同じ効能を示すこともある．同気同味，同気異味，異気同味，異気異味，また同気同味でも，趨向と帰経が異なる生薬がある．薬対の組み合わせを解明・応用する場合には，注意が必要である．また，患者の症状（証）は千差万別であり，薬対の組み合わせは症状に従って臨機応変に対応しなければならない．

4-3 薬対の組み合わせ方

1) 相須薬対

同じ性能（性味，帰経）と効果を示す生薬を組み合わせて，効果を強める．
黄柏—知母（おうばく—ちも）：いずれも苦と寒に属し，腎経に入り，滋陰降火*の効果が強まる．
石膏—知母（せっこう—ちも）：いずれも寒と涼に属し，味はそれぞれ辛と苦であり，清瀉胃熱*の効果が強まる．
大黄—芒硝（だいおう—ぼうしょう）：いずれも寒に属し，味はそれぞれ苦と鹹で，瀉下清熱*の効果が強まる．

2) 相使薬対

性能と効用に共通点がある生薬の組み合わせであり，効果が強まる．
茯苓—附子（ぶくりょう—ぶし）：利尿・滲湿の効果をもつ茯苓を，温腎助陽*の効果をもつ附子と組み合わせると，利尿効果が強まる．
黄連—大黄（おうれん—だいおう）：清熱・瀉水の効果をもつ黄連と，攻下（腸を刺激して排便を促す）*瀉熱の効果をもつ大黄を組み合わせると，清熱瀉火*の効果を強める．

款冬花―紫苑，地黄―天門冬，萆薢―薏苡仁：主従は明確でないが，効果が強まる．

3）相畏薬対

一方の生薬が他方の生薬を抑制し，その毒性と副作用を緩和する．

黄芩―款冬花，芍薬―鼈甲：明らかな毒性と副作用はみられないが，古代の医薬書では，いずれも相畏薬対の範疇に入っている．

生姜―半夏：生姜は（生）半夏の毒性を消去する．

大黄―牡丹皮：牡丹皮は大黄の副作用を低減する．

4）相殺薬対

一方の生薬が他方の生薬の毒性や副作用を消去・低減する．

烏頭―大棗：大棗は烏頭の毒性を消去する．

附子―防風：防風は附子の毒性を軽減する．

5）相反薬対

毒性や副作用が起きる組み合わせ．十八反や十九畏に属する．原則として配合禁忌である．

甘遂―甘草，甘草―芫花，五霊脂―人参：李言聞*は相反の生薬を組み合わせて生じた効果を「怒性」と称し，李時珍はそれを「覇道」とした．この組み合わせによって，非常に強い効果を生じることがわかった．2種類の生薬が相互に牽制し，別々の作用を発揮する．しかし，激しい効果を生じるので，臨床上，注意を要する組み合わせである．

6）性質が反対の薬の組み合わせ

寒熱薬対：生薬の寒性と熱性により，互いに牽制し，効果が緩和になる．

黄連―桂皮：黄連（苦寒）は心の熱を下げ，桂皮（辛熱）は腎の熱（腎陽）を補うので，組み合わせると，心と腎の病的状態を改善する（**交通心腎**という）．

生姜―山梔子：山梔子は横隔膜部の熱を下げ，生姜は中焦（脾胃）を温め，寒を退ける．

柿蒂―丁子：それぞれ寒と熱に属し，組み合わせると寒性も熱性も弱くなるので，臨床上の適応範囲が広まる．

大黄―附子：附子（辛熱祛寒*）の熱性が大黄（苦寒瀉下*）の寒性によって抑制され，温下*の効果を示す．

辛甘薬対：辛甘助陽，あるいは辛甘発散をきたす．
甘草―桂枝：心陽を温める．
人参―附子：腎陽を助ける．
紫蘇（葉）―人参：紫蘇（葉）が体表の邪を発散させ，人参が気を補う（益気解表*）．辛甘発散の薬対に属する．

下記は辛甘の組み合わせであるが，**補瀉**または**動静**もきたす（後述）．
川芎＃―当帰＃，**陳皮―人参**，**白朮―木香**

辛苦薬対：辛味（あるいは辛苦）の生薬と苦味（あるいは苦辛）の生薬を組み合わせたもので，発散，行気，瀉下，肝胃を調え，胃を和する．
黄連―生姜：黄連の苦によって気を降ろし，胃を和し，生姜の辛によって脾気を調える．組み合わせによって，中焦*の鬱滞を消し，脾胃を調整する．
黄連―半夏：黄連の苦によって瀉下，および胃を和する．半夏の辛によって結を散じ，痰を解消する．この薬対は気をめぐらし，抗うつ効果を示す．

下記は辛苦の組み合わせであるが，辛によって表症状を発散するとともに，裏症状を瀉すので，表裏に作用する組み合わせである（後述）．
桔梗―枳殻，**枳殻―桂枝**，**厚朴―半夏**

辛酸薬対：辛は発散させ，酸（あるいは渋味）は収斂させる．ある種の斂散薬対である．この組み合わせによって，正気を収斂させ，邪気を散ずる．
五味子―生姜，**五味子―細辛**：生姜，細辛が肺の寒飲（肺に内停した透明希薄な水飲）を温め，五味子が肺虚の気を収斂させる．
鬱金―明礬，**訶子―薄荷**，**皂莢―明礬**，**白果―麻黄**：辛酸に属するが，斂散薬対と少し異なり，特殊な例である．

酸甘薬対：酸味の生薬としては烏梅，五味子，芍薬，木瓜があり，甘味の生薬は，補養と潤の効果を示す．甘草，（生）地黄，石斛，麦門冬，

百合,緑豆などがある.この薬対は,陰を補い,陽を収斂させ,虚を補い,津液*を生じさせる(**酸甘化陰**:酸味と甘味の生薬を組み合わせ,滋陰養血,あるいは養陰生津する).

烏梅―麦門冬:陰を養い,津液を生じさせる.熱病の場合の心の乱れ,口渇,津液不足などの症状に用いられ,よく効く.

甘草―芍薬:甘草が甘緩潤養で,陰を養い,虚を養い,虚を補い,痙攣を緩和し,痛みを止める効果もあり,芍薬が肝を養い,陰を収斂させる.

気血薬対:補気,行気の生薬を,補血,行血の生薬と組み合わせ,適応症状の範囲が広まる.

黄耆―当帰#:気と血が両方とも虚し,気が滞り,血が溜まる症状に用い,気血を補う.

桂枝―当帰#:血虚または血寒に,血を補い,寒を散じる.

桂枝―芍薬:気血営(源は脾胃にあり,中焦から出て血液を化生し全身に栄養を行きわたらせる)衛〔臓腑を温め,皮膚を潤し腠理(肌のきめ)を滋養し,汗孔を開閉する〕が調整できていない場合に用いる.

香附子―当帰#:気が滞り,瘀血を伴う際に用いる.

山梔子―牡丹皮:気と血の熱を冷ます.

川芎#**―白芷**:川芎が活血し,痛みを止め,白芷が川芎を気分に引き入れ,陽明*気分による頭痛を治す.

当帰#**―人参**:当帰は人参を血分に引き入れ,人参は気を補い,血崩(子宮出血)の症状を改善する.

昇降薬対:昇浮の生薬と沈降の生薬を組み合わせると,理気(気の流れを改善する)効果*が生じる.生薬の昇降沈瀉の性能は辛苦薬対とは少し異なり,応用の範囲が広い.

黄柏―蒼朮,**黄連―桂皮**:心火を降ろし*,腎水を上げる*.

生姜―半夏,**半夏―白朮**,**陳皮―防風**:脾胃への気の昇降を調える.

杏仁―紫蘇,**杏仁―麻黄**,**柴胡―前胡**:肺気の昇降を調える.

動静薬対:動(表を発散させ,通陽,行気,行血)の性能をもつ生薬と,静

（収斂，止吐，補養）の性能をもつ生薬とを組み合わせ，動きすぎることなく，滞らないようにもするので，気血営衛＊の運行を調整できる．

枳実―竹茹：枳実は破気・行気の効能があるので動，竹茹は化痰，鎮吐の効果があるので静である．

桂枝―芍薬：桂枝は表を発散させ，通陽する動の性能があり，芍薬は酸収，和営の性能があるので静である．

芍薬―当帰#：芍薬は酸収・補血効果があり，静である．当帰は行血，活血の効果＊があるので動である．

補瀉薬対：病邪を取り除く生薬と，正気を助長する生薬の組み合わせであり，虚の症状と実の症状が混在するときに適応する．八法＊の中の補法を除く七法がいずれも病邪を取り除く．補法は和法以外の病邪を取り除く六法で，薬対をつくることができる．

生姜―白朮，人参―附子：温法と補法の併用．
甘草―大黄：下法と補法の併用．
枳実―白朮：補法と消法の併用．
紫蘇（葉）―人参：汗法と補法の併用．
青蒿―鼈甲：清法と補法の併用．

調合薬対：毒性や効果が強い生薬と，毒性や効果の強さを緩和する生薬を組み合わせる．この種の薬対には，甘草，大棗，桂円肉などのような甘味の生薬を含んでいる．胃気を強くする効果もあるので，相畏・相殺の組み合わせとは異なる．

甘遂―大棗：大棗が甘遂の毒性を緩和するだけでなく，胃気を強くする効果もある．

甘草―大黄：甘草が大黄の強い効能を緩和するだけでなく，胃気を丈夫にする効果もある．

引経薬対：特定の経絡に入る生薬を，その経絡に入らない生薬と組み合わせて，患部への薬効を強める．

1. 生薬をなぜ組み合わせるか

　黄芩―柴胡：黄芩が柴胡に導かれて少陽経絡*だけに入り，少陽を和解する．

　細辛―独活：独活が細辛に導かれて足の少陰経*に入り，少陰経*に関わる頭痛を改善する．

　その他，桔梗や牛膝は，他の生薬を下行または上行させる．これは引経薬対と類似点があるので，この範疇に入っている．

剛柔薬対：効果が強い生薬と，効果が緩和な生薬を組み合わせ，効果を相互に調節する．

　(熟)地黄―縮砂，陳皮―人参：滋膩薬（滋陰する）と辛香理気薬の組み合わせ．

　(熟)地黄―桂皮，(熟)地黄―附子：温陽薬と補陰薬の組み合わせ．

　枸杞子―続断，大黄―麻子仁，肉蓯蓉―巴戟天：これらは，効果が同類である生薬の組み合わせで，滋陰の生薬を組み合わせて助陽の役割を果たし，助陽の生薬を組み合わせて滋陰の役割を果たしている．

潤燥薬対：辛香苦燥の生薬と，陰柔滋潤の生薬とを組み合わせ，湿痰が溜まり，あるいは陰液（人体を構成する津，液，精，血の総称）が損傷する症状に用いられる．

　藿香―地黄，厚朴―石斛，半夏―麦門冬，麦門冬―白豆蔲：組み合わせた生薬間で相互に牽制し，温和な燥湿化痰*あるいは潤燥滋陰*を目的とする．

以上の分類は一義的なものではない．例えば，

　黄連―桂皮：昇降薬対でもあり，寒熱薬対でもある．

　杏仁―麻黄：肺の昇発*と粛降*を調え，咳を止め，平喘*の効果を示す．

　桂枝―芍薬：寒熱，気血，動静，斂散の薬対である．

　玄参―蒼朮：滋陰と燥湿の薬対で，いずれも血糖下降効果があり，糖尿病を治す．

5 薬対の作用

5-1 薬対の基本作用

　薬対の作用には，生薬の配合割合，用量，炮製方法（修治）*が影響する．これらを考慮すれば薬対の基本作用が理解でき，さらに新たな薬対を工夫することができる．

1）協同作用

　同じ効能をもっている生薬を組み合わせ，相須・相使薬対によくみられ，広く臨床に用いられている．

　款冬花―紫苑：相使薬対の組み合わせで，直接に上逆した気を降ろし，鎮咳する効果が増強される．

　石膏―知母：相須薬対の組み合わせで，清熱（熱症状を改善する）瀉火の効果が増強される．

2）相輔作用

　相須・相使薬対によくみられる組み合わせであり，2つの生薬の効能は同じではないが，組み合わせると，間接的に効能を促進し，相輔効果が得られる．

　黄耆―茯苓：相使薬対．黄耆による気を補い，脾の運化機能を健常にさせる効果を茯苓が補助し，茯苓による脾の運化機能を健常にさせ，通利する効果を黄耆が促進する．

　厚朴―蒼朮：湿を消除し，気をめぐらせる．

　紫蘇（葉）―人参：気を補って表邪を透達させる．

　葱白―香鼓：陽気を通じさせて発汗させる．

　牡蛎―竜骨：2つの生薬の効能がまったく同じとはいえないが，牡蛎による肝陽上亢を鎮める効果を竜骨が補助し，竜骨による収斂・固渋効果を牡蛎が補助する．

3）兼治作用（随伴する症状を治す）

　帰経・趨向あるいは性味や効用に相違点がある2種の生薬を組み合わせる．補瀉・寒熱・気血・潤燥などに関する薬対は多い．

　山査子―神麹：いずれの生薬も脾胃経に入り，消化薬に属する．山査子は肉積を除き，神麹は食滞を除くので，この薬対は食と肉の積滞を消す．

紫蘇（葉）―人参：紫蘇（葉）は表邪を散じ，人参は脾肺の気を補うことができるので，この薬対は解表するとともに，脾肺の気を補う．

　天門冬―麦門冬：天門冬は腎経に入り，麦門冬は肺経に入ることができるので，この薬対は腎陰を補うだけでなく，肺も潤す．

4）他変作用

　性質も，気味も効用も異なる生薬を組み合わせ，まったく異なる新しい効能が得られるもので，辛甘薬対や気血薬対によくみられる．

　黄耆―当帰#：補気薬として重用される黄耆は，当帰と組み合わせると補血薬となる．

　甘草―桂枝：辛甘薬対に属するもので，もともと桂枝は肌表の邪を解除し陽を通じさせ，甘草は気を補って中焦を調和するが，この薬対は，陽を助けるという新しい効能を生じる．

5）相制作用

　1つの生薬が他の生薬を制約する場合や，2つの生薬が相互に制約する場合がある．一般に1つの生薬が他の生薬の毒性・強い効果・副作用を緩和させ，薬性を調和する．相畏，相殺，寒熱，調和，剛柔の組み合わせがある．

　細辛―石膏：寒熱薬対．細辛は石膏によって温散させすぎず，石膏は細辛によって寒涼させすぎない．

　（鮮）生姜―半夏：相畏薬対で，（鮮）生姜が半夏の毒性を除去する．

　大棗―葶藶子：大棗が葶藶子の強い効果を緩和する．

6）調節作用

　寒熱，昇降，動静，気血，斂散，補瀉など，薬性が相反する生薬を組み合わせると，効果を調節する．

　柴胡―前胡：柴胡が上昇し，前胡が下降するので，気の機能を調節する．

　山梔子―生姜：生姜は熱薬に，山梔子は寒薬に属する．この薬対は，寒は清熱に，熱は散寒させるので，寒熱を調節する．

7）引経作用

　一方の生薬が，他の生薬を病気の臓器に誘導し，選択的な効果を発揮するもので，組み合わせたおのおのの生薬は引経薬ではないが，この薬対が病気の臓器に生薬の効果を誘導することができる．

　黄柏―黄連：黄柏は腎・膀胱・大腸経に入り，黄連は心・肝・胃・大腸経に

入り，**相須薬対**は大腸の熱を下げ，湿熱下痢に有効である．

8) その他の作用

中医理論では説明できないが，経験的な組み合わせである．

<ruby>甘遂<rt>かんずい</rt></ruby>―<ruby>甘草<rt>かんぞう</rt></ruby>：相反薬対である．甘遂は強い峻下作用があるわけではないが，甘草と組み合わせると，強い効果を発揮して，治療効果を促進する．

<ruby>桂枝<rt>けいし</rt></ruby>―<ruby>芍薬<rt>しゃくやく</rt></ruby>：気血営衛を調和する効能を示すだけではなく，寒熱薬対である．桂枝は芍薬によって発汗解肌の作用が過剰にならないようにし，芍薬は桂枝によって斂陰和営し，寒凝の邪気が入り込まないようにする．辛酸薬対（辛はよく散じ，酸はよく集め，もともとなかった調和営衛の効果が生じる），引経薬対（桂枝は芍薬を足の太陽経絡に導く）でもある．このように相制・他変，引経の作用もある．

<ruby>昇汞<rt>しょうこう</rt></ruby>（水銀）―（焼）<ruby>石膏<rt>せっこう</rt></ruby>：外用薬に用いられ，腐食を除去し，肌を再生する．

以上のような薬対は，作用スペクトルが広く，臨床応用の範囲が広まる．

5-2 薬対の基本作用に及ぼす用量比

一般に方剤における生薬の用量は，患者の年齢，体質，病状，生薬の性質や効果の強さなどによって決まる．一方，生薬の薬対で問題になるのは，組み合わせ比率である．

1) 同じ比率の用量での組み合わせ

一般に協同，兼治，他変，相輔作用の場合，生薬の用量を変えても同じ比率で用いる．

<ruby>黄芩<rt>おうごん</rt></ruby>―<ruby>黄連<rt>おうれん</rt></ruby>：黄芩の常用量は 3〜10 g で，黄連の常用量は 1〜5 g である．組み合わせるときは，黄芩の用量は黄連より少し多くする．

<ruby>石膏<rt>せっこう</rt></ruby>―<ruby>麻黄<rt>まおう</rt></ruby>：石膏の常用量は 15〜60 g で，麻黄の常用量は 2〜10 g である．石膏 15 g に対して，麻黄 2 g の比率で用いる．

2) 比率を変えた組み合わせ

相輔，相制あるいは引経などの作用を発揮させるために，一方の生薬の用量を他方の生薬より少なくする．

<ruby>甘草<rt>かんぞう</rt></ruby>―<ruby>大黄<rt>だいおう</rt></ruby>：調和薬対による相制作用がある．瀉熱通便に用いる場合，甘草

の用量は大黄より少なくする．甘草の用量が多くなると，調和や相制作用を期待できないばかりか，逆に邪気を助けることになる．

3）特別な比率での組み合わせ

これは伝統的に臨床上よく用いられる薬対であり，一定の比率でなければ，薬対の基本作用は得られず，予期した治療効果を得られない．相反や相畏薬対の場合，生薬の比率によって，その薬対が有効であるか否かが決まる．

黄耆—当帰#：黄耆を当帰の用量の6倍量で組み合わせると相輔になり，血虚証を治療する．2つの生薬を同用量で組み合わせると，兼証である気血両虚の症状に用いられる．

黄連—呉茱萸：黄連は呉茱萸の用量の6倍量で組み合わせる．

滑石—甘草：滑石は甘草の6倍量で組み合わせる．

甘遂—甘草：甘草の用量が甘遂のそれより多くなると，副作用を起こす．両生薬の用量が同じ場合，副作用が弱くなることは周知されていない．**十八反***の配合であるので，特に重視すべきである．

5-3　組み合わせる生薬の炮制法

いろいろな炮制法によって生薬の性味，帰経，趨向，毒性，効能は変化する．同じ生薬であっても，炮制した生薬であるか否かで，まったく異なった薬効となる．例えば（生）甘草は火を瀉し，毒を解する効果が強いが，蜂蜜で密封し炮制した（炙）甘草は気を補い，中焦を調える効果が強くなる．

滑石—甘草：暑邪を清除し，湿を乾かす組み合わせの場合，（生）甘草を用いる．

甘草—人参：中気を補い（内臓機能を補う），気を補する組み合わせであり，（炙）甘草を用いたほうが効果は強くなる．（生）甘草を用いた場合，気を補う効果や瀉下力が弱くなり，強い効能が期待できない．

地黄—蒼朮：（熟）地黄を組み合わせれば，腎を補い，脾の機能を調え，視力を高める効能を示し，協同と兼証を治す効果により，腎虚による夜盲などの症状に対して用いられる．もし，（生）地黄を組み合わせると，湿熱を清め，涼血，清熱，除湿の効果を示し，相制と兼治の作用を発揮する．

（生）何首烏—肉蓯蓉，（熟）地黄—（製）何首烏：後者は炮製した生薬を組み合わせる．

6　薬対の臨床応用

　方剤が症状に作用する根拠を理論的に説明することは非常に重要である．単味生薬は多種の有効成分を含有するため，複数の生薬から構成される方剤では，その薬理作用に影響を及ぼす要因がいっそう複雑になる．その場合，まず薬対の作用原理を説明することが，薬理作用の単純化へのきっかけになると考えられる．方剤の臨床効果をまず検討し，あらかじめ確立されている薬対の効能や適応を方剤研究に当てはめれば，多種の生薬から構成されている方剤の薬理作用を論理的に解明できるはずである．

6-1　単一の薬対からなる組み合わせ

【2種類の生薬（1種類の薬対）からなる方剤】

禹余糧—赤石脂：赤石脂禹余糧湯
延胡索—川楝子：金鈴子散
黄柏—蒼朮：二妙散
黄連—生姜：この2つの生薬を組み合わせると，寒熱を調和し，随伴症状も治すことができる．上焦に熱があり，中焦に寒がある症状に用いれば，最も良い．寒と熱が結びついた結胸症状（心下部が膨隆して石のように硬くて疼痛する症状）に用いられる．
生姜—附子：生姜附子湯
厚朴—蒼朮：厚朴は気をめぐらせて，湿を取り除き，脹満を散じ*，蒼朮は苦温で，薬性が燥であり，脾の湿邪をよく乾かす．2種類の生薬を併用すると，湿濁を消除し，脾胃を調和して機能を調え，湿邪*による脾胃の症状を治す．

　薬対と，薬対を主として組み合わせた方剤とでは差がある．
厚朴—蒼朮と平胃散

黄連—生姜 と 黄連湯

6-2 複数の薬対からなる組み合わせ

臨床的に複雑な症状に対応するため，また生薬の効果を十分に発揮するため，多種の生薬で方剤をつくる．これらの方剤は一般には君，臣，佐，使の原則によってつくられている．多くの方剤は2つあるいは3つ以上の薬対を組み合わせている．

四君子湯：甘草—人参と白朮—茯苓の薬対からなり，補気を効能とする代表方剤である．
四物湯：川芎—当帰と芍薬—(熟)地黄の薬対からなり，補血を効能とする代表方剤である．
十全大補湯：八珍湯に黄耆—桂皮の薬対を追加し，気血陰陽がいずれも補われる方剤になった．
生脈散：臨床的に頻用され，気と津液をともに補い，多汗を抑える効果をもつ方剤である．人参，五味子，麦門冬により構成されているが，五味子—人参（補気斂陰），五味子—麦門冬（酸甘化陰，p.12参照）と人参—麦門冬（補気養陰）という3つの薬対が連合していると考えられる．

いくつかの薬対を連合させることは，薬対と方剤を組み合わせることと同じである．しかし，適当に組み立てるわけではなく，中医薬の理論体系に基づき，特定の症状に適合した薬対を選んで組み合わさねばならない．

6-3 方剤中における薬対

1）方剤中で薬対が主体となっている場合

方剤の薬効は薬対の薬効とほぼ同じである．
蒿芩清胆湯：黄芩—青蒿
四逆湯：生姜—附子
小柴胡湯：黄芩—柴胡が主体で，もし，この組み合わせがない場合は，和

解剤として成立せず，少陽を和解する効果はみられなくなる．

青蒿鼈甲湯：青蒿─鼈甲
白虎湯：石膏─知母
麻黄湯：桂枝─麻黄

これらは同じ応用とみなせる．

2）方剤中で薬対が副次的な役割を演じている場合

桂枝湯：(鮮) 生姜─大棗は営衛の調和を強化する．

香砂六君子湯：(鮮) 生姜─大棗は方剤のもつ，脾胃を調和する効果を補助する．

補中益気湯：柴胡─升麻は使薬として用いられ，補気と同時に，昇挙（気を下から上昇させる）の効果を強化する．ただし，柴胡─升麻はそれ自身は辛涼解表の薬対であり，単独で用いれば，解表清熱および麻疹を発散する効果を示すが，脾気を上昇させる効果はない．

3）薬対が方剤中で連合する役割をする場合

三仁湯：杏仁，蔲仁，薏苡仁，半夏，厚朴，滑石，白通草，淡竹葉の八味からなる．杏仁─半夏が上焦の気を発散し，薏苡仁，木通，滑石，淡竹葉が下焦の湿熱を清解し，蔲仁─厚朴が湿を消除し中焦を調和し，気結を散し，脹満を取り除き，上，中，下の三焦の気を通じさせる．そのため，三仁湯は上焦を散じ，中焦を通じさせ，下焦を利し，熱を静し湿利するため，湿温の初期に対してはよく効く．

旋覆代赭湯：旋覆花，代赭石，半夏は気の上逆を降ろし，痰を清除する．甘草─人参は気を補って，胃を調和する．辛が散じ，甘が守り，昇清降濁，脾胃を調和する効能をもつ薬対である．(鮮) 生姜─大棗は，効用の異なる2種類の薬物を組み合わせ，さらに強く降逆，和胃の効果を発揮する．

4）中医薬炮製における薬対

炮製によって効能と効果が変化するだけでなく，毒性を軽減し，緩和するので，処方が容易になる．

黄連─呉茱萸：寒熱薬対．黄連を呉茱萸で炒る．

牛胆汁─天南星：寒熱薬対．牛胆汁で天南星を炒り，加工処理し，薬物の寒熱の性質を緩和させる．また，和中（和胃ともいう．胃気の不和を取り除く）し，嘔吐を止め，痰を除き，鎮痙という協力効果を示す．

1．生薬をなぜ組み合わせるか

（鮮）**生姜―半夏**：相畏薬対．生姜汁に半夏切片を入れ，かき回しながら炒ったものが（姜）半夏である．胃の不和を取り除き，痰を消解する協力効果もあり，半夏の毒性を取り除く相制作用もある．

　白蜜を補助材料として，加工処理した**蜜炙**（蜂蜜を混ぜて炒る）生薬はさまざまな役割を果たす．蜜炙の**甘草**，**黄耆**，**天門冬**は，2種類の甘味の生薬を組み合わせたことになり，協力効果となる．蜜炙の**麻黄**と**百部**は相制効果により，麻黄の強い薬性と燥性が緩和される．また，**蒲黄**で**阿膠**を炒り，**蛤粉**で**阿膠**を炒り，**鼈血**で**柴胡**をかき混ぜたものは，いずれも薬対の炮製の実例である．

5）薬対と中医薬の複方

　これまでに，単味生薬から多くの有効成分が抽出され，疾病治療における生薬の作用機序が解明され，西洋医学と東洋医学との相互理解が進んできた．単味生薬であっても，多くの有効成分を含有するので，複数の生薬から構成される方剤の薬理作用に影響を及ぼす要因がいっそう複雑になっている．そこに薬対の原理を導入し，研究することにより，ある程度は簡素化できる．

　一般に方剤の薬理効果を研究する場合，主な臨床効果を中心とする．薬対は一定の組み合わせと効果があり，一定の効能と適応症があるので，複数の薬理効果を解明する研究から示唆を得ることができる．生薬の組み合わせにおいて，薬対が最も基本的な単位であり，2種類の生薬から組み合わせた方剤の薬理効果を研究・解明できる．

2. 薬対各論

> ●：日本漢方で使用されている組み合わせ．
> #：同名異種の生薬．
> *：用語解説や図表を参照．
> 異名同種の生薬は日本漢方で使用されている生薬名に統一した（付録参照）．

1　解表類

　中医学では，体の皮毛，皮膚，筋肉，経絡などの部位を**表**とし，体の臓腑，骨髄などの深い部位を**裏**として考える．邪気が表にとどまっている段階を**表証**といい，裏に入ると**裏証**という．

　解表，すなわち表邪を発散させ，表証を解除する効用を示す薬対は，袪風*散寒と疏風清熱*の2種類に分けられ，**軽宣潤燥**（軽く発散させながら，身体を潤して燥邪を除く）の薬対も含まれる．

1-1　袪風散寒

藿香（かっこう）―紫蘇（しそ）

［単味の効能］

【藿香】弱い芳香があり，温で燥性がない．解暑（暑さによる症状を解消）発表（表症を治す）のほか，化湿和中（脾の湿を取り除き，胃気の不和を調える），醒脾開胃*（脾の運化機能を回復させ，食欲を増進させる）の効果もある．

【紫蘇】芳香性が強く，表では肺経に入り，皮毛を開いて腠理（体液・臓腑と気が流通するところであり，外邪の侵入に抵抗する機能をもつ）を通じさせて，表邪を発散させる疏解風寒の効果をもつ．裏では脾胃経に入り，胸郭の詰まりを解いて，湿濁を除くという中焦*の湿濁・気滞を調える効果をそなえる．

[組み合わせの効能] 化湿理気，和胃止嘔だけでなく，表邪も発散できる．

[適応症] 湿濁の中焦停滞による症状．

[解説] 湿濁が中焦にとどまり起こる脾胃気滞による胸悶気痞*，脘腹（胃腸）脹満，食欲不振，悪心嘔吐あるいは霍乱*（暑気あたりのことで，日射病や食中毒のこと）による腹痛，嘔吐，泄瀉*などの症状に使用される．傷暑，傷湿あるいは傷風，傷寒による悪寒，発熱，倦怠および胸悶，嘔吐，吐き気のある患者に対しては，本薬対を単独に使用して良い効果が得られる．

[使用上の注意] 風寒湿表証に湿阻中焦を兼ねたものには紫蘇（葉）を使い，表証がないか熱性の強い暑湿の場合は紫蘇（梗）を選ぶほうがよい．

葛根—白芷

[単味の効能]

【葛根】辛涼で，発表解肌（表証で汗の出ているときに軽く発汗させて肌表の邪を解除すること）の効果があり，風熱表証を治す．

【白芷】辛温で，表にある風寒*邪気を発散し，風寒表証を治す．

[組み合わせの効能] 寒と熱の薬で，肌表にある寒熱を除く．

[適応症] 外感風寒の邪気が解除されず，寒邪が肌膚腠理*に残り，化熱した際にみられる悪寒，発熱，無汗項（うなじ）強，頭痛心煩*．

[解説] 邪鬱肌腠の場合，麻黄，桂枝の類や，桑葉，菊花の類を使用せず，葛根で解肌清熱し，白芷で解表散寒する．両薬は陽明の邪を同時に発散し，病機（病気のメカニズム）に適合すれば，肌腠（体液のにじみ出るところであり，気血が流通する門戸であり，外邪が体内に侵入するのを防御する）にある寒，熱の邪気を解除できる．

●葛根―麻黄

[単味の効能]

【葛根】辛甘涼で，脾胃経に入り，主に発汗解肌，解熱し，陽明経の気を上昇させ，生津止渇する．

【麻黄】辛温散で，太陽経の薬で，腠理を開いて発汗させ，表にある風寒邪気を取り除く．

[組み合わせの効能] 相使薬対で，昇散発汗，解表祛邪＊の効果を強める．

[適応症] 悪寒，無汗，発熱，口渇，下痢（太陽経と陽明経の合病）．

[代表処方] 葛根湯『傷寒論』

[解説] 風寒邪気を外感すると衛気（脈外を流れる気が外邪の侵入を防ぐ）が抑えられ，経脈の流通が阻害され，津液を広く行き渡らせることができなくなり，腠理が養われなくなり，発熱，無汗，悪寒，悪風（風に当たると寒気がすること）および項背＊（うなじと背中）のこわばりなどの症状が起こる．李杲＊によれば「葛根と麻黄は発散の効能をもつので，営衛気血の流れをよくする．」という．

　本薬対は太陽経と陽明経を一緒に治療する際に用いる．麻黄は太陽経に入り発汗解表，虚寒散風する．葛根は陽明経に入り，解肌昇清（消化された飲食物のうち，滋養物が清を上方の肺に送る脾胃の機能），止渇止痢する．

●羌活―防風

[単味の効能]

【羌活】辛苦で，太陽経の風薬で，強い止痛効果がある．湿邪を除く性質をもつ．

【防風】辛苦で，太陽経の風薬で，強い止痛効果がある．風邪を治すことに優れる．

[組み合わせの効能] 相須薬対で，祛風散寒＊もでき，勝湿止痛＊の効果もある．

[適応症] 風寒湿邪を外感したことによる悪寒，発熱，頭痛，身体痛および風湿＊による痺痛（風，寒，湿の病因で起こる痛みや麻痺）．特に太陽経の頭痛（後頭部）．

[解説] 両薬はともに昇散し，少量で用いると，脾気を上昇させる効果があ

るため，脾気下陥の症状（脾気欠虚で，昇挙無力によって臓腑が下陥された症状）に使われる．

［使用上の注意］健脾薬と併用すれば，補脾昇陽（陽気の不足による内臓下垂の状態を改善）の効果となり，辛散の薬性によって，過剰な補益薬による壅（塞ぐ）滞の副作用を防止できる．

羌活―麻黄

［単味の効能］

【羌活】辛苦湿で，気分に入って表邪を取り除き，風寒を発散させ，風湿を取り去り，痺痛を止める効果がある．手足の太陽経に入る風薬の一つである．

【麻黄】辛苦湿で，肺経に入って，毛竅（毛穴）を開き，腠理を通じさせ，発汗解表の力が強い．

［組み合わせの効能］相須薬対で，祛風散寒，勝湿止痛の効果がある．

［適応症］風寒湿邪による悪寒，発熱，頭痛，身体痛．

［解説］この薬対は同気相求し，羌活は麻黄の開泄腠理，発汗解表の作用を助け，麻黄は羌活が肌表に達し，経絡をめぐるのに協力して，祛風勝湿・止痛する．

●荊芥―防風

［単味の効能］

【荊芥】辛温で，緩やかな発散力をもっている．

【防風】辛温で，解表薬の中の潤剤とされている．

［組み合わせの効能］相須薬対で，薬効が増強する．

［適応症］発熱，悪寒，頭痛，四肢や体幹の痛み．病邪が体表に侵入することによって起こる蕁麻疹，神経性皮膚炎などの皮膚瘙痒．

［解説］桂枝―麻黄の薬対と比べると，発汗力が弱いので，どの季節の風寒表証にも使用可能である．連翹，薄荷，桑葉および菊花を配合すると，風熱表証にも使用できる．防風は解表薬の中の潤剤で，荊芥は温であるが，比較的穏やかな性質であることから，この薬対は祛風止痒の効果に優れ，風邪が肌絡に侵入したことによる皮膚瘙痒に常用される．この2薬を炒炭

にして用いると，発汗作用が減弱し，止血の効果をもつため，婦人の産後出血，崩漏（子宮不正出血）あるいは痔の出血，直腸ポリープにも使用できる．

桂枝―柴胡

[単味の効能]

【桂枝】辛甘温で，腠理＊を開いて，風寒邪を取り去る．太陽病（六腑に属する陽経の一つ．体表に位置し最初に外邪に侵されやすい）の中風（発熱，発汗，悪風，脈が緩）を治療する主薬である．

【柴胡】辛涼，辛温で，清軽で上昇しやすく，透表泄熱の効果が比較的強いので，外邪が半表半裏に停滞している際に使われる．少陽の邪気を取り除く要薬である．

[組み合わせの効能] 桂枝が通陽散寒，発汗解表，柴胡が少陽の邪を表まで透発して，太陽経と少陽経を同時に治し，解表して解熱できる．

[適応症] 悪寒，関節痛，軽度の吐き気，心煩．

[解説] 両薬とも解表薬であるが，辛涼と辛温の違いがある．風寒表邪を取り除けず，半裏の熱が強くて，悪寒を取り除けない四肢関節の痛み，軽度の吐き気，心煩などが現れる太陽，少陽両経の併病に使う．

桂枝―(鮮)生姜

[単味の効能]

【桂枝】辛甘温で，解肌＊祛寒，温経（経絡を温める）通陽する．

【(鮮)生姜】辛，微温で，発汗解表する．

[組み合わせの効能] 相須薬対で，発汗力が強まり，風寒邪を外感したことによる悪寒，発熱，無汗，身体痛の症状に使われる．

[適応症] 胃寒あるいは胃中停飲＊による胃痛，涎沫（唾またはよだれ）を吐く，嘔吐，吐き気．

[解説] (鮮)生姜が温胃散寒，温化水飲（臓腑の病理変化によって生じる滲出物またはそれが停留して起こる病状）し，桂枝が(鮮)生姜の効果を補助する．

2. 薬対各論

桂枝―石膏
けいし せっこう

[単味の効能]

【桂枝】発汗解肌して，風寒邪を取り去るため，風寒表証に使われる．

【石膏】清熱（身体の内部の熱を冷ますこと）瀉火（熱の過剰な状態を改善する）して，内熱を清熱*し，気分にある実熱を除く．

[組み合わせの効能] 風寒表証が治らず，口渇，煩燥の裏熱症状がみられる場合に使用される．桂枝で体表の風寒邪を取り除き，石膏で裏熱を取る（表裏双解）．

[適応症] 風寒湿邪が肌表，経絡に滞って，熱化した熱痺症状．

[解説] 外感風寒の症状は，解表薬で治療されるが，邪気が表に滞って，熱化した場合は，汗法で治療すると逆に津液が消耗され，表証が取り除かれず，裏熱がいっそう強くなる．本薬対では温と寒が同用され，表裏同治となる．桂枝が祛風通絡，石膏が清熱生津（唾を出させて喉の渇きを取る），桂枝は温性を抑え，ともに清熱通痺の役割を果たす．

[使用上の注意] 石膏は大寒であるので，用量は少ないほうがよい．石膏を大量に用いると，内熱を解除できるが中焦に虚寒を生じさせ，下痢を引き起こす可能性がある．

桂枝―川芎
けいし せんきゅう

[単味の効能]

【桂枝】辛温で，温経散寒，祛風通絡する．

【川芎】辛温，昇散で，活血（血の流れをよくする）祛風，行気（気の流れをよくする）止痛する．『本草匯言』には「血分に入るので，すべての風邪を取り去り，気機*を調理することが出来る．」とある．

[組み合わせの効能] 風寒邪を取り去り，経脈を温め，関節を通利し，痺痛を止める．

[適応症] 風寒邪による肢体関節の痛みがある患者の初期症状．

[代表処方] 独活寄生湯『備急千金要方』，三痺湯『校注婦人良方』，蠲痺湯『医学心悟』

[使用上の注意] 病状が強く，経過の長い風寒痺証の患者に対しては，祛風散寒*，通路止痛*の薬と配合するほうがよい．

桂枝―麻黄

［単味の効能］

【桂枝】辛温で，温経通陽，透達営衛＊，解肌発表の効能をもつが，発汗力は弱い．

【麻黄】辛温で，発汗散寒の解表の主薬である．

［組み合わせの効能］相須相使の薬対で，強く発汗解表する．

［適応症］主に風寒邪気が表に侵入する際に適応．

［解説］この薬対は『傷寒論』に初めて記載された．発汗散寒力が強い．用量が多いと発汗過多となるが，用量が少ないと無効となる．

［使用上の注意］体が丈夫な人や，風寒表実のものには麻黄を桂枝の倍量にして発汗を強める．麻黄の用量が桂枝の用量よりやや多い場合は，少しだけ発汗させることができる．老人，虚弱者，痰の多いもの，悪寒発熱や自汗（すぐに汗をかく）の人に用いる際には，桂枝の量を麻黄より多くし，わずかに発汗させる．

香豉―葱白

［単味の効能］

【香豉】辛甘で，鬱を宣散して，解表除煩（イライラの改善）する．

【葱白】辛温で，通陽して，解表祛寒する．

［組み合わせの効能］この薬対は相須薬対で，軽清之剤に属する．通陽宣鬱，解表発汗の効果がある．

［適応症］風寒邪の外感初期，衛気の鬱渇，腠理の閉塞，肺気の鬱滞，清竅（目，鼻，耳，口）不利による無汗，悪寒，頭痛，鼻づまり，重く濁った声，くしゃみなどの病状．虚弱者，老人，妊婦，子どもの風寒感冒．

［解説］この薬対は『肘後備急方』に**葱豉湯**として記載される．麻黄で発汗させると発散力が強すぎて気を消耗するおそれがあるが，桂枝で解肌（軽度の発汗）させれば，発散力は弱い．この薬対は，辛温であるが乾かさず，発汗力は弱く，津液を損じることはない．

●香附子—紫蘇

[単味の効能]

【香附子】「血中の気薬」と称され，理気化滞（気の流れをよくする），寛胸（胸のつかえをすっきりさせる）解鬱（うつを解消）する．

【紫蘇】辛温で，芳香があり，外では表邪を取り除くとともに，内では脾胃の機能を調節する．

[組み合わせの効能]両薬は双方の効果を補助する．

[適応症]①風寒邪が体表に滞留したことによる悪寒，発熱，頭痛，無汗，腹部膨満感および食欲不振など脾胃気滞．②肝気（肝の機能）犯脾による胸脇脹悶・脘腹疼痛．

[解説]①では発汗解表・理気和中の効能をもつ紫蘇（葉）を使用し（香蘇散），②では解鬱理気・除脹*止痛の紫蘇（梗）を使用する．行気*し，安胎（妊娠を安定させる）もできる．妊娠中の嘔吐，腹脹には，紫蘇（梗）と香附子を細末で水煎服すれば有効である．

細辛—辛夷

[単味の効能]

【細辛】辛温で，強烈な気味があり，全身の陽気を通達でき，鬱滞を宣（広く発散させる）泄して，清竅*を開通することができる．

【辛夷】辛温で，通陽効果は細辛より弱いが，鼻竅を開通する効果は細辛より強い．気分に入り，顔面部の陽気をめぐらせ，風邪を取り去り，鼻を通す効果に優れ，鼻の疾患を治療する要薬といわれる．

[組み合わせの効能]両薬は互いに補助し，辛散温通，疏散の効果が著しく増強される．風寒感冒による頭痛，頭脹，鼻づまりおよび鼻汁などの鼻淵（病名．現代の副鼻腔炎に類似）に効果がある．

[適応症]副鼻腔炎，慢性鼻炎．

[解説]両薬はいずれも辛温解表薬に属し，辛散通竅（鼻づまりを開通させる）の効果がある．

[使用上の注意]温性が比較的強いため，症状が寒に偏るものに最も適し，熱に偏るものには寒涼性の生薬を配合する必要がある．

●細辛―川芎

[単味の効能]

【細辛】辛温で，耳鼻の竅を通利し，風寒の邪気を発散し，散寒止痛の効果がある．

【川芎】辛で，比較的強い祛風止痛の効果があり，頭痛を治す良薬である．

[組み合わせの効能] 祛風散寒とともに，止痛効果が増強される．

[適応症] 風寒邪を外感したことによる頭痛，瘡瘍腫痛，打撲傷の疼痛．

[解説]『本草正』には「川芎の性はよく発散し，肝経に入り，気分に入る血薬である．風寒を散じ，頭痛を治し，瘀血を破り，血脈を通じさせ，停滞する気を発散し，疼痛を解き，排膿消腫し，瘀血通経する．細辛と一緒に煎じれば金瘡（切り傷）の痛みがとれる．」とある．瘡瘍腫痛あるいは打撲傷の疼痛に用いる場合，病状の寒熱虚実を弁別すれば，確実に止痛効果が得られる．

細辛―独活

[単味の効能]

【細辛】辛温で，風寒邪を発散する効能をそなえ，昇浮の性質があることから，風邪によるさまざまな頭顔面部の疾患に有効で，少陰経にある寒邪を肌表まで引き出すことができる．

【独活】苦辛温で，祛風除湿，散寒止痛することができ，腎経に入り，下半身の疾患に効く．

[組み合わせの効能] 風寒邪を発散する効果が増強され，頭顔面部にある風寒邪気も発散できる．

[適応症] 風寒邪を感受し，少陰経に波及した激しい頭痛，歯痛，腰痛，関節痛．

●細辛―麻黄

[単味の効能]

【細辛】辛温で，解表，散寒，止痛する効果をそなえ，内寒（臓腑機能が衰えて，水湿の運化障害が現れたり，濁陰が留滞する病証）を取り去り，臓腑を温めることができる．温肺化飲＊して止咳する．

【麻黄】辛温で，軽い性質であるため，実を取り去ることができ，発汗解表薬の代表薬である．肺気を宣暢して平喘（呼吸困難，喘息を改善）する．

［組み合わせの効能］協力効果により，全身の陽気を補い，発汗解表，袪寒止痛の効果を増強する．

［適応症］表寒証や寒邪が裏に入った直後や，陽虚外感による悪寒，発熱，無汗，脈沈および身体痛，頭痛，全身の骨関節痛．風寒邪を外寒して起こった悪寒，発熱，身体痛，頭痛に肺気鬱閉を伴った咳喘，寒痰（寒に属する痰証）のもの．

［代表処方］小青竜湯『傷寒論』，冷哮丸『張氏医通』

［解説］本薬対は温肺散寒，化飲平喘の効果がある．

［使用上の注意］両薬はいずれも辛燥性で，陰液や陽気を損傷しやすいので，単独では用いず，また大量に使用してはならない．

紫蘇（葉）—(鮮) 生姜

［単味の効能］

【紫蘇（葉）】辛温で，表邪を発散させる．頭目を清し，肺気を宣泄して腠理を通じさせ，解肌発表に優れ，傷寒と傷風症状を治す．風寒外感を治す「霊薬」と呼ばれる．

【(鮮) 生姜】辛温で，表の風寒邪を発散できるが，発汗力はやや弱いため紫蘇と組み合わせる．

［組み合わせの効能］相須薬対で，併用によって発汗力が増し，散寒解表の効果が倍増する．

［適応症］悪寒，発熱，頭痛，鼻づまり，無汗の風寒感冒．魚や蟹による中毒時にみられる腹痛，吐き気，下痢．

［解説］両薬はいずれも発汗解表薬である．両薬はいずれも魚や蟹による中毒症状を治す．

(鮮) 生姜—麻黄

［単味の効能］

【(鮮) 生姜】辛温で，温肺散寒によって止咳でき，かつ温胃降逆*によって止嘔できる．

【麻黄】辛温で，肺気を宣発し，咳喘を抑えることができる．

[組み合わせの効能] 麻黄は（鮮）生姜より強い発汗力があり，相須薬対で，発汗解表の効果が強まる．温肺平喘，止咳の効果もある．

[適応症] 一般的な風寒表証以外に，風寒邪が外束し，肺気が鬱閉したことによる発熱，悪寒，無汗，喘息，吐き気．

辛夷―蒼耳子

[単味の効能]

【辛夷】辛温で，肺経に入る．祛風通鼻し，散寒止痛する．

【蒼耳子】辛苦温で，肺経に入り，清陽の気を上昇させ，散風通竅，燥湿止痛する．

[組み合わせの効能] 相須薬対で，比較的強い疏風*散寒，宣通鼻竅の効果があり，鼻の疾患に常用される．主に風寒感冒による頭痛，鼻づまり，匂いがわからない，鼻汁などの病状に使われる．

[適応症] 慢性鼻炎，副鼻腔炎および他の鼻疾患．

[使用上の注意] 蒼耳子には少し毒性があるので，長期間使用してはいけない．

●川芎#―白芷

[単味の効能]

【川芎】辛温で，少陽経に入り，発散し，頭目をめぐって，祛風止痛する．『本草衍義』には「川芎は今の人が最も多く用いるもので，頭および顔面部の風邪に不可欠だが，他薬の補助が必要である．」とある．

【白芷】祛風止痛．

[組み合わせの効能] 白芷が川芎を陽明経にも導くため，風邪による少陽，陽明頭痛に用いることができる．

[適応症] 繰り返す発作，針を刺したような頭痛，片頭痛．

[解説] 寒性タイプの者に対して効果がよい．風邪が原因となったものであるが，新感（病邪を感受してただちに発病したもの）の表証とは異なる．多くは風邪に繰り返し清竅が襲われ，久病（長患い）入絡となって，経絡の気血が失調したものである．一般的な祛風散寒薬は効かないので，祛風，

活血の両作用をもつ川芎を用いる．臨床において，症状の重いものに対しては，本薬対を主体にして活血祛瘀薬を加味する．

葱白—麻黄
そうはく　まおう

［単味の効能］

- 【葱白】辛温で，発汗の作用はやや弱いが，陽気を通じさせ，衛気を助けることができ，体表の風寒邪気を駆邪する．全身の陽気を通じさせることができ，膀胱の気化（物質を変化させる気の働き）失調に伴う尿不利（小便不利，尿が出にくい，尿量減少）を治療する．
- 【麻黄】辛温で，肌表に達して，体表にある風寒の邪気を発散させる．肺気を宣通し，腠理（膚の表面と筋肉の間のすき間）を開き，上焦を宣発し，利水*消腫の効果がある．
- ［組み合わせの効能］相須薬対で，葱白は麻黄の発汗散寒の力を助け，強い通陽散寒，発汗解表の効果がある．それゆえ前人は「表を発散させるのに麻黄を用いても，葱白がなければ発散できない．」と言っている．尿を通利し，消腫効果をそなえ，肺気不宣と水気不行による上半身の浮腫や小便不利による風水証*に用いられる．
- ［適応症］風寒感冒．

●人参—麻黄
にんじん　まおう

［単味の効能］

- 【人参】甘，微苦，微温で，心，肺，脾経に入り，強い補気の効能があり，生津安神の効果もある．
- 【麻黄】辛温で，強い散寒，開泄腠理（発汗する）の効能がきわめて強い．そのため，元気（正気）の虚弱や，衛気が弱いもの，過労後に風寒邪を受けた者に使うと，亡陽，脱陰，過剰な発汗，筋肉の痙攣を起こすおそれがある．
- ［組み合わせの効能］益気解表．薬対は，補瀉*併用となり，人参で正気を補い，麻黄の発汗解表の効能を補助するだけでなく，過度の発汗に伴う正気の損傷という副作用を防ぐことができる．
- ［適応症］虚弱証がある患者が風邪を引いた場合に用いる．

[解説]『本経逢源』に兪昌の言葉を引用し，次のように記述されている．「傷寒者で，人参が適するものは，発汗時に元気が大いに盛り上げられ，外邪が追い出される．元気が虚弱の者は，軽症の場合，邪気が半分出る状態で，停滞してしまう．重症の場合，邪気が体内にとどまり，継続的な発熱症状となる．従って，虚弱の患者には人参を解表薬として組み合わせ，その邪気を追い出せるので，補う以上の効能となる．」

● 白芷—防風

[単味の効能]

【白芷】辛温で，発散風寒，通竅止痛する．

【防風】辛温で，治風通用の要薬である．『日華子本草』には「防風は三十六種の風邪を治せる．」とある．

[組み合わせの効能]相須薬対で，祛風止痛効果が強い．『普済方』によると「両薬を煉蜜＊で弾丸大の丸薬にして，一丸ずつ飲むと，耐えられない片頭痛を治す．」とある．

[適応症]風寒を外感したことによる頭痛，鼻づまり．

[代表処方] 仙方活命飲『校注婦人良方』，玉真散『外科正宗』

[解説]風寒邪気が陽明経を侵したことによる片頭痛や，風に遭って脹痛がさらに激しくなったものに対して効果がある．本薬対は祛風散結の効果もあり，よく清熱解毒，消腫潰堅の薬物と配合し，消腫止痛の効果を補助して瘡＊癰腫＊を治す．例えば，仙方活命飲である．その他，本薬対は他の祛風止痙の薬と一緒に用いることができ，経絡に溜まっている風邪を駆逐し，止痛定搐（痙攣，引きつり）の効果を増強する．例えば，玉真散である．

白僵蚕—白芷

[単味の効能]

【白僵蚕】鹹辛平で，祛風止痛，燥湿化痰＊する．

【白芷】辛温，芳香は上に向かい，祛風止痛でき，陽明経に入るため，頭顔面部の諸疾患を治療する．また，燥湿昇陽する．

[組み合わせの効能]祛風止痛の著しい効果がある．風邪が上部の陽明経を

襲ったことによって起こる頭痛，眼痛に常用される．また，湿濁下注による帯下症状を治す．

[適応症] 陽明経の頭痛．

[解説] 本薬対に，祛風寒薬や祛風熱薬を加える．

[使用上の注意] 一般的に風熱の場合には，白僵蚕の用量は白芷より多くする．風寒の場合は，白芷の用量は白僵蚕より多いほうがよい．方剤において，この薬対は君・臣薬としては用いず，補助薬として使うことが多い．

●附子—麻黄

[単味の効能]

【附子】大辛大熱で，峻補元陽（強力に元陽を補う）の薬である．温腎（腎を温める）壮陽（陽気を補充する），化気行水する力をそなえる．

【麻黄】辛温で，発汗解表し，風寒邪を外感したものを治療する要薬である．宣肺発汗，消水平喘の効果もある．

[組み合わせの効能] 附子は麻黄の散寒解表の効能を補佐して，邪気を取り去り，また，陽気を補助して正気を補うことができる．両薬の一つが攻めで，一つが補うものであり，助陽解表の効果がある．発汗薬に補薬を組み合わせれば，発汗しても正気を損なわず，補薬を発散薬で補助すれば，正気を補っても，祛邪を妨げない．

[適応症] 少量の附子，麻黄の組み合わせを主として用いれば，心不全患者で，外感風寒，悪寒，無汗の表証のあるものを治療できる．利水消腫の効果に優れ，陽虚水泛，水寒射肺（寒邪と水気が影響した肺病変）による咳喘，小便不利，下肢浮腫，脈沈遅の症状に効果がある．

[解説] 体質的に陽虚の者が風寒の邪気を受けた場合，麻黄のみで発汗解表するのは難しい．なぜなら，①陽虚のため邪を発散する力がない，②発汗後に陽気を損傷するおそれがあるためである．

1-2 疏風清熱

●黄芩―白芷

［単味の効能］

【黄芩】主に上焦の邪熱を取り，頭目を清利し，風熱を治す．

【白芷】辛温香燥で，『本草求真』によると，足の陽明胃経の風湿を発散する主薬である．

［組み合わせの効能］黄芩は白芷の辛温香燥の性質を制御でき，白芷は黄芩を率いて陽明に入り風熱を治療し頭目を清する．寒熱薬対で，引経薬対に属し，病所に入り，疏風散熱，止痛する．

［適応症］陽明頭痛（前頭部痛），歯痛，歯周炎．特に慢性副鼻腔炎による頭痛．

●葛根―柴胡

［単味の効能］

【葛根】上昇発散し，表邪を清散し，肌熱を清除する．

【柴胡】軽度の昇散性があり，透表泄熱＊する．『本草経疏』には少陽経の表症状を治すとされ，表邪を発散する効果がある．

［組み合わせの効能］相須薬対であり，解肌退熱＊の効果が増強される．

［適応症］外感表証の悪寒が減弱し，身熱が強まってきたもの，無汗，肩こり．

［代表処方］柴葛解肌湯『医学心悟』

［解説］柴葛解肌湯では柴胡，葛根が辛涼解肌の主薬として配合されている．両薬のいずれにも解熱効果があることが基礎研究で明らかになっている．

葛根―升麻

［単味の効能］

【葛根】甘辛平，昇陽発表，解肌透疹，生津止渇する．

【升麻】甘辛微寒，発表透疹（疹毒を透泄して発疹しやすくする），清熱解毒する．

［組み合わせの効能］解肌透疹の効果が強くなる．陽明肌腠（筋肉の組織間隙）の邪気を清除するために用いられる．痘疹を透発（病邪を体表から発散させる）する基礎薬対である．解肌発表，昇陽生津＊の効果がある．

［適応症］痘疹の透発が不十分な症状．外感風熱，熱毒による胃津の消耗，発熱悪風，頭痛，口渇の病状．

［代表処方］升麻葛根湯『閻氏小児方論』，宣毒発表湯『医宗金鑑』

●甘草—牛蒡子

［単味の効能］

【甘草】生で用いると，瀉火（熱の過剰な状態を改善する）解毒力が強い．

【牛蒡子】辛苦で涼，気機（全身，臓腑，器官の機能活動）を上昇も，下降もできる．疏散風熱，解毒利咽し，頭面部の風熱毒邪を清する．しかし，寒涼の性をもつため，多く服用すると脾胃の気を損傷して，脾虚泄瀉（水様の下痢）を引き起こすことがある．

［組み合わせの効能］牛蒡子が生甘草の補佐によって，疏風清肺，解毒利咽＊の効果が非常に増強される．薬対は牛蒡子の苦寒の性が抑えられ，脾気が保護されるので，副作用を防止することができる．甘草は甘緩益中（脾胃の働きを高める）によって，相補相制できる．

［適応症］熱邪の上焦侵入が起こす肺経風熱，肺経鬱火＊，熱毒上炎による咽喉の腫痛，急性咽喉炎，扁桃体炎などに用いられる．

［代表処方］『普済方』の啓関散は両薬を粉末にしたもので，毎回6gを煎じて，口の中でしばらく含んだ後に飲む．

●菊花—蝉退

［単味の効能］

【菊花】疏風散熱，清肝明目する．

【蝉退】甘寒で，明目退翳（ひとみの翳をはらう）する．

［組み合わせの効能］風熱壅盛による目翳（ひとみに翳ができて，物が見えなくなる病気．角膜損傷によって生じた雲状・斑状の混濁や白斑）に用いる．

［適応症］肝経風熱，あるいは麻疹による目の充血，流涙，翳膜（かすみ目），外傷性の角膜損傷．

［代表処方］蝉菊散『証治準縄』は目翳の患者のための方剤である．

［使用上の注意］両薬を等分に使い，粗末の6〜10gを煎じた後，蜂蜜を加えて服用する．

菊花―桑葉
きくか　そうよう

［単味の効能］

【菊花】清肝，平肝（肝陽の亢盛を平定鎮潜）の常用薬．

【桑葉】清肝，平肝の常用薬．

［組み合わせの効能］両薬はともに表にある風熱を疏散できる．相須薬対であり，疏風散熱の効果が増強される．

［適応症］肝経風熱，肝火（肝の機能亢進状態）上炎による目の充血，腫痛，かすみ目，めまい．外感風熱あるいは温病初期の発熱，頭痛および咽喉痛．

［代表処方］**桑菊飲**（そうぎくいん）『温病条弁』

●菊花―薄荷
きくか　はっか

［単味の効能］

【菊花】甘苦微寒で，疏風清熱する．

【薄荷】清軽涼散の効果があり，風熱の邪気を散じ，清熱利咽（咽喉の調子を整える）もする．

［組み合わせの効能］相須薬対で，宣散風熱の効果が増強され，清利頭目（風熱による頭痛や目の働きを回復）の効果がある．

［適応症］風熱感冒あるいは温病の初期にみられる発熱悪寒，目の充血，頭痛，めまい，咽喉の腫痛．

［解説］菊花，薄荷は肝経に入り，清肝（肝の熱を除く）し，それぞれ養肝，舒肝（うつ状態の肝の機能をよくする）し，この薬対は肝鬱化火による目の充血，腫痛，かすみ目，頭痛，めまいにも有用である．

［使用上の注意］白菊花を用いたほうがよい．

●菊花―防風
きくか　ぼうふう

［単味の効能］

【菊花】甘苦微寒で，風熱を疏散するが，風邪を散じる効果がやや弱く，清熱力が強い．

【防風】辛甘温で，祛風の専門薬で，特に風寒邪気を散じる場合によく使う．

［組み合わせの効能］菊花は防風を得ることによって，疏風の効果が増強さ

れ，防風は菊花の性質を得ることで，清熱効果が増強される．互いに効果を補佐すると同時に，副作用が抑制され，風熱を疏清する効果がいっそう強くなる．

[適応症] 風熱表証のかすかな悪風，軽度の発熱，頭痛，目のかゆみ．

杏仁—桑葉

[単味の効能]

【杏仁】苦甘，微寒で，降気潤燥，利肺止咳する．

【桑葉】苦甘，寒で，軽い発散の効能があり，専ら風熱を散じ，肺熱を清する．

[組み合わせの効能] 桑葉による宣肺散邪と，杏仁による降気（上がった気を降ろす）止咳の効果が合わさる．宣肺止咳のときに，陰を損傷せず，燥をもたらすことがない．

[適応症] 外感温燥による頭痛身熱，乾咳無痰などの病状．

[代表処方] 桑杏湯『温病条弁』

[解説] 本薬対を主薬にして，沙参，山梔子，香鼓，浙貝母などを組み合わせる．

柴胡—大豆巻

[単味の効能]

【柴胡】苦平で，肝，胆，三焦経*に入り，運枢して腠理に外達する要薬であり，疏泄開表，透邪退熱*する．

【大豆巻】甘平で，脾胃経に入り，通達宣利（邪気の壅閉を疏散する）の働きによって水湿の邪を排除できるので，外では透発，解表祛湿し，内では清利行水できる．

[組み合わせの効能] 腠理を疏解し，気機を宣発でき，上焦が開通され，下焦が通利を得るので，透邪祛湿，解表退熱する．

[適応症] 温湿を受け，腠理が閉塞され，湿熱が鬱滞して，発熱，悪寒，体がだるい，胸悶，吐き気などの症状．

細辛—(生)地黄

[単味の効能]

【細辛】辛香気で，袪風止痛に用いる．『本草新編』には「細辛は濁気を降ろし清気を昇らせるので，頭痛を治すことは神のようである．」とある．

【(生)地黄】甘苦涼性で，甘多脂で，清熱滋陰する．

[組み合わせの効能] 細辛の消散の性質によって(生)地黄が引き入れられて上焦の熱を清して痛みを止め，また(生)地黄を補ってしつこくさせない．(生)地黄の寒潤の性質は細辛が温散させすぎて清熱滋陰（潤い，冷やす力，陰を補充，陰虚を解消する）するのを防ぐ．補虚清熱，袪風止痛の働きがある．

[適応症] 陰虚内熱，虚火（真陰虧損で生じる火熱の症状）上炎による頭痛，片頭痛，咽喉腫痛．

●蒺藜子—蔓荊子

[単味の効能]

【蒺藜子】辛散苦泄で，専ら肝経に入り，平降肝陽，袪風明目する．

【蔓荊子】辛で，上昇発散し，特に頭目を清利し，袪風止痛する．顔面部の風熱による疾患を治す．

[組み合わせの効能] 相使薬対で，袪風止痛の効果が増強し，辛味によって風邪を散じ，苦味によって火を降ろし，ともに風熱を散じ，肝火（実状態で気滞が熱化）を抑えて，頭目を清利し，止痛する．

[適応症] 風熱上亢や肝火上炎による頭痛，目の充血，涙液などの症状．

[解説] 高血圧の頭痛，あるいは頑固な片頭痛を治す．

●石膏—桑葉

[単味の効能]

【石膏】辛甘寒で，気分の実熱を清解する要薬であり，専ら肺胃の熱を清除する．

【桑葉】苦甘寒で，肺にある燥邪を軽く散じる．

[組み合わせの効能] 宣発*と泄熱*によって，よく肺の燥熱を清する．

[適応症] 燥邪による乾咳，無痰などの症状に最も適している．温燥*傷肺

による気陰両虚，肺気不宣の咳嗽，身熱などの症状．

［代表処方］清燥救肺湯『医門法律』

［解説］本薬対は辛寒性と甘寒性を合わせて用いたもので，熱を清しても，苦寒瀉火薬による傷陰の弊害がなく，肺の邪気を解いても正気を消耗するおそれがない．清燥救肺湯は，この本薬対を主薬として人参，枇杷（葉），麦門冬などを組み合わせたものである．

● 石膏 ― 白芷

［単味の効能］

【石膏】辛寒気清で，肺と胃の実火を瀉する．

【白芷】辛温気厚で，袪風燥湿，消腫止痛する．足陽明経への引経薬である．

［組み合わせの効能］同時に陽明経に入る．白芷は温性であるが，大寒性の石膏がこれを制御し，石膏は沈降するが，白芷と一緒に使うと頭目に上行して清熱する．本薬対は甘温併用であり，辛散甘緩によって優れた袪風清熱，消腫止痛の効果を発揮する．

［適応症］胃中の火邪，陽明経の熱邪が経絡に沿って上炎することによって起こる歯痛，歯周腫痛，顔面部の腫痛，疼痛，前頭部の頭痛．

蝉退 ― 薄荷

［単味の効能］

【蝉退】甘寒で，『本草綱目』には「すべての風熱証を治す．」とある．

【薄荷】辛味で発散でき，涼性で清熱する．その効果は，裏（体の中）では筋骨に至り，外では肌表（体の外）に到達し，臓腑を宣通して，経絡を貫き，裏から外に達する働きがあり，疏風散熱，斑疹を発散させる働きに長じる．

［組み合わせの効能］相須薬対で，疏風散熱，透疹の効果が増強され，風熱外感，あるいは温病初期にみられる頭痛，身熱，咽喉の腫痛および麻疹，痘疹の透発が遅い場合に用いられる．

［適応症］蕁麻疹，皮膚瘙痒の症状．

［代表処方］蝉退散『沈氏尊生書』*

［解説］蝉退は血分にも入るので，血分にある風邪を発散する場合に，薄荷

を配合すると，引き入れられて血分に入り，袪風止痒の効果が現れる．

［使用上の注意］両薬を粗末にして，毎回3gずつ酒と一緒に飲む．

蝉退―胖大海

［単味の効能］

【蝉退】甘寒で，肺経に入り，風熱を疏散し，咽喉を利し，宣肺開音（嗄音を治す）の働きがある．

【胖大海】甘寒で，清痰で，肺気を宣開し，肺熱を清泄して，利肺治瘖によって，声の嗄れを治す．

［組み合わせの効能］協同に作用し，疏肺清熱，利咽開音の効果がいっそう強まる．

［適応症］肺熱，肺気不宣による咽喉の痛み，声嗄れ．

［解説］気陰両虚に属する慢性的な発声障害の患者に，益気養陰の生薬を配合して用いる．

［使用上の注意］突然声が出なくなったり，咽喉不利のものには両薬を等分にお湯に浸けて，お茶の代わりに飲む．

蝉退―鳳凰衣

［単味の効能］

【蝉退】甘寒で，風熱を疏散し，咽喉を清利する．

【鳳凰衣】甘平で，養肺開音の効果があり，失語症を治療する要薬とされている．

［組み合わせの効能］肺経に直達し，一散一開・一清一潤によって，風熱を外へ解き，肺気を宣発して，咽喉の痛みや声嗄れを治す．金実不鳴（金は肺臓を指し，肺に邪が入り，寒熱の両気が肺を侵し発語機能を失った状態）で，常用される薬対である．

［適応症］声嗄れ．風熱による目の充血，目のかすみ．

［解説］風熱が肺に滞って，肺気失宣のため，咽喉の腫痛，声嗄れなどの症状がみられるものには清熱宣肺，利咽開音の治法で治すべきである．

桑枝―桑葉

［単味の効能］いずれも桑の木由来のものであるが，効能は異なる．

【桑枝】清熱祛風のほか，通絡止痛し，四肢まで作用し，関節の風邪をよく清する．

【桑葉】味薄く軽清で，専ら祛風清熱し，肌表，顔面部の風熱邪気をよく取る．

［組み合わせの効能］本薬対は，外では顔面肌表へ行き，裏では脈絡関節に達し，全身の上下，表裏内外，すべての邪気を排除できる．

［適応症］外感風熱，全身の疼痛．

［使用上の注意］桑枝を単独使用する場合には，やや多めに使うほうがよい．用量が少ないとなかなか効果が得られない．30ｇが通常の用量である．実際の使用量は，この用量を参考にして決める．

蒼朮―木賊草

［単味の効能］

【蒼朮】燥湿健脾の薬で，夜盲症などの眼疾患を治す常用薬である．早くも宋代（960～1278年）には，夜盲症を治したという記載がある．

【木賊草】肝・胆経に入り，疏風止涙，明目退翳（ひとみの翳をはらう）する．『本草求真』には「血を目に流通させ，眼翳を治す要薬である．」とある．

［組み合わせの効能］疏風明目の効果が増強される．

［適応症］主に視力低下，流涙，目のかすみ，夜盲症など．特に眼疾患に風邪表証を伴う症状．

2 祛寒類

ここで紹介するのは，裏を温めて散寒する効果を示し，裏寒証を治療するのが主要な効能である薬対である．裏寒証の原因には外寒によって，直接，裏が侵されたものと，裏で陽虚によって陰寒が生じたものの2種類があるが，いずれも最後には臓腑経絡に病変を引き起こし，「寒象」が現れる．ここで紹介する薬対は主に「寒象」に対するものであるが，作用部位の違いによって，大き

く臓腑を温めるのと，経絡を温めるものの2つがある．単に陽虚を治す薬対は温補類に属するので，これについてはp.204「補益類」の項で説明する．

2-1 臓腑を温める

茴香―補骨脂

[単味の効能]

- 【茴香】辛温で，下焦に入ると腎を温め，散寒し，中焦に入ると中焦を調え醒脾〔芳香健脾薬を用いて脾気の運化（脾の機能で，運搬し，消化する．栄養物質を生成し，全身に送る）を回復し，湿困による脾の運化無力を治療する方法〕することができる．
- 【補骨脂】辛苦大温で，専ら補腎して，陽気を助け，腎を温め，精液を固摂（体内の基本物質が漏出しないようにすること）し，尿漏れを改善し，脾陽を温めることができる．

[組み合わせの効能] 相輔相成し，薬力が増強される．下焦に対しては温腎散寒の効果が強まるので，下焦の虚寒の諸症に用いることができ，中焦に対しては暖胃行気，温脾助運の効果があるので，脾腎陽虚・胃寒気滞の諸症に用いることができる．

[適応症] 腎陽虚弱，腎気不固*，小便清長（尿色が透明で量が多い），遺尿，遺精，頻尿，尿漏れ．女性の場合，腰がだるく痛い，月経延期，月経腹痛，月経色が黒く血塊が混じるなど．食欲不振，食後に胃が張る，噯気（げっぷ），嘔吐，腹痛，便溏*など．

●甘草―生姜（中医薬では乾姜）

[単味の効能]

- 【甘草】甘平で，和中緩急（中焦脾胃の機能を調和して，痛みを緩解させる）．
- 【生姜】（中医薬では乾姜）辛熱で，温中逐寒（中焦脾胃を温め寒邪を追い払う）．

[組み合わせの効能] 甘寒で助陽し，胃の陽気を回復させ，肺の寒飲による冷えを温める．

[適応症] 危篤に陥る病や，長患いの症状．

2. 薬対各論

[代表処方] 甘草生姜湯（かんぞうしょうきょうとう）（中医薬では甘草乾姜湯）『傷寒論』，『金匱要略』

[解説] 復陽の軽剤であり，廉価で入手しやすい．本薬対は『傷寒論』『金匱要略』甘草生姜湯（中医薬では甘草乾姜湯）で最初にみられるが，『傷寒論』では誤って発汗させた後の手足の逆冷，喉の乾燥感，煩躁して不安，嘔吐，げっぷ，しゃっくりの治療に用い，『金匱要略』では虚寒性の肺痿（機能を失う）の治療に用いる．これらは異なる病気であるが，ともに陽虚に属しており，本薬対で治療する．異病同治の先鞭をつけた薬対である．

[使用上の注意] 腎が陽虚である場合や，心陽がなくなる危急の場合は，この薬対ではなく，附子・生姜の類で急いで回陽する．

●桂皮—附子（けいひ—ぶし）

[単味の効能]

【桂皮】辛甘大熱の温裏薬．守って走らず，重厚で下降し，下焦を温め，腎陽を温補し，引火帰原（上昇した腎火を治療する方法）によって，無根の火（虚火）を元に戻すことができ，「陽中の陰を救う」という特徴がある．

【附子】辛甘大熱の温裏薬．走りて守らず，内外を通し，上昇も下降もでき，回陽救逆し，温腎助陽して，「陰中の陽を救う」という特徴がある．

[組み合わせの効能] 相須薬対で，非常に強い温腎助陽の効果がある．

[適応症] 腎陽の不足・虚弱による腰脾*の痛み，両足の痿軟（筋肉が萎えて動かなくなる），体が寒気を受けて力が出ないなどの諸症状．命門（臍の真後ろにあるツボ）の火の不足に伴う男性のインポテンツや早漏，女性の子宮に寒邪がある不妊症状．腎陽不足・虚陽上越によって，頬の色がうす赤く化粧をしたようになる"戴陽"（真寒仮熱の病証の一つで，体の下部は真寒，上部は仮熱の症状が現れる）の症状に用いられる．腎火上浮による口腔疾病，咽喉の乾燥やかゆみ，歯痛，歯ぐきの出血，口腔のびらん，赤く腫れるなどの症状．

[解説] 腎陽の不足・虚弱には（熟）地黄，山萸肉，山薬などを同時に用いる．金匱腎気丸（『金匱要略』）・右帰飲（『景岳全書』）命門の火の不足には鹿角膠，枸杞子，巴戟天，肉蓯蓉，当帰，（熟）地黄などを同時に用いる．

[使用上の注意] 常に補腎滋陰の薬と併用するが，薬用量は少なめがよい．一般には附子が1.5〜3g，桂皮1〜2gまでで用いるのがよい．

呉茱萸―五味子

［単味の効能］

【呉茱萸】辛苦大熱で，中焦に入ると脾胃を温め，散寒燥湿する．また，下焦にいくと，肝腎を温め，寒疝*，寒瀉*を治す．腎陽が不足し，脾を温煦（臓腑・器官などの一切の組織を温め，体温を保持する働き）できず，健運（養分や水分を全身に送る脾胃の働き）できず，泄瀉（下り腹）となったものに用いる．

【五味子】酸温で，益腎・収斂の作用がある．

［組み合わせの効能］下痢を止める．本薬対は標本*を兼治し，さらに温，斂，固，渋の効果に優れる．

［適応症］脾腎両虚による五更泄瀉（明け方の下痢）．

［代表処方］四神丸『内科摘要』

［解説］五更泄瀉に対しては，例えば『本事方』の五味子散があるが，後世には温腎の力が弱いため，二神丸（補骨脂，肉豆蔲）と合わせて用いている．

呉茱萸―党参

［単味の効能］

【呉茱萸】辛苦温で，芳香燥で，肝と脾胃に入り，暖肝解鬱・温脾燥湿・降逆止痛の働きがある．

【党参】補気和中（中焦を調える）の働きがある．

［組み合わせの効能］中焦を温めて補い，専ら散寒補虚に働く．

［適応症］慢性胃カタル，慢性腸炎，腸の機能失調，妊娠嘔吐，神経性頭痛，メニエール症候群など．

［解説］肝と脾の両方を温める．肝寒犯胃による嘔逆・呑酸（すっぱい水が胃から喉まで持ち上がってきてふたたび下がる症状）や，寒邪が上部を侵したことによる頭部の痛みを治す．胃の寒水が脾を侵して起こる胃の痛みや嘔吐・下痢の症状を治療できる．本薬対は虚寒を治す要領で，降逆（上がった気を降ろす）解鬱，止嘔止痛する．

五霊脂―良姜

[単味の効能]

【五霊脂】酸温で，肝と脾に帰経し，血分に入り，行血和絡脈・化瘀（瘀血をなくす），止痛に優れる．

【良姜】辛温で，脾胃に帰経し，気分に入り，専ら温胃散寒・行気止痛する．

[組み合わせの効能] 気血を併用することになり，温胃散寒・行気活血の効果がある．

[適応症] 慢性胃潰瘍，十二指腸潰瘍など気滞瘀血型の症状．

[解説] 脾胃が寒に侵されると，まず経脈を傷めて，気が滞り，次いで絡脈に及び血が停滞する．気が滞ってめぐらないと血は瘀となり，血の瘀血が除かれないと気が滞る．このように胃痛は寒を得れば悪化し，温めれば緩和し，長期化すれば治りにくい．本薬対は，これらの症状によく適応する．『永類鈐方』* に「五霊脂と良姜の組み合わせは胃寒による痛みを治す．」と記載されている．

山椒―肉豆蔲

[単味の効能]

【山椒】辛，大熱で，脾胃経の薬．大熱であることから，陰寒をよく散じ，温胃止痛，暖脾止瀉できる．

【肉豆蔲】辛温で，脾胃経の薬．温中行気，渋腸（腸を固渋して下痢を止める）の効果がある．

[組み合わせの効能] 山椒は肉豆蔲と合わせると温中散寒・行気止痛の働きが増強される．肉豆蔲は山椒と合わせると温胃暖脾，渋腸止瀉の効果が強まる．相使薬対で，温と渋を併用することとなり，温中に行が，行中に渋が存在するようになる．

[適応症] 脾胃虚寒による腹痛・下痢．しばしば寒邪を受け，胃の冷痛，腹中の急拘（腹中がひきつれる状態），下痢が止まらない症状．

山椒―附子

[単味の効能]

【山椒】辛熱で，温裏祛寒の働きがある．よく中焦に入って陰寒を散じ，暖

胃止痛・温脾止瀉の効果が強い．

【附子】辛熱で，温裏祛寒の働きがある．よく腎経に入って陽気を温め，温腎助脾・散寒止痛の効果が強い．

［組み合わせの効能］脾と腎を同時に治す．互いに補い助け合い，通陽散寒・温中止痛の力が非常に強まる．

［適応症］もともと陽気が弱い脾陽不振にみられる胃の冷痛，胃水を吐く，寒邪が中焦を侵して生じる寒積陽滞，激しい胃痛などの症状．

［解説］脾陽不振によるものには常に健脾薬である白朮，茯苓，甘草などを配合し，寒積陽滞によるものは理気薬である広木香，縮砂，薤白などを配合する．

● 生姜（中医薬では乾姜）— 白朮

［単味の効能］

【生姜】（中医薬では乾姜）辛苦熱で，よく脾胃の陽気を温め，中焦の寒湿も除く．

【白朮】苦甘で，芳香性が強く，純陽の性質をもち，最も燥湿健脾できる．

［組み合わせの効能］脾の寒湿を除くのに優れ，また脾寒によって統血（血液が血脈から漏れ出さないように調節する気の固摂作用）できないことによって起こる症状を治す．温中健脾，散寒除湿．

［適応症］脾陽不足・寒湿困脾による，味覚がなく口が粘る，嘔吐，下痢，舌苔白膩．

［解説］脾は湿を悪み，脾虚となると湿が盛んになる．湿は陰気の邪であり脾陽を損ない，内寒を生じやすい．白朮に（炮）生姜（中医薬では炮姜）を合わせた薬対では，白朮の健脾統血の働きによって収陰し，（炮）生姜（中医薬では炮姜）の温経散寒の働きによって止血する．また，脾の統血作用を助けることから，脾虚経寒によってみられる血便や下痢などを治療する際にも，用いることができる．

● 生姜（中医薬では乾姜）—附子

［単味の効能］

【生姜】（中医薬では乾姜）辛，大熱で，純陽の薬であり，守って走らず，中

焦を温め，陽気を回復し，脈を通す働きがある．

【附子】辛甘で，大熱で，走って守らず，十二経を通じて陽を束ねる重要な薬で，回陽（精気を取り戻す）補火，散寒除湿の働きがある．

［組み合わせの効能］相須薬対で，回陽救逆，温中散寒の効果が増強される．本薬対において，附子は外寒を除き，生姜（中医薬では乾姜）は内寒を温めることができる．附子の走りと生姜（中医薬では乾姜）の守りが組み合わさることによって，その他の薬が及ばない効果を示す．

［適応症］虚脱やショック，心臓が衰弱した患者の救急．

［代表処方］生姜附子湯（中医薬では乾姜附子湯）・四逆湯・通脈四逆湯『傷寒論』

［解説］陶節庵は「経脈を温めるには附子を用い，生姜（中医薬では乾姜）がなければ熱せず．」と言った．張仲景は附子を用いて回陽救逆する際には，必ず（生）附子と生姜（中医薬では乾姜）を配合して用いた．修治をしていない附子は散性が強くよくめぐるため，陽気を伸発することができ，表の寒邪を散じ，生姜（中医薬では乾姜）と配合すると（生）附子は外寒を取り除き，生姜（中医薬では乾姜）は内寒を温め，一走一守の力が合わさって，他薬にない力を発揮する．生姜附子湯（中医薬では乾姜附子湯）は「傷寒を攻下した後，さらに発汗させた結果，日中は煩躁（煩悶し，悶え乱れる状態）して安眠できず，夜には安らかとなるが，嘔吐せず，口渇せず，表証がなく，脈は沈微で，体の熱もそれほど激しくない場合」に使用された．俞昌は「附子・生姜（中医薬では乾姜）を用いて，陰に勝ち，陽を回復する．」とした．本薬対に甘草を加えた四逆湯は，少陰病で，陽気が衰えて現れる嘔吐・下痢・発汗・発熱・悪寒・手足厥逆＊（末端から中心部に向かって冷える）の症状に用いる．生姜（中医薬では乾姜）の量を倍にした通脈四逆湯は，通陽の力がさらに強くなり，少陰病で，清穀下痢・手足の厥逆・脈微で絶えそうで，悪寒はない，顔色が紅潮する陰盛格陽（陽を妨げる）の症状，この他，虚寒陰水，寒湿痺証の治療に常用され，利水除湿と祛風除湿の薬と併用すると効果はさらに高まる．

［使用上の注意］（生）附子は毒性が強いため，注意しなければならない．湯剤に入れて長時間煎出してから内服すると安全である．

生姜（中医薬では乾姜）—良姜

[単味の効能]

【生姜】（中医薬では乾姜）大辛，大熱で，温中散寒の効果がある．虚寒の力が強く，温脾虚寒に効果がある．

【良姜】大辛，大熱で，温中散寒の効果がある．止痛効果が強く，温胃止痛の効果がある．

[組み合わせの効能] 相須薬対で，脾胃をともに治す効果を発揮する．温脾散寒と暖胃止痛の両方の効果が増強される．

[適応症] 脾胃の寒実によって起こる腹部の冷痛，悪心・嘔吐，あるいは大便希薄・下痢などの症状．中焦虚寒の症状．

[使用上の注意] 中焦虚寒の症状に用いる場合は，辛散によって正気を損耗するおそれがあるため，補益薬である党参，白朮，甘草などと組み合わせて使用するとよい．

蓽澄茄—良姜

[単味の効能]

【蓽澄茄】大辛大熱で，脾と胃の二経に入ることができ，温中祛寒の働きがある．同時に行気止痛の働きもある．

【良姜】大辛大熱で，脾と胃の二経に入ることができ，温中祛寒の働きがある．脾胃の寒邪をよく散じ，和胃降逆の働きもある．楊士瀛は「噫（げっぷ）逆胃寒に対しては良姜が主薬である．」と言った．

[組み合わせの効能] 相須薬対で，脾胃を温める，寒邪を散じる，逆気を降ろすという効果を増強することができる．

[適応症] 寒邪が脾胃を傷つけたことによる腹部の冷痛・吃逆（しゃっくり）*・嘔吐，朝に食べたものを夕方に吐き出す反胃（食後に腹が充満し嘔吐する）の症状．胃寒による吃逆の症状．

[使用上の注意] 特に胃寒による吃逆の症状には効果が高く，両薬を6gずつ等分に散として，煎液を頻回に飲むとよい．

2. 薬対各論

● 白朮―附子
びゃくじゅつ　ぶし

[単味の効能]

【白朮】苦温燥湿，甘温で，脾を補益する．

【附子】辛熱で，温散の力が強く，回陽救逆だけでなく，温腎暖脾・散寒除湿もできる．

[組み合わせの効能] 本薬対は朮附湯といい，臨床で常用される温腎健脾の方剤である．相使薬対で，白朮を用いて温脾燥湿して，脾を運化させ，温陽散寒力を増強させ，附子を用いて腎を温め，脾と腎をともに治療する効果を発揮する．

[適応症] 腎陽不足で，脾陽も虚した症状，あるいは脾虚寒盛で水湿内停となった症状．風寒湿邪が経絡に侵入して，関節や身体が痛むなどの痺証の症状．

[代表処方] 朮附湯『金匱要略』
じゅつぶとう

[解説] 脾は運化を主り，乾燥を喜び，湿を悪み，陽を得てはじめて運化できる．もし腎陽が不足すると，脾も寒となり，寒が内から生じて湿を化すことができず，水湿が停留（水分の停滞で浮腫，下痢，尿量の減少などが起こる）する．水湿が胃に溜まると食べものが消化されず，腹部の冷痛が起こり，腸に溜まると便溏，下痢となり，体全体が浮腫となり，尿の出が悪くなる．心胸に逆流すると心悸亢進が起こる．

2-2 経絡を温める

茴香―胡芦巴
ういきょう　ころは

[単味の効能]

【茴香】辛温で，下焦に入り，温腎散寒，理気止痛の効果がある．『本草従新』に「小腸冷気，癩疝陰腫（陰嚢腫大）を治す．」とある．

【胡芦巴】苦温，純陽で，腎経に入り，温陽下焦，疏泄寒気の薬である．命門*を補って，火衰*を調え，元陽（生命の本源における機能）を盛んにして，虚冷を治す．元陽の不足や，冷気が潜伏した症状に用いる．

[組み合わせの効能] 2薬は，効果が同じであり，合わせて用いることで，温腎散寒の力が倍増し，強い止痛効果も発揮する．

［適応症］寒疝（寒邪の侵襲による腹部の疝痛）陰腫，少腹冷痛．

［代表処方］胡芦巴散『仁齋直指方』，胡芦巴丸『和剤局方』

［解説］胡芦巴散と胡芦巴丸などの疝〔ヘルニア（脱腸による），男女の生殖器の痛み〕を治す専用処方はこの薬対を使用している．

［使用上の注意］寒湿の脚気，腿膝のだるい痛み，ぐったりして歩けないなどの症状には補骨脂と木瓜などを配合する．

艾葉—香附子

［単味の効能］

【艾葉】辛香，温で，気血と経脈を温めることができ，寒湿を追い払って冷痛を止める．『本草正義』には「血中の気，気の中の滞りをめぐらす．およそ婦人の血気寒滞の場合に，これを用いるのが最もよい．」とある．

【香附子】辛香平で，気中の血薬とされ，理気開鬱，調経（月経を調えること）止痛の効果があり，気鬱血鬱，気血失調などの症状に用いる．

［組み合わせの効能］本薬対は，それぞれ，血中の寒凝を温散し，気中の鬱滞を調える．両薬はともに気血を調え，暖血温経，理気止痛の効果を発揮する．

［適応症］女性で情緒が伸びやかにならず，肝気が鬱滞し，冷飲によって寒を受けたことによる下腹部の冷痛，月経時の腹痛，胎動不安．男性の下腹部痛，睾丸の冷痛などの症状．

［使用上の注意］茘枝の核，橘核を合わせると治療効果がさらに高まる．

桂枝—当帰#

［単味の効能］

【桂枝】辛甘で気が厚く，主に気分に入り，気が厚ければ助熱し，辛味は通陽し，甘味は虚を補う．そのため陽遏（陽気停滞の状態）の場合に用い，陽虚の場合にも用いることができる．

【当帰】甘で，質は重く，主に血分に入り，専ら血を補うことができ，気が軽く辛味は血をめぐらすことができ，そのため血虚の場合に用い，血瘀の場合にも用いることができる．

［組み合わせの効能］気血薬対で，動と静の両方を含むものに使える．桂枝を

用いて温経通脈し，当帰を用いて補血行血して，血虚寒凝の病状を除く．

[適応症] 他の生薬を配合して，血栓閉塞性の脈管炎，小児麻痺症，早期のレイノー病，しもやけなど．

[代表処方] 当帰四逆湯（とうきしぎゃくとう）『傷寒論』

[解説] 補中（中焦にある脾胃を補う）に行あり，行中に補あり，そのうえ補血温経でき，通陽行血できる．血虚寒凝の場合に用いるのがよい．脈は血の府であり，血が満ちると脈は通じ，血虚となると脈が滞る．また血は熱を得るとめぐり，寒を得ると凝滞する．当帰四逆湯中では本薬対を主として用い，その他の生薬と配合して，手足厥寒，脈細で絶えるといった症状を治療する．養血通脈，温経散寒の効果を発揮する．

桂枝（けいし）—附子（ぶし）

[単味の効能]

【桂枝】辛温で，経絡に走り，血脈を通じ，寒邪を散じる働きがある．

【附子】辛温，大熱で，陰寒を散じ，関節を通じ，風湿を除く．

[組み合わせの効能] 相使薬対で，温通経脈，散寒止痛の効果が増強する．

[適応症] 寒湿痛痺で転側できず，骨節が痛み，関節が屈伸不能になった症状．

[解説] 本薬対は温陽通脈の土台になる薬対として常用される．陽虚寒凝によるさまざまな症状に用いることができる．例えば寒を感受して起こった月経不順，月経時腹痛に使用すると，温経止痛することができる．もともと陽虚のものが風寒を受けた場合に用いると，助陽して，解表することができる．強心解肌（発汗剤によって体表の邪を発散させる）に用いることもでき，心不全で風寒感冒を患ったものを治療する．

[使用上の注意] 陽虚気化不利による浮腫に対しては，本薬対に利水滲湿薬を配合し，温陽化気によって利水効果を強化する．

●呉茱萸（ごしゅゆ）—当帰（とうき）#

[単味の効能]

【呉茱萸】辛苦，大熱*で，肝・脾・胃・腎に帰経し，温中散寒・燥湿止嘔・疏肝止痛できるほか，下焦に行けば肝腎を温めて，胞宮（子宮を含め，

女性の内生殖器）を暖め，血寒による月経停止，月経不順および腹痛などの症状を治す．

【当帰】甘重であり，辛気軽であることから，血を補い，血をめぐらすこともできる．婦人科で最も養血調経を目的に常用される．

［組み合わせの効能］呉茱萸の温散，当帰が血をめぐらせる効果を助ける．当帰の温補は，呉茱萸の温経をめぐらせることから，互いに助け合って，温経活血，調経（月経を調節する）止痛の効果を発揮する．

［適応症］女性の胞宮虚寒による月経延期，経量が少なく色が黒い，下腹部の冷痛などの症状．肝経寒滞による疝気の痛み．

［使用上の注意］臨床では烏薬，小茴香などとともに用いる．

●細辛—附子

［単味の効能］

【細辛】『本草正義』に「細辛は芳香性が強く，よく結気を開き，鬱滞を宣泄し，上は頭頂に達し，耳目を通利し，横に百骸（人体のすべての骨格）に達し，細かい所にも至らない所はない．内に絡脈に行き渡り，百節を疏通する．外には孔竅へ行き，肌膚を通す．」とある．

【附子】『本草正義』に「附子は辛温，大熱で，よく走るため，十二経を通行する純陽の要薬であり，外では皮毛に達して，表寒を除き，内では下元に達し，癥（しこり）冷*を温め内外に達する．およそ，三焦経絡*，諸臓諸腑に真寒がある場合，治らないものはない．」とある．

［組み合わせの効能］同気相求め，よく通行して，散寒止痛に働く．内では附子がこれを温め，細辛でこれらを散らす．外では，細辛が通し，附子がこれを助けることから，表裏内外の寒はすべて癒える．

［適応症］寒邪が内外を傷つけたことによってみられる内外の形寒虚冷，頭痛，身体痛，骨関節痛などで用いるほか，風寒湿痺（体内の余分な水分が原因で起きた手足のしびれ），関節痙縮，耐え難い痛みにも用いる．

［使用上の注意］両薬はともに辛熱毒性であるので，寒実の証でない場合は，軽率に用いてはならない．用量を厳密に把握し，大量に使用してはならない．

芍薬─(鮮)生姜
しゃくやく　　　　しょうきょう

[単味の効能]

【芍薬】酸苦で，微寒で，その酸は肝に走らせ，血脈に沿って血海に入り，専ら女性の経，胎，産の諸症状を調える．

【(鮮)生姜】辛，散温通で，気分に入れば気をめぐらせて滞りを導き，血分に入れば，破血逐瘀する．

[組み合わせの効能] (鮮)生姜の温性は芍薬の寒を制して，温通になる．芍薬は(鮮)生姜の辛竄（のがれる）の助けを得て，経を調え，血をめぐらすことができ，2薬を一緒に用いることで，温経止痛の効果が発揮される．

[適応症] 血虚有寒がある月経時の腹痛，あるいは産後腹痛の症状．

3　清熱類

　ここでは内熱を清解するのを主要な効能とする薬対について論じる．内熱症の範囲はきわめて広く，気分熱，血分熱，虚熱，実熱もあり，発病する臓腑および部位も異なる．この類の薬対は組成および効用の面で複雑であるが，おおむね清熱（寒涼性の薬物を用いて温病を治療する）瀉火，清熱涼血，清熱解毒，清退虚熱に分類される．清解表熱の薬対は p.23「解表類」の項ですでに解説した．扶正（正気を扶助し，増強）益陰が主な効能である薬対は後半の p.204「補益類」の項で説明する．

3-1　清熱瀉火

烏梅─黄連
うばい　　おうれん

[単味の効能]

【烏梅】酸平，生津斂陰．

【黄連】苦寒，清心泄熱．

[組み合わせの効能] 両薬は性も効能もまったく異なる．薬対として同時に用いると，酸と苦，収斂と泄熱で，互いに反しながら互いに補完して，泄熱除煩の効果を発揮し，さらに泄熱しても正気を損傷せず，収斂しても邪をとどめない優れた点がある．

[適応症] 疫痢で，しきりに嘔吐したり，胃陰に損傷を受けた食欲不振の症状．

[解説] この薬対は，黄連の苦寒，清心泄熱の効能を主に，烏梅の酸平，生津，斂陰が佐となり，酸苦を合わせ用いて，泄熱除煩する．陰虚生熱，虚火擾心，胸中焚熱を生じ，煩満不安の証に用いる．古くは天行下痢で食事ができないものに用いた．疫痢のうち，①毒邪が胃腸を侵し，胃気が上逆し，しきりに嘔吐するものや，②胃陰が損傷を受け，腸中液がなくなり，虚気が衝き上がって，食べることができないものに対して，黄連を用いて解毒清解し，陰をかためて，止嘔し，烏梅を用いて，虚気を斂め，津液を生じさせ，胃陰（胃陽を抑制し，調節する）を滋し，胃気を戻す．相互に補完し合う効果をもつ．

●黄芩―黄連

[単味の効能]

【黄芩】苦寒で，清熱燥湿，瀉火解毒．伝統的に肺胃を清熱する涼血・安胎効果がある．

【黄連】苦寒で，清熱燥湿，瀉火解毒．心胃の火を瀉火する．清熱，止嘔効果が強い．

[組み合わせの効能] 相須薬対で，上焦，中焦の邪熱を取るのに優れ，また，手の陽明大腸経（手を流れる陽経の経絡）に入って，湿熱が腸に蘊結したことによって現れる発熱，口燥，激しい泄瀉，肛門の灼熱感，あるいは瀉下物が臭い，白痢（白色の便），腹痛などの症状に対して用いられる．

[適応症] 上焦と中焦＊で火熱熾盛となって現れる大熱，頭顔面の紅腫，炎症痛，口が渇き，咽喉が乾き，口舌の出来物，胸脇痞満（胸腹間につかえと膨満感を自覚する症状），煩悶，不眠，吐血，発疹，意識朦朧など．

[代表処方] 葛根黄連黄芩湯『傷寒論』

[解説] この他，妊婦の胎熱不安にみられる嘔吐，心中煩熱，食欲不振などの症状に対して用いる．

[使用上の注意] 一般的には黄芩の新しい根，子芩を用いるとよい．この薬対は苦寒の薬であるため，用量を少なくするのがよい．副作用がみられた場合にはただちに中止し，長く用いてはならない．

2. 薬対各論

●黄芩―山梔子

[単味の効能]

【黄芩】苦寒で，肺を治療し，気分に入って，肺中の熱を清降する．

【山梔子】苦寒で，三焦を治療し，血分に入り，上中下の三焦の鬱熱を清泄する．

[組み合わせの効能] 黄芩は山梔子の助けを得て，肺中の伏火*を清泄し，気血をともに治療する．

[適応症] 発熱，煩満（胸や腹が張って苦しい状態），咳痰，吐血，紅舌，黄苔となる肺熱の症状．月経過多，月経期が繰り上がる，あるいは妊娠胎動不安の症状．

[解説] 清肺化痰（肺の熱と痰を取り除く）薬の海蛤殻，栝楼皮，杏仁や，清肺排膿薬の冬瓜仁，葦茎，桃仁および魚腥草など清肺排膿薬と合わせて用いる．両薬は肺経の鬱火を清める．両薬は肺経の鬱火を清解する．この薬対は補血調経，養血安胎の薬と合わせて用いると，清熱調経，火平，安胎の効果がある．

●黄芩―芍薬

[単味の効能]

【黄芩】苦寒で，少陽を解し，大腸を清する．

【芍薬】酸苦で，斂陰和営，緩急止痛する．

[組み合わせの効能] 清熱止痢，堅陰止痛．また，大腸の熱を泄しながら太陰の虚を益し，苦堅酸収によって，腸胃の気を堅斂する．後世になって，熱痢（熱性の下痢）の腹痛に対して，この組み合わせを基本方として加減するようになった．この他，婦人科の臨床でもよく用いられ，肝陰を益し，血分の結を開く芍薬と黄芩とが共同して，血分の熱を泄し，胎火を清し，さらに泄熱し，胎に傷つけず，正気を養い，気を滞らせない．

[適応症] 太陽と少陽の合病による下痢，腹痛．妊娠初期，肝胆の火が盛んになり，脾（土）の胃熱，悪阻，瀉痢の症状．

[代表処方] 黄芩湯『傷寒論』

3 清熱類

●黄芩̶桑白皮

[単味の効能]

【黄芩】苦寒で，気が薄く，上焦に入り，肺中の火邪を除く．上焦の湿熱と膈上の熱疾を治し，胸中の気逆を除く．

【桑白皮】甘寒で，肺経の気分に入り，肺の気逆を降ろし，肺中の実火を瀉し，小水を利して熱を導く．

[組み合わせの効能] 桑白皮は黄芩を補佐して清肺泄熱の効力を強め，瀉肺，平喘，止咳する．

[適応症] 肺熱壅盛＊，気逆，咳喘，黄稠の喀痰などの症状や高血圧症．

[解説] 黄芩と桑白皮にはいずれも降圧，利尿の効果がある．

●黄芩̶知母

[単味の効能]

【黄芩】寒で気薄，よく肺火を瀉し，肌熱を解く．本来は手の太陰の薬である．

【知母】厚，沈降で，肺熱を清することができる．『本草通玄』は「手の太陰を損傷するおそれがない．」という．

[組み合わせの効能] 同気相求め，相須として，清肺瀉火の効果が増す．

[適応症] 発熱咳喘，痰黄で粘り，咽喉疼痛などの肺熱の実症状．

[解説] 肺熱が大腸に移り便秘症状が現れたもの，あるいは大腸熱結によって気が塞がったことによる喘咳に対して，知母は一定の潤腸通便の効果がある．知母の用量を増量することにより，黄芩を補佐して通腑瀉熱することができる．

●黄芩̶天門冬

[単味の効能]

【黄芩】苦寒清粛の薬で，熱邪を除き，上・中焦の火邪を除くことができる．特に肺熱を清泄する．肺を清泄することに優れる．

【天門冬】甘寒で脂が多く，潤燥清肺と同時に，滋腎し，火を降ろすことができる．

[組み合わせの効能] 清補合用にあたる．一瀉一補，一清一潤で，黄芩は肺熱

を清瀉するが，苦燥であることから陰を奪いやすく，天門冬は滋陰降火して肺気を保ち火に乱されないため，相使相制で，瀉しては正気を傷つけず，補しては邪気をとどめず，肺腎の火燥を収める．

［適応症］肺虚燥熱あるいは肺熱陰傷による乾咳少痰，咽喉の乾きによる嗄声，あるいは肺腎陰欠，浮火上衝，多飲多尿などの上消（糖尿病の症状，口渇多飲）．

［解説］肺痛後期，膿痰が減り，正気がすでに損傷し，病後の病状が残余している際に用いる．

●黄芩—麻黄

［単味の効能］

【黄芩】苦寒で，肺に入り，寒は清肺，瀉火し，湿を燥し，降痰する．

【麻黄】『本草正義』には，「麻黄が軽清く，上浮で，肺鬱を疏し，気機*を宣泄し，治感の第一要薬である．解表は，じつは肺を開き，散寒とは，じつは開肺散寒であり邪を泄する．風寒邪を外散し，即ち温熱邪もこれによって通さないものはない．」とある．

［組み合わせの効能］黄芩の苦寒の性をもって肺気を宣し，腠理を開き，肺気壅（塞ぐ）滞の咳喘を治す．黄芩は麻黄の湿熱を制し，肺を清め，燥湿また化痰する．

［適応症］肺熱痰喘の症状．

［解説］身熱汗出，喘息気粗，黄色粘稠痰，胸内煩悶，口渇，冷たい飲み物を欲しがり，舌苔が黄膩である．清肺化痰して，鎮喘の効果となる．

［使用上の注意］熱の勢いが盛んでないときは，黄芩の用量を減らすべきである．肺陰不足，痰熱虚喘（喘息の虚症状）の症状には耗気損陰するおそれがあるので，用いてはならない．

●黄柏—黄連

［単味の効能］

【黄柏】清熱解毒，燥湿瀉火する．

【黄連】苦寒で，苦は清熱解毒，寒は熱に勝り，有余の湿火のすべてを泄降することができ，下痢，嘔吐の要薬である．

［組み合わせの効能］清熱燥湿，瀉火解毒の薬で相須配対である．黄連は黄柏の助けを得ると，下を攻め，清熱燥湿，解毒の働きを増強し，清腸，止痢する．

［適応症］熱毒赤痢の症状．細菌性痢疾．

［解説］劉完素は「痢を治すには辛苦寒薬を用いるとよい．辛は発散し，鬱結を開通する．苦は燥湿，寒は熱に勝つことができるが，気を宣平にするだけである．多くの苦寒薬は多く泄するが，黄連と黄柏だけが，性が冷で，燥であり，降火祛湿して瀉痢を止めることができる．それ故，治痢のための君主である．」とある．黄連，黄柏の成分が赤痢桿菌に対して強い抗菌作用があるとされている．黄連複方の抗菌力は単味よりはるかに強い．また黄連単味の耐薬性は，複方よりはるかに高いことが示されている．古人が両薬を薬対として熱痢に用いて治したのには科学的根拠がないわけではない．

黄柏―薤白(おうばく―がいはく)

［単味の効能］

【黄柏】寒降し，下焦の湿熱を清するに優れる．

【薤白】辛散温通で通陽し，化滞に優れる．上は胸痺を開き，下は大腸の気滞を泄す．肺と陽明経の薬である．

［組み合わせの効能］一寒一温で，辛が開き，苦が降ろし，清熱するとともに，陽通し，燥湿とともに，理気する効果がある．

［適応症］湿熱疫毒が腸中に壅滞し，泄痢後の大便滞渋となった症状．

［解説］苦寒で清熱すれば陽滞し，燥湿すれば気が凝滞し，気機不利，腑気不通となり，邪毒が積み重なり，出るところがなくなり治癒できなくなる．

●黄柏―山梔子(おうばく―さんしし)

［単味の効能］

【黄柏】苦寒で，脾の湿熱を泄し，肝の鬱熱を清する．

【山梔子】苦寒で，解鬱し，肝経の火熱を清め，肝胆の湿邪を利する．

［組み合わせの効能］相須薬対で，清熱化湿の働きを増強し，退黄効果が高まる．

［適応症］発熱が顕著な黄疸．

［代表処方］梔子柏皮湯（ししはくひとう）『傷寒論』

［解説］湿熱が内鬱すると陽黄を発し，陽黄には湿が熱より重いものと，熱が湿より重いものがある．陽黄（黄疸の一種）の症状にみられた，発熱が明らかで，全身や目が黄色く，橘のように鮮明なものに本薬対を用い，さらに煩渇喜飲，尿が少量で赤く，紅苔，苔黄の症状に最も適する．

［使用上の注意］木通，萹蓄，車前子，滑石などを組み合わせる．

黄連―枳殻（おうれん―きこく）

［単味の効能］

【黄連】苦寒で，上は心胃の熱を清め，下は大腸の火を泄する．

【枳殻】苦涼で，上は破気除痞，下は腸を緩め，下気をする．

［組み合わせの効能］清熱行気作用を併用する薬対．①黄連が心胃の熱を泄する黄連と，破気除痞する枳殻を組み合わせることで，泄熱消痞（上腹部のつかえる感じを取り除く）の効果となり，心下痞満を治療する．②大腸湿熱の火毒を除く黄連と寛腸下気する枳殻を組み合わせることで，瀉火寛腸して痔を治す．

［適応症］熱邪が胃脘部で結滞した心下痞満，押しても硬くない脘腹熱痛のもの．湿熱，気血交結，絡脈瘀滞による痔，便秘．

［使用上の注意］枳殻の代わりに枳実を用いることもある．効能は似ているが緩急にやや違いがある．

黄連―呉茱萸（おうれん―ごしゅゆ）

［単味の効能］

【黄連】苦寒で，抗菌・消炎効果がある．

【呉茱萸】辛苦大熱で，鎮痛鎮嘔し，胃腸の異常分泌を抑制する．

［組み合わせの効能］寒熱薬対．薬対は，一主と一輔，一寒と一熱の相反相成である．瀉肝降逆，和胃し，また清火し，調気散結することができる．肝火が盛んで肝胃不和となり，脇肋が痛む，嘔吐，呑酸，胸やけに有効である．

［適応症］急性，慢性胃炎，胃酸過多，軽い胃潰瘍や菌痢腹痛など．

[代表処方] 黄連と呉茱萸を6：1の比率で用いる左金丸（朱丹渓）『刪補名医方論』，変通丸『串雅内編』，呑吐酸水の神方『薬甄』がある．

[解説] 胡天錫は「左（金）なる者は（木）が左よりその（金）を制すなり．」『刪補名医方論』という．心は肝の子であり，実すればその子を瀉すことから，黄連の苦寒によって清心瀉肝を主とし，（火）が（金）を克せず，（金）は（火）を制することができ，（木）平（火）降させる．辛苦大熱の呉茱萸で少し補佐し，厥陰（陰が尽きている状態）に直達させ，行気開鬱し，引熱下行し，黄連を助けて降逆除嘔する．黄連が胃を痛めるのを抑制することができる．後世になると，左金丸に啓発され，黄連飲片中に，呉茱萸炒黄連として広く応用されている．この他，黄連と呉茱萸を等量に組み合わせて，黄連によって清腸止痢，呉茱萸によって温中行気，下痢腹痛を治すのに用いられる．変通丸は，黄連には抗菌，消炎の効果が備わっており，呉茱萸には鎮痛鎮吐，胃腸の異常分泌抑制効果となる．

黄連—細辛

[単味の効能]

【黄連】最寒烈で，心火を清する効果は黄連が専門とする．

【細辛】辛が強烈で，火邪を散し，疼痛を止める．

[組み合わせの効能] 寒熱薬対で，辛と苦を合わせて用いたもの．一寒一熱で，辛でこれを散じ，苦でこれを降ろし，寒によって熱を制している．清心利竅の効能がある．

[適応症] 心経の火が盛んで，口舌に瘡を生じ，耐えがたい痛みの症状．その他に耳の腫れ，耳聾，目の充血，眩しいといった肝火上炎，あるいは歯痛，歯茎の腫れ，口臭といった，胃火上衝の症状．

黄連—紫蘇（葉）

[単味の効能]

【黄連】苦寒で，湿熱を治し，胃火の上衝を降ろす．

【紫蘇（葉）】甘辛，芳香で，温散し，通降順気，泄肺和胃する．

[組み合わせの効能] 寒熱薬対．黄連は清熱除湿，和中止嘔し，紫蘇（葉）は通利肺胃，順気暢中（中焦脾胃の気機を改善する）することから，両薬を合

用することで，清熱和胃，理肺暢中の効果が現れ，湿熱が上中二焦を阻んで，悪心嘔吐，胸悶不舒となった症状に用いられる．

[適応症] 外感風寒あるいは脾胃気滞，嘔悪，腹瀉裏熱があるもの．

[解説] この薬対は温病大家の薛己により考案されたもので，「湿熱症で，嘔悪が止まらず，昼夜不眠で死を欲し，肺胃不和で胃熱が肺に移り，肺が邪を受けないものに，川連を3，4分，蘇葉を2，3分とって，2薬を煎じて飲むと，たちまち治る．」とある．本薬対は少ない薬用量で，正気を宣布させて，邪気を潜消し，窒滞を自ら通じさせている．王孟英は，この薬対が，胎前悪阻，胎火上炎の症状に用いて奏効したとしている．

[使用上の注意] 薬用量を多くすると，症状のないところにも弊害が生じる．

●黄連—大黄

[単味の効能]

【黄連】苦寒で，よく守り，清心降下，燥湿解毒する．

【大黄】苦寒で，よく走り，瀉火通便，涼血解毒する．

[組み合わせの効能] 相須薬対．両薬はともに苦寒であるが，両薬の効果はまったく異なる．薬対において，両薬が協同して，降火瀉熱，涼血解毒の効果が増強し，火毒熱積による各種症状に用いる．

[適応症] 実熱火毒，亢極上炎による目赤渋痛や，口内の発疹，歯根腫脹，迫熱妄行による発疹，鼻血，発狂の症状．

[代表処方] 大黄黄連瀉心湯『傷寒論』

[解説] 心下痞（心下部がつかえるような感じがするが，圧痛はない）や熱痞の症状を治す．胃腸湿熱，火毒壅（塞ぐ）滞による熱痢（熱性下痢）症状や，ときに腹痛下痢がみられ，裏急後重＊あるいは大便不爽，紅舌で黄膩がある症状に対して，「通因通用」の法により，清熱燥湿，涼血（血分の熱邪を除く）解毒し，下結除滞，滌腸通便が可能となる．

●黄連—大蒜

[単味の効能]

【黄連】苦寒で瀉火解毒の薬である．

【大蒜】辛温で，食用することが多く，薬として用いることは多くない．諸

本草によると，大蒜は温で，解毒，邪を避け，破滞，殺虫などの効果がある．

［組み合わせの効能］両薬は薬性が異なり，抗菌，消炎，解毒の効果がある．薬対において，解毒に協同する効果がある．

［適応症］熱痢，臓毒，濃い血便．

［代表処方］蒜連丸『本事方』

［解説］細菌性あるいはアメーバ性下痢を治す．西洋薬や香連丸を用いても効果がみられない場合，黄連の煎じ薬に大蒜の汁を入れて服用すると，ときどきよい効果が得られる．両薬は強い抗菌・消炎の効果がある．ペニシリン，ストレプトマイシン，クロロマイセチン，オーレオマイシン耐性菌に対して大蒜製剤は有効である．ベルベリンに交差耐性現象はない．

［使用上の注意］黄連末と大蒜1個を用いて，丸剤をつくり，埋炭火（炉や火鉢などの灰にうずめた炭火）でいたら（完全に炭化しない生焼け処理）し，青桐の実のような大きさにし，毎服30〜40丸で，臓毒を治す．

●黄連―竹茹

［単味の効能］

【黄連】苦寒で心・胃・肝・大腸経に入り，清熱燥湿，瀉火解毒の力が非常に強い．

【竹茹】『薬品化義』に「竹茹は軽く実を除き，涼は熱を除き，苦は降下．痰熱を清め，安神，開鬱の薬．」とある．

［組み合わせの効能］竹茹は黄連の寒清，苦降の助けを得て，清胃止嘔の効果が増大し，燥湿化痰が可能になる．

［適応症］胃熱による嘔気，噎膈（食道の梗塞感），悪心，干嘔などの症状．痰熱阻胃による嘔吐痰涎，酸を飲み，水を吐くなどの症状．この他に，胆火肆逆，挟痰擾心（心の乱れ）による胸悶，喀痰，心煩失眠，驚悸（驚いて心悸亢進すること），不寧（安まらない）症状．

［代表処方］黄連橘皮竹茹湯，黄連温胆湯『雑病源流犀燭』

［解説］竹茹が胆に入り，黄連が心に入り，心胆ともに治す．心胆を清め，痰濁を化する効果がある．半夏，陳皮を加えれば効果がいっそう高まる．

2．薬対各論

黄連―知母

[単味の効能]

【黄連】苦寒燥で，湿を除くことができるが，陰を損傷しやすい．

【知母】苦寒で，潤って燥をなくし，陰を潤い，燥を潤う．

[組み合わせの効能] 両薬はともに苦寒清熱し，清胃降火の効果がある．薬対において，清胃降火の効果が非常に増強する．潤燥，火を除き，陰を損じない．

[適応症] 胃熱亢盛が主としてみられる消谷（消化）善飢，口渇引飲（多飲），大便の秘結，舌苔の黄燥，脈象が滑実である中消症（糖尿病の一種，過食であるが，痩せる症状）．

[解説] 中消症は熱淫のため，津傷，陰欠が多くみられる．『重慶堂随筆』に「すべて胃熱が盛んになると，陰が陽に合わせられなく，津液がやや干されて枯燥になって殺谷（消化）不能の病．」とある．本薬対は清胃降火の効果が最も強いことから，胃熱亢盛に用いる．すなわち火盛陰傷の症状に，養陰を増す液薬の中にこの薬対を入れて用いる．補陰の効果がなくても陰を損傷する弊害がない．

●黄連―人参

[単味の効能]

【黄連】苦寒で清熱解毒の効能が強いため，湿熱毒邪の症状に用いる．

【人参】甘，微苦で脾肺心経に入る．

[組み合わせの効能] この薬対は補と清の両用の薬剤である．慢性痢疾，慢性腸炎，および胃腸機能不全などの脾胃を補い，湿熱毒邪を取り除く．

[適応症] 噤口痢（かなり重症の痢疾）や嘔吐などで，飲食不能の症状．

[解説] 湿邪熱毒が腸中に薀結して邪毒亢盛，胃陰が侵される，あるいは中気が敗損されるためにみられ，症状の出現が速く，中毒症状がはっきりとあり，四肢厥逆（冷えがひどい）し，意識朦朧として，脈が細く弱い症状に用いる．このような虚邪実な危重な症状が出たら，人参でなければ，陰気を補い，中土を急に支えることができず，黄連がなければ，清熱燥湿して速やかに疫毒を除き，邪を去らせることができない．また，黄連が嘔吐を降ろし，また人参を引いて中に入り，攻と補が相互に助け合う．朱丹渓

は「下痢胃熱で口を閉じている者は，黄連と人参を用いて湯に煎じ，終日これを飲ませ，吐いても無理に飲ませる．ただ一口だけ飲み込めばよくなる．」とした．

［使用上の注意］人参は高価なので，党参を代わりに用いることがある．

● 黄連―麦門冬
　　おうれん　ばくもんどう

［単味の効能］

【黄連】苦燥で，心胃の火を清め，邪を除く．

【麦門冬】甘潤で，心胃の陰を養い，虚を補う．

［組み合わせの効能］潤燥は相助け，正を扶け，邪を除き，火を消しても陰を損傷させず，陰を養っても邪を残さない．両薬は心胃を清め陰液を養う．

［適応症］実火亢盛によってみられる陰液損傷，あるいは陰液の欠損による虚火亢盛，心中煩熱（発熱と同時に心煩あるいは煩燥して胸苦しく感じる），口・舌・咽喉の発疹，胃部不快で，空腹感があり，悪心・嘔気があり，糖尿口渇による引飲（多飲）の症状に応用可能である．

［使用上の注意］火亢あるいは陰傷の程度によって，両薬の用量を調整する必要がある．陰傷がひどい場合に麦門冬を増量し，発熱がひどい場合には黄連を増量する．

黄連―木香#
おうれん　もっこう

［単味の効能］

【黄連】苦寒で，陰に属し，清腸止痢する．

【木香】辛温で，陽に属し，行気破滞の効果が強い．

［組み合わせの効能］この薬対は陰と陽，寒と温，辛が開き，苦が降ろし，助け合い，清熱燥や行気導滞（気滞を解除する）の効果がある．

［適応症］現在では細菌性痢疾や腸炎．この薬対単独に用いても有用である．

［代表処方］香連丸『証治準縄』『和剤局方』
　　　　　こうれんがん

［解説］清熱と行気という種類の違う生薬から構成される．熱痢を治す際に用いられ，胃腸に湿熱積滞することによって起こる痢疾に対して，きわめて有用である．

［使用上の注意］高熱には黄芩，白頭翁，風尾草を加え，腹脹には厚朴，檳榔

子，枳殻を加え，腹の激痛には芍薬，当帰を加え，大便に濃血が混入する際には阿膠，当帰#を加える．

●黄連―竜胆

[単味の効能]

【黄連】大苦大寒で，解毒作用が著しく，心火を清める．『本草綱目』には目に対する主要な薬としている．

【竜胆】大苦大寒で，肝胆の実火を除き，肝経熱邪に用いる．

[組み合わせの効能] 効果が増強される．『珍珠嚢』に「黄連は竜胆を助け，肝胆の火を降ろす」とある．

[適応症] 充血，しぶり目（ドライアイ），眼球出血．

[解説] 眼病は肝との関係が密接で，肝経の火が盛んになると，症状が出る．これらはまず肝から治すべきである．本薬対は肝をのびやかに清め，火を除く効果がある．

[使用上の注意] 両薬の薬性は大苦大寒なので，内服すると胃を損傷するおそれがある．単に目が赤く腫れ，痛いが，全身に症候はあまり出ない際には，点眼として外用に限るほうがよい．新鮮な竜胆の絞り汁を，黄連の浸出液に入れ点眼すると，効果がいっそうよい．

●甘草―石膏

[単味の効能]

【甘草】肺を潤わせ，咳を止める．

【石膏】大寒で，肺胃の邪熱を清める良薬である．

[組み合わせの効能] 甘草は肺を潤わせ，咳を止め，石膏が肺を清め，熱を除き，両薬を合わせて用いると清肺化痰の効果が増強される．

[適応症] 慢性気管支炎，急性発作，化学性刺激による咳嗽．

[代表処方] 白虎湯（びゃっことう）・麻杏甘石湯（まきょうかんせきとう）『傷寒論』，石膏散（せっこうさん）『普済方』

[解説] この薬対は白虎湯（びゃっことう）では胃熱を清め，麻杏甘石湯（まきょうかんせきとう）では肺熱を清める．両方剤はともに甘草で調剤している．石膏散（せっこうさん）は両薬を粉にし，(鮮)生姜と蜂蜜でかき混ぜ，難治性の肺熱喘咳に用いる．甘草には保護性の鎮咳作用があるとされている．また，甘草は石膏の寒性を緩和し，清め，穏やか

にし，効果を持続させる．胃気（胃腸を主とした消化吸収機能）を損傷せず，かつ調和効果がある．

姜黄—山梔子

［単味の効能］

【姜黄】辛苦，肝経の薬で，活血，去瘀，行気止痛する．弱い利胆効果があるほか，肝炎ウイルスを抑制し，肝の病理性損傷を改善することが実証されている．

【山梔子】苦寒で清熱，解毒，三焦の火熱を瀉す効果がある．肝胆に入り，清熱利胆，黄疸を治し，止痛，抗菌の効果もある．

［組み合わせの効能］山梔子が姜黄の行気祛瘀の助けを得て，肝胆疏利の効果が強まる．ともに清熱，利胆，解毒，止痛する．

［適応症］胆嚢炎，胆結石，肝炎．

［解説］肝胆，熱毒，壅（塞ぐ）滞，血瘀，気結によって発熱し，口が苦く，脇下が痛む症状に用いられる．

決明子—石決明

［単味の効能］

【決明子】肝を清めると同時に肝を補う．

【石決明】肝を平らにすると同時に肝を養い，潜陽効果がある．

［組み合わせの効能］本薬対は肝を清め，目を明らかにする．薬対において，協同性を生じ，治す効果を強める．

［適応症］目が腫れて痛む，光に対して弱く多涙，頭腫頭痛，目のくらみ，めまい，目が乾燥して痛い症状．その他，高血圧症．

香豉—山梔子

［単味の効能］

【香豉】辛苦寒で，主に昇と散をし，鬱熱を散らす．

【山梔子】苦寒で，火を降ろし，熱を泄する．

［組み合わせの効能］相輔相成．山梔子が熱を導き下行させ，胸隔間の煩熱を清め，香豉が熱を外に通し，胸隔間の鬱熱を解く．互いに助け合って，と

もに鬱熱を通し，火を降ろし，煩を除く効果がある．

[適応症] 外熱がはじめて内に入り，あるいは余熱が胸隔に溜まって胸が塞ぎ，懊悩（悩み問える）して安眠することができない症状．

[代表処方] 梔子鼓湯『傷寒論』

● 粳米—石膏

[単味の効能]

【粳米】平で毒がない．脾を健やかにし，胃を養い，胃気（胃腸を主とする消化吸収機能）を調和し，胃気を護る．石膏の寒が過ぎて胃気を損傷することを防ぐ．邪を去り，正を傷せず，心（火）を瀉し，脾（土）を傷つけない．胃気を調和する効果が強い．

【石膏】『本草経疏』には「石膏は肌を解き，熱を緩め，辛苦，大寒，そして大熱を除く…」とある．（生）石膏は速効性の強い解熱効果を示す．発熱時に過剰興奮した体温中枢を抑制するか否かはまだ定論がない．

[組み合わせの効能] 退熱効果が高まる．

[適応症] 発熱．

[代表処方] 白虎湯『傷寒論』

[解説] 張仲景が白虎湯に，この薬対をはじめて用い，以降，近世の医者も多く本薬対を用いている．粳米と（生）石膏を煎じて，懸濁状態になると，石膏粉が沈殿しなくなることから，胃酸で可溶化された塩化カルシウムが体温調節中枢を抑制するか否かは，まだ明らかにはなっていない．

● 細辛—石膏

[単味の効能]

【細辛】気が清く濁らず，辛が散，竅を利し，止痛効能がある．温であるため，単独で用いても寒症状を治すことが可能である．

【石膏】辛甘大寒で，清熱の効能が非常に優れている．

[組み合わせの効能] 石膏の寒涼は細辛の温熱を制し，頭面の熱を清める．この薬対は寒熱の薬対であり，清熱瀉火のほかに，祛風止痛の効果がある．

[適応症] 風熱上攻あるいは胃火上炎による片頭痛，頭痛あるいは三叉神経痛，歯根痛，歯根腫脹による疼痛．

山梔子—(鮮) 生姜 (汁)

[単味の効能]

【山梔子】苦，大寒で胃に入り熱を払う．下に行き，尿から出る．昔の人は「胃に熱があって痛むとき，山梔子を用いなければならない．」とした．

【(鮮) 生姜 (汁)】辛，少し温で，より強い和胃降逆の効果がある．生姜汁を「佐」として用いる．

[組み合わせの効能] 苦が降り，辛が開き，和胃止痛の効果がよい．

[適応症] 胃脘（胃の上部）痛熱の症状．

[解説] (鮮) 生姜の温が山梔子の大寒の性を緩めて中を傷つけないようにする．病気を防ぎ，逆の「佐」効果を拒むこともできる．二者が助け合って，胃火を清め，邪気を下し，痛みを止める効果が著しく，速く出る．山梔子飲片の中に「姜山梔」がみられるのはその意味である．

(熟) 地黄—石膏

[単味の効能]

【(熟) 地黄】腎水陰液の不足を補う．

【石膏】(陽明) 胃火の残余を清める．

[組み合わせの効能] 攻と補を併せた薬対であり，清胃滋陰する．

[適応症] 老年体弱，陰液が欠乏して起こる頭痛，歯痛，歯根が緩むなどを治す．

[解説] 陽明の脈は，上は頭に行き，歯根に終わる．腎は骨，歯骨を滋養する．腎陰不足，陰虚火旺，虚火（虚熱証）が上に浮かび，陽明の脈で胃熱が上攻し，片頭痛，頭痛，歯痛，歯腫ならびに歯根が緩む．虚実も互いにみられる．攻と補の両方を治す必要がある．すなわち清火と滋陰を併用する．清火は陰を保つため，滋陰は清火に妨げられることがないので，効果が明らかになる．

(生) 地黄—木通

[単味の効能]

【(生) 地黄】甘苦，寒で，清心，涼血，養陰する．

【木通】苦寒で，よく心（火）を降泄し，小腸，膀胱を通利し，泄熱利水

する．

[組み合わせの効能] 心と小腸の熱を清める．清心涼血また降火し，心熱を導き，小腸と膀胱において本を清め，利する二用の効果がある．利は激しくなく，降りも厳しくなく，かつ利水は陰を傷つけず，攻補兼ねる効果がある．

[適応症] 心経に熱があり，小腸に移り，口内炎（口腔腫瘍），心煩，顔が赤く，口が渇き，冷飲料を飲み，小便短渋，刺痛（排尿不暢，排尿痛），血便．

[代表処方] 導赤散（どうせきさん）『小児薬証直訣』

[解説]『湯液本草』には「（生）地黄は，銭仲陽によると，小腸の火を泄し，木通と同時に用いると導赤（炎症を治す）．」とある．導赤散はこの薬対を主体に，淡竹葉，（生）甘草（梢）を配合したものである．清心利水の処方である．

● 升麻（しょうま）—石膏（せっこう）

[単味の効能]

【升麻】主に昇り，陽明を引いて，気を清め上行する．『本草匯言』には「多くの薬は上昇できないが，升麻だけが上昇できる．」とある．胃火亢盛，循経上炎によってみられた頭頂部頭痛，歯痛，頬腫などを治す．この他，解毒，透発（病邪を体表から発散させる）の効果がある．

【石膏】降で，陽明経（大腸経，胃経）の胃熱を降瀉する．石膏は升麻を引として上は頭に達し，（陽明）顔面の火熱を清める．

[組み合わせの効能] 両薬の薬性は同じだが，効果が異なる．薬対において，斑毒を清め，温熱病のうち（陽明）気分，熱毒による斑疹を治す．

[解説] 本薬対単独では作用が弱い．黄芩，黄連および山梔子を加えると効果が高まる．

石決明（せきけつめい）—竜胆（りゅうたん）

[単味の効能]

【石決明】鹹，少し寒で，足の厥陰肝経（肝経に属し足を流れる陰経の経絡）に入り，その質が重く，沈降なので，平肝，鎮潜浮陽ができる．涼肝鎮肝

の薬である．

【竜胆】大苦，大寒で，純陰のもので，肝胆二経に入る．熱を導いて下に行き，肝胆の実火を降ろす主要な薬である．『本草綱目』には「相火は肝胆にあり，瀉だけでは補えない．竜胆が肝胆の気に役立ち，肝胆の邪熱を降ろすことができる．」とある．

[組み合わせの効能] 両薬は，本来は沈降の性で，肝陽を平らにし，肝火を清める効果がある．この他，清肝解痙の効果がある．

[適応症] 薬対は，肝火上炎，肝陽上亢の頭目昏痛，目赤腫痛などの症状．肝経火盛，熱盛動風による驚風（てんかん）や手足ひきつけ．

●石膏—川芎

[単味の効能]

【石膏】辛寒で，すぐ気分に入り，清熱瀉火の効果が最も強い．

【川芎】辛温で，多くは血分に入り，祛風止痛する．古人は「頭痛には必ず川芎を用いる」としている．

[組み合わせの効能] 川芎が石膏を血分に引き入れ，石膏が気熱を清め，鬱火を散らすとともに，川芎の温を制す．

[適応症] 寒熱併用して，気血ともに施し，気血失調，鬱火（うつによる熱がこもって発散できない状態）上逆（気が下部より上部に上がり，不快を感じる状態）による頭痛頭脹．

石膏—代赭石

[単味の効能]

【石膏】辛寒で，主に胃火を清める．

【代赭石】苦，少し涼で，質が重くて，逆気を鎮め，嘔吐を止める．

[組み合わせの効能] 清胃，降火，鎮逆する．

[適応症] 胃火上沖，循経上炎によってみられる嘔吐，吃逆，歯根腫痛，口気臭穢，口渇心煩の症状，赤目腫痛（外用）．

[解説] 胃熱亢盛の症状に対して，石膏の大寒でなければその熱を除くことができない．火気沖逆の勢いがある場合，代赭石の重墜でなければ，その逆を制することができない．

2. 薬対各論

[使用上の注意]『仁齋直指方』には,「土朱（即ち赭粉）を 2,石膏を 1 で粉末とし,新鮮な水で混合し,目じりと太陽穴に塗布する.」とある.上熱下寒,寒熱格拒（いずれか一方が極端に盛んになり,もう一方を排斥して寄せ付けない）に起因する火逆上冲による吐き気,嘔吐には用いてはいけない.

●石膏―竹葉

[単味の効能]

【石膏】辛甘,大寒で主に気分の熱を清め,特に（陽明）邪熱を清める.

【竹葉】甘,微寒で,心を清め,煩を除く.

[組み合わせの効能] 清熱効果を増強せずに,煩を除く.それは石膏と知母の,気分邪熱を清める効果とは比較にならないほど強い.

[適応症] 心胃に熱があり,口舌に発疹が生じ,虫歯,あるいは歯肉腫脹,疼痛の症状.熱病の後期に,余熱がまだあるが,熱勢が甚しくなく,心煩し,不眠があり,舌が乾燥し,舌苔が少ない症状.

[代表処方] 竹葉石膏湯『傷寒論』

[解説] 津気が両虚であるとき人参,麦門冬,粳米を適量加えると効果が得られる.

●石膏―知母

[単味の効能]

【石膏】辛甘,大寒で,辛が肌熱を通し,寒が胃火に勝ち,内外の熱を取り,産熱中枢を抑制することによって効果を発揮する.

【知母】苦寒で,苦が火を降ろし,寒が熱に勝ち,潤って燥を滋す.

[組み合わせの効能] 相須薬対.白虎湯を構成する主要な薬対で,陽明胃熱を清解する強い効果がある.また胃を慈しみ,燥を潤す補佐的効果や著しい退熱効果がある.

[適応症] 肺炎,流行性脳炎あるいは日本脳炎などの熱性感染症.熱病の中期や末期,温病の邪が内に入り,壮熱,発汗,煩渇,口腔や舌が乾燥し,顔が赤く悪熱,脈が洪大で強いなどの症状.胃熱中消証（多食で瘦せる糖尿病）.

[代表処方] 白虎湯『傷寒論』, 玉女煎『景岳全書』

[解説] この薬対は確実に解熱除煩するので, 黄連, 黄芩の辛寒と辛潤を用いるとよい. 両薬には著しい退熱効果がある. 玉女煎では滋陰益胃の（生）地黄, 麦門冬, 牛膝と合わせて用いる.

[使用上の注意] 邪熱が蔓延した際, 大承気湯などの処方で攻めるべきであり, 化熱化燥し, 苦寒の薬を用いてはいけない.

●石膏—人参

[単味の効能]

【石膏】甘, 大寒で肺, 胃経に入り, 清熱瀉水, 除煩止渇

【人参】甘, 微苦で気虚症状に用いる.

[組み合わせの効能] この薬対は多くの方剤に含まれ, これは瀉の中に補がある. 虚弱体質で肺胃熱が盛んで, あるいは気分が熱盛で気陰を損傷している際には, 石膏と人参を薬対にして使用すれば正気を損傷しない.

[代表処方] 白虎加人参湯, 竹葉石膏湯『傷寒論』

[解説] この薬対について, 張錫純は「石膏の涼散の効果と, 人参の補の効果とが臓腑間を旋回し, 深く入った外邪を探して切り除き, 残すことがない. 邪火熾盛のときにただちに真陰に戻る. この中には益有化合の妙がある.」とした.

[使用上の注意] 人参の薬性が温であるので, 高熱の症にはよくない. 正は邪に勝てず, 退熱も困難である.

●石膏—半夏

[単味の効能]

【石膏】辛甘, 大寒でよく肺胃二経に入り, 陽明の邪熱を清めると同時に太陰の痰熱を漏らす.

【半夏】辛温で, 脾胃経の薬で, 専ら燥湿化痰, 降逆和胃する.

[組み合わせの効能] 石膏が肺胃を清め, 半夏が降逆化痰する. 清胃降逆, 清肺化痰の効果があり, 肺胃ともに治す. 肺胃ともに熱があり, 胃熱が肺を侵し, 喘嘔ともにみられる際には特に有効である.

[適応症] 胃熱湿阻（湿邪が上腹部を阻む）, 気逆不降による嘔悪反胃（吐き気,

嘔吐),腹脘痞悶(上腹部膨満感)あるいは肺熱痰壅による咳痰喘息,胸悶.

［解説］莫枚士によれば「胃熱が肺を侵した際,ただ半夏,石膏を併用して治す.」とある.

石膏―茅根

［単味の効能］

【石膏】辛甘,大寒で,肺胃の熱を清熱し,悶えを除き,渇きを止めることができる.肌を解き,表に達し,邪気を外へ透き通らせる.

【茅根】甘寒で,熱を清め,唾液を生じ,臓腑の鬱熱を解かす.同時に血を涼しくし,利尿効果がある.

［組み合わせの効能］両薬は相須相輔で,清熱,除煩,生津,止渇の効果がある.熱を清めても陰を損傷せず,陰に役立ち,胃に不膩(油こいものや同じ物ばかりを食べたときに気分が悪くなることがない),邪をとどめない優れた点がある.

［適応症］温病で発熱が続き,退熱しない症状,あるいは温病後期に余熱がいまだ清めず,気持ちが悶えて,口が渇き,尿が短く,赤く,邪熱が残り,陰が傷つき,津が欠けている症状.

［解説］この他に,夏季の暑さに傷つき,腠理を大開し,発汗,口渇,悶えて痩せた黄疸の患者に用いてもよい.

●石膏―麻黄

［単味の効能］

【石膏】辛甘,大寒,熱を清め,気分,実熱を清解する主要な薬である.石膏は湿に混在した熱を清め,表裏の水を駆逐する.

【麻黄】辛微苦,温で,穏やかで肺を伸びやかにし,喘ぎをなくし,発汗解表,利尿,腫消などの効果がある.この他,裏に引き入れて発汗を減少する効果がある.

［組み合わせの効能］寒と熱,表と裏の配合である.石膏の寒で,麻黄が温を散しすぎることを防ぎ,制する.両生薬とも肺に入り,肌を解き,熱を除き,協同する.薬対には,肺を伸びやかにし,熱を清め,喘ぎを平らにす

る効果がある．

[適応症] 喘いで汗の出る肺熱病，発熱・悪寒・無汗・身痛，風水（悪寒，発熱，浮腫のある水腫），苦悶の症状．

[代表処方] 麻杏甘石湯（まきょうかんせきとう）『傷寒論』

[解説] この薬対は寒熱，表裏の組み合わせである．多くは表邪が入裏化熱，肺を遮って身熱が解けず，喘咳，気逆となる症状に用いる．麻杏甘石湯（まきょうかんせきとう）は，この薬対に，杏仁，甘草を加える．

[使用上の注意] 麻黄の用量は通常より多く，10～15 g，症状がひどいときには 20 g まで増量して用いる．石膏の用量は通常より少なく，20～60 g であり，注意を要する．

大黄（だいおう）―竜胆（りゅうたん）

[単味の効能]

【大黄】苦寒，この他，大黄は肝に行き，滞りをめぐらせて通し，瘀血を崩す．

【竜胆】苦寒で，肝胆に入り，余分な火をもたらす．

[組み合わせの効能] 両薬とも陰に至る薬で，薬対は火を降ろし，解毒力が増す．竜胆は，大黄の助けを得て，沈陰下行し，下焦の湿熱の結を疏通する．

[適応症] 肝鬱火盛，湿熱内燃して，脇痛があり，難聴，口苦，目が赤く，黄疸，熱痢，陰嚢湿腫，便秘燥結が強く，鼻血，驚狂の症状．

[使用上の注意] 投与する際には，長期に用いてはならない．陰液を損傷する副作用がある．肝胆が実火でない場合は，禁忌に該当する．

3-2　清熱涼血

槐花（かいか）―山梔子（さんしし）

[単味の効能]

【槐花】苦寒で，涼血止血の働きがある．腸熱を清泄して下部出血を治す．

【山梔子】苦寒で，軽く気に入り，陰で血に入ることもでき，気分の熱を清める．同時に血分の熱も清める．炒めて炭にすると，清熱の中に涼血止血

の効果が出てくる．そのため，血熱妄行の症状に用いることがある．

［組み合わせの効能］肺と大腸は互いに表裏で，肺に熱があれば大腸に移る．槐花は腸熱を清め，山梔子は肺熱を泄し，上下合わせて治し，両薬が相助けて，邪熱を清め，止血できる．

［適応症］湿熱あるいは熱毒の邪が胃腸を塞ぎ，熱が陰路を損傷して生じる血便や痔の下血．

［解説］両薬を炒めて炭化させると，清熱涼血の効果が緩和され，止血の効果が強まる．

旱蓮草―車前草
かんれんそう　しゃぜんそう

［単味の効能］

【旱蓮草】甘酸，寒で，腎に入り養陰し，腎によく，涼血止血．

【車前草】甘，寒で性がよく，泄降，清熱，涼血，利水，通淋（排尿痛を取り除く）の効果が強い．

［組み合わせの効能］清熱通淋（排尿痛を取り除く）が強まる．車前草の利湿通淋が旱蓮草の酸甘益陰を得て利が穏やかになる．陰液を損傷しない．

［適応症］陰虚血熱，小便不利，淋瀝（尿の出に勢いがなく残尿感がある），渋痛，血尿の症状．

［使用上の注意］新鮮なものを用いるといっそうよい．

玄参―(生)地黄
げんじん　　じおう

［単味の効能］

【玄参】涼血解毒の効果がある．

【(生)地黄】涼血止血の効果がある．

［組み合わせの効能］両薬は涼血清熱の薬で，養陰生津の薬でもある．薬対は，実症状にも虚症状にも用いられる．

［適応症］狂乱譫妄（意識が混濁し，うわ言を口走り，錯覚・幻覚，情緒不安定症），心煩口渇，便秘，腎陰欠損，虚火（虚熱証），上炎による咽喉腫痛，口乾舌燥．斑疹が明らかに出て，吐血，鼻血，舌紅，苔が少ないなどの熱が血分に入った症状．

［解説］両薬とも血分に入り，清熱涼血，解毒の効果を増す．薬対は，養陰

生津の効果があり，熱病後期に津液が損傷した症状に用いられる．

犀角―(生) 地黄

[単味の効能]

【犀角】苦鹹，寒で，涼血止血，清心安神，瀉火解毒の効果がある．『本草経疏』には「犀角は今，吐血，衄血，下血，傷寒蓄血，発狂，譫語，発黄，発斑，痘瘡稠密，熱極（熱邪が亢盛となる）黒陥（黒い斑疹）の症状を治す．胃と心に入り，散邪清熱，涼血解毒の効果となる．」とある．

【(生) 地黄】清熱涼血の生薬で，養陰生津の効果がある．

[組み合わせの効能] 清熱解毒，涼血養陰の効果がある．

[適応症] 主に温熱邪毒，燔（あぶる）灼，営分，血分に入って生じる体熱，口燥，神昏譫語，あるいは吐血，鼻血，血尿，血便，斑疹が紫黒の症状．

[代表処方] **清営湯・犀角地黄湯**『温病条弁』

[解説] 清営（営分にある熱を清め除く）と涼血で，熱が営分血分に入った症状に用いられる．

[使用上の注意] 犀角は使用禁止なので，水牛角で代用する．効果は同じだが，薬用量を多くする必要がある．一般に20〜30ｇまで用いる．

犀角―石膏

[単味の効能]

【犀角】苦鹹，寒で，血分を清める主要な生薬である．

【石膏】辛甘，大寒で，気分を清めるのに必須の薬である．

[組み合わせの効能] 血分に入り，清血解毒し，気分に入り清透邪熱をする．

[適応症] 高熱，煩渇，神昏譫語，斑疹，舌赤，乾き，黄苔．

[代表処方] **化斑湯**『温病条弁』

[解説] 温熱病において，気分症があると同時に血分症状がみられる場合があり，これを気血両燔という．治す際に，気血ともに清める必要がある．両薬を配合すると，清熱解毒，邪熱を清透する効果が期待でき，気血両燔症状を治す基本的な配合になる．知母，玄参，粳米を組み合わせる．

犀角—玳瑁

[単味の効能]

【犀角】心肝に入り，清熱解毒，定驚の効果がある．涼血，心熱を清めて定驚に傾き，よく熱傷営血，驚狂斑疹の諸症状を治す．

【玳瑁】心肝に入り，清熱解毒，定驚の働きがある．熄風，平肝陽によって定驚に傾いて，陽亢火盛による痙厥，驚風などの症状を治す．

[組み合わせの効能]協同作用が生じ互いに助け合って，清熱涼血（血分の熱を除く），解毒定驚（精神安定）の働きが倍加する．

[適応症]温病熱が営血に入り，熱盛神昏（意識不明），譫語，あるいは熱盛動風の驚厥*，ひきつけの症状．

[解説]顕著に痘毒を解き，鎮心安神の効果がある．疫病流行のとき，磨汁を飲み，未発症のものには予防的に用い，既発のものには発疹を少なくする．熱毒熾盛，痘瘡内陥の時期に用いると効果がある．

●山梔子—牡丹皮

[単味の効能]

【山梔子】苦寒で，気中の血薬で，気分鬱火を清め，涼血の効果がある．

【牡丹皮】苦微辛で，血中の気薬であり，熱を清める．血分に入り血中の伏火を泄す．

[組み合わせの効能]山梔子は気分に，牡丹皮は血分に，気血とも清める効果となる．

[適応症]肝火旺による発熱，盗汗，自汗，頭痛，目渋，頬赤，口乾，月経不順，肝鬱脾虚，肝熱．

[代表処方]逍遙散『太平恵民和剤局方』，丹梔逍遙散『内科摘要』

[解説]『本草崇原』によると「肝は疏泄を好み，壅滞（ふさぎ，とどこおる）すると気機（気の動き）異常となる．山梔子で，その気を清め，気が清くなれば火も清める．牡丹皮は辛が肝を補い，気が展じ，火も平らになる．」とある．丹梔逍遙散は逍遙散に牡丹皮と山梔子の2生薬を加えたもので，清肝瀉火（寒涼性の薬を用いて発熱症状が盛んな状態を治す）の効果になる．山梔子と牡丹皮の両薬はかなりの降圧効果があり，高血圧で肝火亢旺型の患者に有用とされるが，さらに研究が必要である．

●山梔子—連翹

[単味の効能]

【山梔子】苦寒で，泄降で，瀉火泄熱し，涼血解毒の効果があり，三焦諸経の鬱火を統治する．

【連翹】『本草求真』には「連翹は苦微寒で，質が軽くて浮かび，一般的には六経鬱火を清めるとされるが，実は軽く気浮を清め，心を瀉す主要な生薬である．心は火の主，心が清まれば諸臓腑はそれとともにみな清くなる．」とある．

[組み合わせの効能] 相輔相成．両薬は互いに輔佐し，清心除煩，涼血解毒もできる．

[適応症] 温病熱が心包（心包経に属する手を流れる陰経の経絡）に入った際にみられる高熱昏睡，煩躁不安，あるいは心経に熱が溜まった口舌の発疹，尿赤，排尿困難．

[解説] この他，涼血解毒，消散の作用もあり，外科領域の瘡瘍腫毒を治す．

(生) 地黄—升麻

[単味の効能]

【(生) 地黄】甘苦寒で，涼血清血の効能があり，止血作用もある．熱病にみられる各種の血症にはすべて（生）地黄を用いる．しかし，本来，肝腎経の薬であるので，肺胃熱盛，迫血妄行による吐血，鼻血，歯肉出血を治すには有効でない．

【升麻】甘辛微寒で，肺，脾，胃経に入り，昇陽発表の効能があり，上部への発散力が非常に優れたものである．

[組み合わせの効能]（生）地黄は，升麻と一緒に使うと，升麻が（生）地黄を肺，胃に誘導し，肺熱と胃熱に対しても効果的に熱を除去して涼血，止血効果が得られる．『本草新編』によると，「吐血は胃から，鼻血は肺から出て，止血には必ず（生）地黄を用いる．升麻で止めるのではない．升麻は地黄を肺と胃に誘導しているに過ぎない．」とある．

[使用上の注意] 升麻の用量は少なくするのがよい．

（生）地黄—大黄

[単味の効能]

【（生）地黄】甘寒で，主に清めと潤い，涼血清熱の中に滋陰生津の効果がある．

【大黄】苦寒で，熱結を通下す．

[組み合わせの効能] 協同作用となり，攻と補で，清熱，涼血，止血の効果が強くなる．

[適応症] 心胃火盛，気火升騰，挟血上逆による吐血，鼻血，虚火（虚熱証）内擾による吐血，鼻血，熱結陰虧（陰が損なう）による便秘症．

[解説] 常に血降火寧の効果となる．また，大黄は熱結を通下し，（生）地黄は滋陰生津の効果がある．増液，通便，泄熱の効果もある．

[使用上の注意] 虚火内擾による吐血，鼻血に用いる場合，（生）地黄の用量を多くし，大黄の用量を少なくするとよい．（生）地黄（汁）を250g，（川）大黄（末）を1方寸のしゃもじに取り，空腹時，一度に，一日3回飲用すると，虚労（疲れやすく体力が衰えた状態）吐血を治す．『備急千金要方』

（生）地黄—牡丹皮

[単味の効能]

【（生）地黄】甘寒で，清熱涼血の薬で，涼血の中に陰を養う効果がある．

【牡丹皮】辛苦微寒で，清熱涼血の薬で，丹皮は少し寒で，散血の効果がある．

[組み合わせの効能] 協同して，強い効果が発揮される．

[適応症] 温熱の邪が営血に入り，高熱，舌紅，口渇，体に斑疹が出て，血熱妄行，吐血鼻血の症状．

[解説] 涼血と散寒が重なり，清熱と同時に絡をスムーズにし，かなりの養陰の効果もある．多くは犀角，玄参，赤芍などを配合して用いる．温病の後期に，邪熱が発散しきらず，陰液もすでに損傷しているとみられ，夜に発熱，朝に退熱しても発汗せず，腎陰欠損による骨蒸労熱（カリエス，結核性の熱）に用いられる．青蒿，鼈甲，知母を配合する．

秦皮—白頭翁

[単味の効能]

【秦皮】苦寒で，主に気分の病を治す．よく大腸の熱を清め，燥湿止痢もできる．

【白頭翁】苦寒で，痢を治す主要な生薬で，胃大腸に入り血分の病気を主に治す．解毒清熱で，涼血止痢に用いる．

[組み合わせの効能] 血と気を治す．互いに助け合って，よりよい清熱，燥湿，涼血，解毒の効能を示す．下痢を治す効能がいっそう著しい．

[適応症] 腸中の湿熱壅（塞ぐ）滞，気分血分ともに損傷し，下痢赤白（膿血便），腹痛陣作（陣発性腹痛），内急後重（しぶり腹）の症状．急性細菌性痢疾や慢性の細菌痢急性発作，アメーバ下痢の治療に用い，しばしばよい効果が得られる．

赤芍—牡丹皮

[単味の効能]

【赤芍】肝経の火を清め，活血散瘀の効果がよく，脈中の瘀滞を治す．

【牡丹皮】心経の火を瀉し，清熱涼血の特徴があり，血中の結熱を治す．

[組み合わせの効能] 相須薬対．両薬は効果が似ていて，涼血清熱，活散寒の効果がある．薬対は，涼血，活血，散血の効果が倍増する．袪瘀止痛の効果がある．

[適応症] 温熱病の中熱が営血に入り，血熱妄行の吐血，鼻血，尿血，月経過多，発斑の血症状．同時に内傷雑症状の中で，血行不調，瘀血が内にとどまる閉経，痛経，跌打損傷，癰瘍腫痛の症状．

[解説] 血熱を清め，妄行せず，血流が順調に流れ，瘀を止めさせない，涼血が去瘀を妨げず，活血が止血を妨げない利点がある．

[使用上の注意] 熱寄りの症状のときに最もよく効く．寒寄りの症状のときは常に温散の薬と合わせて用いる．

2. 薬対各論

茅根（ぼうこん）—芦根（ろこん）

[単味の効能]

【茅根】甘寒涼で，伏熱を清める傾向があり，涼血止血，胃によく，止渇，清熱，利水の傾向がある．寒でも胃を妨げなく，利水でも陰を傷つけず，熱による上下いろいろの失血を治す良薬である．

【芦根】甘寒涼で，中が空で液が多く，気分の熱を清める傾向がある．養陰清肺，寧嗽止咳をし，清胃生津，止渇止嘔もできる．

[組み合わせの効能]相須相輔．両薬は肺胃二経に入り，熱を清める効果がある．薬対において，清熱生津の効果が強まる．清熱しても陰を損傷せず，津を生じて邪をはびこらせず，性は平緩で粘りなく，甘寒清熱する理想的な薬対の一つである．

[適応症]多種の熱症に広範に用いられている．例えば湿病，高熱，煩渇，肺熱，陰が欠損，咳で咽乾，胃熱で津が傷る，気逆による嘔吐と喘息，下焦伏熱，熱淋尿血．

[使用上の注意]症状が軽いものに，主として用いると治す効果がある．症状が重いものには別の処方で治す．2薬は新鮮なものであれば効果がよい．

3-3　清熱解毒

黄連（おうれん）—升麻（しょうま）

[単味の効能]

【黄連】昇散袪火の生薬である．主に降と沈をする．心胃の火をよく除き，強い抗菌消炎効果がある．

【升麻】昇散袪火の生薬である．昇散で，最も陽気を昇発し，脾胃を引経する主要な薬で，解毒消炎の効果もある．

[組み合わせの効能]頭面の火を除き，脾胃に入り，清火散熱することができる．

[適応症]心脾火毒による口舌の発疹，口腔粘膜のびらん，歯根腫痛，咽痺喉蛾（咽喉部の腫れ痛）．

[使用上の注意]臨床では水煎して服すると，薬効が緩徐に発揮される．升麻15 g，黄連5 gをガーゼに包んで口に含むと，効果が著しい．

黄連―蟾酥

［単味の効能］

【黄連】苦寒で，瀉火解毒の効果が強い．

【蟾酥】辛で，強い攻毒，消腫，止痛の効果がある．瘡瘍腫毒の主要な生薬である．『本草求真』では「蟾酥は気温有毒や，風火熱毒の邪を除き，外へ排出する．」とある．

［組み合わせの効能］清熱止痛，抜毒消腫の効能が同時に発揮される．

［適応症］熱毒，癰疽疔瘡（各種の皮膚化膿症）や腫毒を治す．

［解説］癰腫疔毒の症状は多くは火毒によるので，単に黄連だけでは，清火泄熱するが，抜毒消腫の効力が弱い．単に蟾酥だけでは，解毒定痛するが，火熱に妨げられる．

［使用上の注意］丸剤にして内服してもよいし，局部に塗布してもよい．

夏枯草―蒲公英

［単味の効能］

【夏枯草】辛苦寒で，清熱，厥陰（陰気の最も衰えた状態）肝経の薬である．清泄または疎通鬱滞，消癰（皮膚や皮下組織の急性化膿性炎症）散結の効果があるので，癰腫瘡傷に対して用いる．

【蒲公英】苦甘寒で，清熱，厥陰肝経の薬である．

［組み合わせの効能］協同の効果を生じ，清熱，瀉火，解毒，消腫，通滞，散結の効果が倍増する．

［適応症］肝経実火や熱毒内蘊（積み蓄える）による咽喉腫痛，目赤腫脹および疔瘡癰腫の症状．

［解説］特に乳癰初期には内服しても外用しても速やかに効果がみられ，肝炎，胆嚢炎を治す方剤に本薬対を加えると，有効である．

●甘草―金銀花

［単味の効能］

【甘草】甘平，微涼で，瀉火解毒の効果があり，虚を補って胃を保つことができる．

【金銀花】甘寒で，清熱解毒の効果がある．『本草正義』に「よく化毒する故

に，癰疽，腫毒，できもの，たむし，梅毒，リウマチの諸毒を治す．」とある．

[組み合わせの効能]『医方集解』には「金銀花と甘草を酒に入れて煎じて内服すると，すべての癰疽悪瘡を治す．」とある．

[適応症] 瘡瘍毒腫．

[代表処方] 金銀花酒方『医方集解』

[解説] 金銀花は寒で清熱解毒ができ，甘で養血補虚ができ，癰瘡を治す聖薬であり，甘草は扶胃解毒の上剤である．

[使用上の注意] この２薬は効力が弱く，軽症であれば単独に用いても有用であるが，熱毒熾盛の重症状に対しては，他の清熱解毒の薬と合わせて用いるほうがよい．

●甘草—大黄

[単味の効能]

【甘草】甘平で，和中緩急できる．同時に薬性を調和，瀉火解毒もできる．

【大黄】通便泄熱，解毒，腫膿を治し，活血去瘀および清胃降逆など多くの効果がある．ただし，その薬性は苦寒で，攻破の力が激しく，中焦脾胃を最も損傷しやすく，生気を失くす．

[組み合わせの効能] 互いの効能を助け，その蔽を防ぐことができる．

[適応症] 瘡癰瘍腫，下肢潰瘍．

[解説] 大黄が正気を痛めるおそれがある患者に用いる．瘡癰瘍腫に対して内服，外用とも可能である．『外科精要方』には，「甘草と大黄を煮詰めてゼリー状にしたものを内服すると，腫を消し，毒を逐気，毒を内に攻めさせない効果があり，全ての癰疽を治す．」とある．

[使用上の注意] この両薬を粉末にし，酒で調製し，外用として塗布すると，解毒，消腫，止痛の効果を示し，癰腫の初期段階を治す．酢で調製して塗布すると，解毒去腐，腫膿を治す効果があり，下肢潰瘍を治す．清熱，和胃止嘔の効果があり，心下胃脘の灼熱，食べると吐き，湯薬を飲みにくい際には，甘草３ｇ，大黄６ｇを水で煎じてゆっくり服用させると速やかに効く．

3 清熱類

甘草—緑豆
かんぞう　りょくず

［単味の効能］

【甘草】甘平で，諸本草の書物に解除薬とみなし，食中毒の主要な薬である．甘草に含まれる甘味成分はサポニンの一種であり，水に溶けやすい．細菌毒素，薬物，蛇毒，ふぐの中毒および体内代謝の有毒産物に対して，かなりの解毒効果がある．

【緑豆】甘寒で，清熱解毒，消暑去煩ができる．緑豆は肉が平で，皮が寒で，金石，草本のすべての毒を解くことができる．

［組み合わせの効能］解毒の効能が強まる．

［適応症］中暑の予防，中暑傷熱，瘡癰腫毒を治す補佐剤．

［解説］「解百毒」の効果があるとされた．昔は附子，烏頭あるいは巴豆などの薬物中毒を治すのに用いた．現在は多く清暑飲物として中暑（暑病の急性のもの）を予防，中暑傷熱，瘡癰腫毒を治す輔（助ける）佐剤として用いる．

桔梗—魚腥草
ききょう　ぎょせいそう

［単味の効能］

【桔梗】肺経に入り，肺癰を治す主な薬である．桔梗は宣通肺気，袪痰消腫，排膿して，癰を治す．魚腥草は清熱解毒の効果が強いため，解毒排腫によって，癰を治す．

【魚腥草】肺経に入り，肺癰を治す主な生薬である．

［組み合わせの効能］宣肺（袪痰薬を用いて肺気を通じさせ，咳を止める），袪痰，清熱，排膿，解毒によって癰，腫れ物を治す．

［適応症］細菌性肺膿瘍，膿胸，急性気管支炎，大葉性肺炎，痰熱壅肺，咳痰が多く色が黄色で粘着性のあるもの．肺の宣発と粛降を失い，熱毒壅滞あるいは痰熱薀蓄による肺癰が膿になる症状（喀血腥臭，黄痰，あるいは膿血が粥のようになり吐く）に用いる．

●金銀花—連翹
きんぎんか　れんぎょう

［単味の効能］

【金銀花】清熱解毒類の薬．

【連翹】清熱解毒類の薬．

87

[組み合わせの効能] 相須，協同の効能が著しく高まる薬対．両薬には抗菌，抗病毒効果がある．

[適応症] 急性，慢性感染性疾病．

[代表処方] 銀翹散『温病条弁』，銀花解毒湯『瘍科心得集』

[解説] 外感の病で邪熱が表裏に，気血にある際に用いる．銀翹散はこの薬対を主とし，疏風解熱薬である香鼓，荊芥，薄荷，芦根，牛蒡子や淡竹葉などを合わせて，辛散清熱によって，外感風熱あるいは温病の初期，表裏に熱がある際に用いる．銀花解毒湯にもこの薬対が含まれており，紫花地丁，川連，夏枯草，赤茯苓を合わせて，清熱涼血，解毒の効能があり，癰が赤く腫れる熱痛などを治す．

玄参―牛蒡子

[単味の効能]

【玄参】清熱解毒，利咽消腫の効果がある．鹹寒で，滋陰降火，腎陰不足，虚火上浮による咽喉腫痛を治すが，外感風熱により咽喉が赤く腫れて痛む者を治す傾向にある．

【牛蒡子】辛苦寒で，清熱解毒，利咽消腫の効果がある．

[組み合わせの効能] 解毒利咽（咽喉腫痛を取り除く）の効果が倍に増える．

[適応症] 急性扁桃腺炎，咽喉炎．

[解説] 外寒による咽喉の赤腫疼痛を治す．虚火（虚熱証）上炎によって発症した咽喉腫痛に用いるが，地黄，麦門冬などの養陰清熱の生薬と組み合わせるのがよい．

●牛蒡子―連翹

[単味の効能]

【牛蒡子】辛苦涼で，解毒，利咽薬と用いる．牛蒡子の辛は結を散し，苦は毒を泄し，涼は熱を清める．『用薬法象』によると「牛蒡子が多くの腫癰瘡の毒を散する．」とある．

【連翹】清熱解毒の効果があり，同時に散結消癰できる．張錫純は「連翹は昇浮宣散の効果があり，気血を流通し，十二経血気が凝り，気の聚めを治し，瘡を治す家庭用の主要な薬である．」とした．

［組み合わせの効能］通泄熱毒，散結消腫の効果がある．

［適応症］熱毒の内盛による咽喉の発赤腫脹，痄腮発頤（おたふく風邪）や瘡瘍腫毒．

［解説］初期に表より解き，中期には消散する．

［使用上の注意］牛蒡子は泄熱通便の効果があるので，飲服後，ときどき軽度の下痢が生じるが，それは熱毒の邪を除去するからである．

山豆根—射干

［単味の効能］

【山豆根】苦寒で，消火解毒，清利咽喉の効果がある．寒が甚しく，瀉火解毒の効果が最も著しい．

【射干】苦寒で，消火解毒，清利咽喉の効果がある．同じく喉痺咽痛を治す．苦降下泄，破結泄熱，降逆消痰の効果が強い．

［組み合わせの効能］清熱利咽の効果を強めるとともに，袪痰散結の効果がある．

［適応症］痰熱交結，壅滞咽喉によって生じた咽喉の腫れ，痛み，痰が出にくい，咽の中の痰が鋸を引くような音を立てる者．

3-4 清退虚熱

●阿膠—黄連

［単味の効能］

【阿膠】腎水を滋し心血を補う．また養血止血の効果がある．

【黄連】心火を瀉し，心血を補い，煩熱を除く．腎水が養われ，上の心火を降ろし，心神が自ら寧かになる．最も寒で，腸中の熱毒を清め，また，最も苦く，堅陰ができる．

［組み合わせの効能］水火既済（心腎バランスがとれている），心腎交合．薬対において，清熱安神，堅陰止痢の両効能がみられる．阿膠は黄連とともに腸中の熱毒を疏すことができる．

［適応症］神経性の虚脱，難治性不眠症，腸中の熱毒が腸に侵害し，損傷した血絡による赤痢膿血症．営弱血虚，婦人の胎前や産後に罹った赤痢．

[代表処方] 黄連阿膠湯（おうれんあきょうとう）『傷寒論』

[解説] 清と補を合わせて，熱邪傷陰，陰虚火旺による心煩不眠に対して用いる．古人はこれを「補北瀉南」の方とした．黄芩と白芍，卵黄を配合して，少陰病を治し，軽度の不眠症を治す．『本草綱目』には「痢疾は多く傷暑伏熱から生じ，阿膠は大腸の良薬で熱毒が溜滞する者には疏すことができ，熱毒が溜滞しない者には平安を与える．」とある．

●黄柏（おうばく）―知母（ちも）

[単味の効能]

【黄柏】苦寒で，清降の効果がある．腎の中の相火（腎陽が発揮する各臓腑を温養し機能活動を推動する機能）を瀉降する．

【知母】辛苦寒涼で，清降の効果がある．肺（金）〔五行の一つ〕の熱を清降する．鎮静効果もあり，神経系の興奮性を下げる．

[組み合わせの効能] 清火の効果が増強する．知母に鎮静作用があり，神経系統的興奮性を下げ，黄柏を組み合わせると，腎中相火を瀉す効果によって，神経の興奮性を抑える．

[適応症] 小便短赤，大便瀉し，婦人の帯下黄濁．陰虚火旺，骨蒸（骨内より発熱する感じ），盗汗あるいは相火妄動，夢遺精滑などの症状．

[代表処方] 知柏地黄丸（ちばくじおうがん）『症因脈治』，丹渓大補陰丸（たんけいだいほいんがん）『丹渓心法』

[解説]『本草綱目』には「腎が苦燥なら辛を食べて，潤うのがよい．肺が苦逆なら，苦を食べて瀉すのがよい．知母は辛苦寒涼を下に滋腎燥，滋陰，上に肺（金）を清め，瀉火（火熱症状の勢いが盛んなものを治す）する，二経の気分の薬である．黄柏は腎経の血分の薬である．それ故，二薬は必ず相助けて用いる．」とある．ただし，養陰の薬と組み合わせてはじめて効果が発現する．知柏地黄丸では（熟）地黄，山萸肉および山薬を組み合わせて用いる．丹渓大補陰丸では（熟）地黄，亀板を組み合わせて用いる．『得配本草』には，「もし，腎中に真水不足し，水中の真火虚浮ならば，（生）地黄と（熟）地黄で滋し，水が足り火自ら臓に帰る．もし，黄柏と知母を服用すると，水が燥くほど，火が盛んになり，反対の結果になり，救うことができなくなる．」とある．

[使用上の注意] この薬対は寒で沈，下降，下焦の湿熱を清瀉する効果があ

り，熱と湿の軽重に従って，清熱薬や利湿薬を組み合わせて用いればよい．

銀柴胡—胡黄連

［単味の効能］

【銀柴胡】甘苦涼で，肝胆に入り涼血し，虚熱骨蒸を除く効果がある．

【胡黄連】苦寒で，血分に入り陰分状態を清める．疳（脾胃の運化が失調して起こる栄養障害）熱積（胃脘に積滞して起こる消化不良）気には必ず用いる．

［組み合わせの効能］退熱するが，あまり苦泄しない．理陰するが昇騰しない．薬対は相須で，虚熱を退ける良薬である．

［適応症］小児の疳熱，潮湿盗汗あるいは往来寒熱（寒気をもよおしたり，発熱したりする症状）あるいは夜に発熱，朝は平熱になる症状．

［代表処方］清骨散『証治準縄』

［解説］この薬対に，秦艽，鼈甲，地骨皮，青蒿，知母および甘草を加えて，骨蒸労熱（カリエス）を治す．

［使用上の注意］『本草綱目』にあるように，柴胡と胡黄連を粉末にして，小児の潮熱と往来寒熱を治す．ここで用いる柴胡は銀柴胡である．当時，柴胡と銀柴胡を区分していなかった．

銀柴胡—鼈甲

［単味の効能］

【銀柴胡】甘，少し寒で，虚熱を退げる効果がある．よく陰分に入り，虚労（体力が衰え，疲労しやすい状態）肌熱と骨蒸潮熱を内から表に出せる．『本草正義』はそれを「退熱，苦泄せず，昇騰しないので，虚熱の良薬である．」としている．

【鼈甲】鹹平で，肝腎の陰を理し，退熱除蒸することもできる．

［組み合わせの効能］中を清めるうちに補があり，補う中に清めがある．

［適応症］慢性消耗性疾病，例えば肺結核，腎結核，微熱が下がらない小児の熱病後期，脾胃虚熱による消化不良．温症潮湿，身体枯痩，皮膚甲錯（鮫肌），痩せて潤わない者の諸症．

［代表処方］銀甲散『温証指帰』

[解説] 清めと補いを同時に用いて，清退虚熱の良剤なので，汗のある骨蒸（消耗熱の一種）や，汗のない労熱〔虚労（疲労しやすく体力が衰えた状態）による発熱〕に用いることができる．

地骨皮—桑白皮
じこっぴ　そうはくひ

[単味の効能]

【地骨皮】甘寒，軽で，肺に入り肺熱を解き，咳喘を治す．軽が実を去り，寒が熱に勝ち，血分に入り，主に肺中の伏火を瀉す．

【桑白皮】辛甘寒で，肺に入り肺熱を解き，咳喘を治す．潤で，燥を潤い，辛が肺を瀉し，気分に入り，主として肺中の邪熱を除く．

[組み合わせの効能] 相互に相須．気と血で肺熱を清めるが，陰を傷つけず，陰液を護って，邪をとどめない特徴がある．

[適応症] 肺熱傷陰，肺失清粛による咳喘．

[代表処方] 銭氏瀉白散『小児薬証直訣』
せんししゃはくさん

[解説]『臓腑薬式補正』には，「地骨皮は骨中の熱を清め，火を泄し下に行き，桑白皮に似て寒涼は劣る．肺熱を清め，気火を引き皮膚の水を引いて流れに従って下に行き，また燥が強く津を傷つけない，正気を消耗せず，桑白皮と同じ効果がある．」とある．特に正気が微弱で伏火が盛んでない者には有用である．この薬対に甘草，粳米を組み合わせたものは，小児，老人，体弱の人の伏熱喘咳を治す．

地骨皮—白薇
じこっぴ　はくび

[単味の効能]

【地骨皮】甘淡，寒で，虚熱を清め，骨蒸を退ける長所がある．主に血分に入る．肺胃二経に走り肺熱を清め，内の熱を除くことができる．

【白薇】苦鹹，大寒で，清熱涼血の効果が最もよい．実熱を清め，さらに虚熱を清める．主に熱淫が内にある症状を治すことが多い．主に血分に入り，陽明経に走り，冲任*にも入る．肌胃の熱を清め，邪をすかして外へ達す．

[組み合わせの効能] 相輔薬対．邪をすかし，内を清める．退虚熱の効果が強まる．

［適応症］陰虚発熱，骨蒸潮熱（睡眠中に出る寝汗など），微熱が下がらないなどの症状．原因不明の微熱患者に用いると効果がある．

地骨皮―牡丹皮
じこっぴ　ぼたんぴ

［単味の効能］

【地骨皮】甘淡，寒で，骨蒸労熱を治す主要な薬である．淡い甘，寒で，陰中の虚熱を清め，陰に利き，有汗の骨蒸をよく退けることができる．

【牡丹皮】苦辛寒で，骨蒸労熱を治す主要な薬である．苦辛，寒で，血中伏熱を泄れ，涼血，無汗の骨蒸をよく解く．

［組み合わせの効能］退熱除蒸の効果が増強し，陰虚血熱による，午後の潮熱，両頬赤く，手のひらや足裏に煩熱（心煩あるいは煩躁と熱感や発熱が同時にみられること）があり，骨蒸煩躁などに対して，有汗無汗を問わず，用いることができる．

［解説］『本草求真』には「地骨皮は牡丹皮と共に骨蒸を治す薬で，地骨皮は甘で，有汗の骨蒸を治し，牡丹皮は辛で，無汗の骨蒸を治す．」とある．骨蒸労熱は陰虚と血熱のどちらが軽重であるかによって，有汗か無汗かを区別する論議があるが，陰虚と血熱は常に同時に併存している．

秦艽―鼈甲
じんぎょう　べっこう

［単味の効能］

【秦艽】苦辛，平で，リウマチ薬である．ただし秦艽は祛風しても燥さないので，「風薬中の潤剤」である．また退熱除蒸の効果があるので，祛風除湿に用いてリウマチ痺痛を治し，退解虚熱に用いて骨蒸潮熱（毎日，一定時刻に発熱）を治すこともできる．

【鼈甲】陰で，肝に入り，厥陰血分の症状を主に治す．陰に利き，除熱して消散する．

［組み合わせの効能］両薬の協同で，退熱透肌の効果がある．虚労潮熱を治す．秦艽を用いて風邪を去って外に出し，鼈甲を用いて精血に利き，陰液を滋い，相助けてともに疏風除蒸，滋陰清熱の効果となる．

［適応症］骨蒸虚熱，骨蒸労熱，肌瘦頬赤，困倦（くたびれて眠い）寝汗．

［代表処方］秦艽鼈甲散『衛生宝鑑』
じんぎょうべっこうさん

[解説] 風労病はたいてい風邪を受けて，解けなく内に入り，風は陽邪で，熱によって化し，内に入り骨に付いて骨が熱をもち，風と熱が相まって，久しくなると，血が枯れ，陰が尽き，虚火がまた熾って諸症がみられるのである．

青蒿―鼈甲

[単味の効能]

【青蒿】苦微辛，寒である．気芳香，よく熱を清め絡を通す．骨の中の火を引いて肌表に出す．

【鼈甲】鹹，寒で，至陰（経穴の一種）の水をよく補う．

[組み合わせの効能] 両薬は効果が異なっているが，相助け合って効果をなす．陰分に潜り込んで，陰分の邪を引いて肌表に達し，伏邪を清める．滋陰，透邪，清熱の効果がある．

[適応症] 肺結核，慢性腎盂炎，腎結核，小児夏季熱あるいはその他の原因不明の久しく熱が下がらない症状．

[代表処方] 青蒿鼈甲湯『温病条弁』

[解説] 温病の後期，陰液はすでに損傷していて，熱が退いても汗がなく，体が痩せて脈が少なく，舌が赤く苔が少ない症状によく適合する．

[使用上の注意] この薬対を主として知母，牡丹皮および地骨皮を加えると，満足の得られる効果となる．この他，青蒿は胆経の鬱熱を清め，鼈甲は軟堅散結することができる．かつて，この薬対に常山，檳榔子，草果，牡蛎などを加えて，反復発作性のマラリアあるいは肝脾腫大の患者に試しに用いて治す効果があった．

石斛―竹茹

[単味の効能]

【石斛】淡甘で，涼で，滋陰養胃し，胃中の虚熱を除く，生津止渇の効果がある．

【竹茹】甘で，微寒で，肺，胃，胆三経に入って，清熱化痰して，咳を治す．胃に入って胃腑の熱を清めて，逆を降ろし，嘔吐と吐き気を止める．胆に入って胆火を清泄する．

［組み合わせの効能］胃熱を清め，胃陰を養い，胃気を和し，嘔吐と吐き気をなくす効果がある．

［適応症］胃陰不足，胃虚熱，気が和降を失い，空腹だが食べられない，反復的に嘔吐あるいは嘔吐によって口が渇き，もだえて渇く症状．

［解説］婦人の妊娠悪阻，悪心嘔吐に対しても用いられる．

4　祛湿類

湿邪は病気である．外湿内湿の区別に加えて，体質の強弱や邪気によって，偏寒，偏熱，偏虚，偏実および兼風，挟暑（暑を兼ねる）がある．そのため祛寒類である薬対の組成は非常に複雑である．湿邪を除く薬対を紹介する．湿邪の治療法は上焦にあるものは発汗法で治し，中焦にあるものは芳香苦燥法で治したほうがよい．下焦にあるものは甘淡滲湿で治すのがよい．化湿燥湿，利水除湿，祛風勝湿の3つの治療法に区分される．

4-1　化湿燥湿

●黄芩—半夏

［単味の効能］

【黄芩】苦寒で，肺経に入り，苦は肺中の痰を燥し，寒が肺中の熱を清める．「脾は痰を生ずる源で肺は痰を貯める．」

【半夏】辛温燥であり，足太陰脾経，足陽明胃経の薬で，脾に入り化飲祛痰をし，胃に入り降逆止嘔ができる．

［組み合わせの効能］相輔相成，清肺化痰，燥湿降逆の効果があり，脾肺を同時に治し，標本を併せて考える意味がある．

［適応症］痰熱壅肺，肺気上逆による咳嗽，黄色痰が多い患者．痰熱痞結，気逆不降による嘔吐．

［使用上の注意］この薬対に柴胡を配合すると，少陽邪熱を清める効果があり，和胃止嘔の効果もある．

●黄柏―蒼朮

［単味の効能］

【黄柏】苦寒，沈降で，下焦の湿熱を清める効果がある．

【蒼朮】辛で，主に散し，温かつ燥で，化湿運脾，内外の湿邪を通す．

［組み合わせの効能］2薬とも勇壮の気があり，燥湿の力が大きくなり，温をもって寒を制し，熱を清め，陰を傷つけない．相互に制するので，清熱燥湿の効果が最も著しい．

［適応症］下焦湿熱によって，足膝が発赤腫脹する熱病，足痿で力が入らず，あるいは湿熱帯下，湿瘡淋漓が合併し，小便が赤く少なく，舌苔が黄膩の症状．

［代表処方］二妙散『丹渓心法』

［使用上の注意］この薬対を等分して散薬にし，生姜湯あるいは酒で調合して服用し，湿熱による筋骨痛を治す．

●黄連―藿香

［単味の効能］

【黄連】苦寒で，中焦胃腸の湿熱を清め，止嘔止利の効果が強い．

【藿香】芳香で，陰霾邪湿を除き，化湿かつ暢中脾胃，正気を助け，和中止嘔の力がよい．『図経本草』には「脾胃吐逆を治す最も主要な薬である．」とある．

［組み合わせの効能］両薬ともに中焦脾胃に入り，熱中の湿を除き，湿中の熱を清める．

［適応症］暑温病あるいは湿熱中阻によってみられた身熱不揚（見かけ上，熱があるようにみえない），嘔吐・悪心，胸脘痞悶，下痢，排便不暢，舌苔黄白の症状．

［解説］湿が化すると，陽気が通じ，熱が清められれば，中焦を順調にする．湿熱合邪では，湿が熱より重い場合，熱が湿より重いなど異なる症状がある．

［使用上の注意］常に症状をみて，両薬の薬用量を調製することが重要である．例えば，熱が重い場合は黄連の用量を増し，湿が重い場合は藿香の用量を増やす．

黄連―厚朴
[単味の効能]

【黄連】苦で，火を降ろすことができる．

【厚朴】辛で，気を行かすことができる．

[組み合わせの効能] 辛苦薬対．両薬はともによく中焦に入り，湿濁を燥化する効果がある．燥湿清熱，化湿行気，協同で辛は開き，苦は降ろす効能をもつ．湿開火降し，清気が昇り，濁気を降ろす．中焦気機が調理され，熱湿中阻を治す．

[適応症] 暑温病あるいは湿熱中阻によってみられた身熱不揚（午後に著しく発熱する病気），嘔吐・悪心，胸脘痞悶，下痢，排便不暢，舌苔黄白の症状．コレラ暑湿などの湿熱が体内に溜まることによる胸脘痞満（胸腹間につかえと膨満感を自覚する症状），嘔吐，下痢．

[代表処方] 連朴飲『霍乱（熱中症）論』

[使用上の注意] 菖蒲，半夏を配合する．

●藿香―香附子
[単味の効能]

【藿香】『本草正義』には「清く香しく，微温で，よく中州湿濁，痰涎を理す．」とある．

【香附子】『本草正義』には「辛が甚だ激しく香気が頗る濃い．気をつけて施し専ら気結の症状を治す．」とある．

[組み合わせの効能] 化湿理気のための薬対であり，両芳香の薬を配合して，芳化，理気和胃の効果がある．化湿の作用を強めさせ，かつ香附子は理気を兼ねて，気をめぐらせ湿を散らす．

[適応症] 湿鬱気鬱の症状，脇痛脘脹，酸水を嘔吐し，飲食欲がない症状，婦人の妊娠悪阻，胎気不順．

[解説] 気と湿は深い関係があり，気がめぐれば湿が散り，気鬱すれば湿が溜まる．湿が溜まるほど気が結ぶ．この薬対は理気があり，また血を傷つけず，化湿をしても陰を去ることがない特徴がある．

2. 薬対各論

● 藿香(かっこう)—陳皮(ちんぴ)

[単味の効能]

【藿香】辛く少し温で，芳化湿濁のよい薬で，最も醒脾快胃かつ振動清陽，理気暢中かつ化湿辟穢，よくコレラ吐瀉を治す．

【陳皮】辛苦，温で，苦は燥くことができ，辛は散らすことができ，温は和することができる．理気健脾，燥湿調中の効果がある．

[組み合わせの効能] 藿香によって辟穢祛湿，止嘔止瀉の効果を助けることができる．コレラ吐瀉を治す．

[適応症] 外来の暑湿という邪気あるいは湿濁内盛による脘内痞満，食少納呆（食欲不振），吐瀉を伴う症状．

[代表処方] 回生散(かいせいさん)『百一選方』

[使用上の注意] 症状の重さによって配合する．

藿香(かっこう)—佩蘭(はいらん)

[単味の効能]

【藿香】暑湿季節の主要な薬である．清芬微温，芳香で激しくない．温煦で燥熱に傾いていない．脾を醒まし，胃を快くする．化湿疏表の働きがよい．

【佩蘭】暑湿季節の主要な薬である．香がよく，辛く，平で脾を醒まし湿を化する効果が強い．かつ利水の効果もある．脾癉口甘を治す主要な薬である．

[組み合わせの効能] 相須薬対．邪悪を避け，湿濁を除き，表邪を疏すなどの効果が増え，表裏内外のすべて湿濁の邪を除く．

[適応症] 暑湿，湿温によって，はじめてみられた体が重く，倦怠，悪寒，発熱，上腹部の膨満感，のびやかでない，舌苔粘膩の症状．

[使用上の注意] 本薬対を主として，薄荷葉，大豆巻，杏仁，蔲仁を加えて，暑湿困中あるいは湿阻脾胃によってみられる身熱不揚，胸悶脘痞，口甘粘膩，悪心嘔吐，腹瀉便溏，舌苔垢膩の症状に用いる．陳皮，法半夏（甘草と石灰で炮制したもの），白茯苓，川厚朴，（鮮）荷葉を加えて，特定の治す効果を得ることができる．この他，暑夏に，この薬対（鮮品）を水で煎じ，茶の代わりに飲用すると，暑湿感冒を予防する．

●藿香―半夏

[単味の効能]

【藿香】脾胃経の薬．脾は湿を嫌い，燥を好み，藿香は気が芳香で化湿悦脾，寛中快気，和胃，止嘔の効果がある．『図経本草』には「脾胃吐逆を治す主要な薬である．」とある．

【半夏】脾胃経の薬．燥が激しく，燥気，燥温和胃，降逆止嘔の効果が著しい．

[組み合わせの効能] 芳化し，温燥して，ともに脾胃を調整する効果が強く，止嘔する．

[適応症] 寒湿困中，脾胃不和による頭痛，頭重，胸脘痞悶，嘔吐腹瀉の症状や，暑湿瘴気でみられる発熱，倦怠，嘔吐，下痢の症状．

[代表処方] 藿香半夏湯『温疫論』

[解説] この薬対に丁子皮を配合し，胃寒停飲，嘔逆の症状に用いられる．この他，藿香は解暑や穢を避ける効果を示す半夏とともに用いると，暑湿瘴気（感染性のある邪気）でみられる発熱，倦怠，嘔吐，下痢の症状を治す．

橘皮―半夏

[単味の効能]

【橘皮】辛温で，脾経に入り，燥湿化痰の効果がある．辛は三焦に通じ，理気かつ和胃が可能．

【半夏】辛温で，脾経に入り，燥湿化痰の効果がある．辛は水気を行い，痰湿を燥き，かつ健脾が可能で，燥湿，化痰，健脾，和胃，理気，止嘔する．

[組み合わせの効能] 気が順で，痰が自ら消え，化痰湿の力がさらに増強され，痰除かつ気が自ら降り，理気和胃の効果がさらに強くなる．

[適応症] 脾胃失和，湿濁内停による脘腹腸悶，悪心・嘔吐など，およそすべての痰湿の症状．中焦痰湿が上を侵し，胸膈脹満，咳嗽・痰が多い症状．

[解説] 歴代の医学者は両薬を貴い生薬と認め，「二陳」と呼んだ．薬対において，二者相助けてともに燥湿化痰，健脾和胃，理気止嘔の効果を示す．

●厚朴―生姜

[単味の効能]

【厚朴】苦, 辛, 温で燥湿行気, 消積平喘の効能がある.

【生姜】辛熱で, 温中散寒の効能がある.

[組み合わせの効能] 温中化湿をもって中焦の寒を除き, 行気消脹によって腸胃気滞を治す. 相互に協力して助ける効果がある.

[適応症] 急性胃炎, 慢性胃炎, 腸炎, 消化不良あるいは婦人の帯下.

[代表処方] 厚朴温中湯『内外傷弁惑論』

[解説] 両薬を合わせると辛苦温の法に従う. 脾胃寒湿あるいは寒邪が中を侵すと, 中焦が気機壅滞, 脘腹脹満, 消化不良, ときに痛みあるいは嘔逆泄瀉などがみられる. これはすなわち『素問・陰陽応象大論』の「寒気生濁, 熱気生清, 清気が下に在り, 飱泄（消化不良による下痢）が生じ, 濁気が上に在り, 脹を生ずる.」に一致する. 脾は水湿を運化するのが主であり, 温を得れば運と化ができる. 辛を得れば通と行ができる. もし苦を得れば降と燥になる. 厚朴の芳香苦温をもって助け, 温中散寒, 運脾化湿をし, 脾胃の枢機を動かす.

[使用上の注意] 急性胃炎, 慢性胃炎, 腸炎, 消化不良あるいは婦人の帯下など, 寒湿気滞に属する症状では, この薬対が理気散寒薬となる, 草豆蔲, 陳皮, 木香, 茯苓の適量を加える.

●厚朴―蒼朮

[単味の効能]

【厚朴】芳香で, 化湿類の薬である. 苦温で, 散し, 主に降ろす働きは温中下気, 化湿除満に傾く. 李果はそれを「苦は下気することから, 実満を泄す. 湿は気に効くことから, 湿満を散らす.」とした.

【蒼朮】芳香で, 化湿類の薬である. 苦温で, 燥き, 主に昇して, 最も除湿運脾の効果をもつ. 朱丹渓は「足陽明経の薬で, 気味が辛く激しく, 強胃健脾, 発谷之気, 諸薬の径に入り, 陽明の湿を疏泄する.」とした.

[組み合わせの効能] 蒼朮を主として厚朴を補として, 気をめぐらせ, 相助けて化湿濁, 胃脾を健やかにする効果が倍増する.

[適応症] 湿因脾陽, 胸膈痞塞, 脘腹脹満, 嘔吐悪心, 飲食を思わず, 口淡,

無味，苔白厚膩，肢体が懐惰（だるい），頭重感などの症状．

[代表処方] 平胃散（へいいさん）『和剤局方』

[解説] 脾気を上げ，胃気を下げる効果があり，化湿，運脾，行気，和胃の良剤である．この薬対を君臣とし，化湿濁，健脾胃，調気機の効果で胃気を平とすることを平胃と称した．

● 厚朴（こうぼく）—半夏（はんげ）

[単味の効能]

【厚朴】燥湿化痰，降逆消痞，燥湿平胃，導滞除脹，下気平喘の効果がある．

【半夏】燥湿化痰，降逆消痞，燥湿健脾，化痰散結，下気止嘔の効果がある．

[組み合わせの効能] 痰湿を治し，気滞を治す．

[適応症] 痰気があって，胸満，咳喘，吃逆，嘔吐，脘腹，脹悶がみられる症状や，咽につかえがあって飲み込めない，吐いても出ないような梅核気（咽喉部違和感）の症状．

[解説] 燥湿化痰，行気開絡の効果があり，痰気鬱結の症状に用いる．痰湿が停集したため，必ず気機が不暢（スムーズにいかない）になり，気が不暢になると，痰濁が結成される．逆も起こる．両薬が互いに影響を与え，互いに因果になり，本薬対を用いて治すのが妥当になる．

● 呉茱萸（ごしゅゆ）—木瓜（もっか）

[単味の効能]

【呉茱萸】温経散寒，行気止痛の効果が著しく，『本草綱目』には「辛熱により，散と温になり，苦熱により，燥と堅になる．それ故，治す症状はみな散寒温中，燥湿解鬱に改善される．」とある．

【木瓜】和胃化湿，活路止痛の効果がある．

[組み合わせの効能] 散寒化湿，通路除滞の効果が生じる．

[適応症] 寒湿が下に鬱結し，気血が宣揚できないで起こる，水虫や，腹中脹満などに対して用いる．

2. 薬対各論

縮砂―草果

[単味の効能]

【縮砂】辛温で，芳香化湿の薬である．芳香気が強く，その働きは行気化湿，醒脾和胃に効く．

【草果】辛温で，芳香化湿の薬である．芳しさが強いので，湿中，辟瘴，マラリアを除く方向に効く．

[組み合わせの効能] 協同の効果となる．より強い化湿濁，温脾陽，和胃気の効果がある．

[適応症] 寒温痰濁，伏遇中焦，脾胃の気機が不暢による胸脘痞悶，悪心嘔吐，腹痛不利，口の中が粘っている症状．

[使用上の注意] 檳榔子，厚朴，黄芩などを加えると効果が著しい．

● 縮砂―白豆蔲

[単味の効能]

【縮砂】芳香化湿類の薬で，中焦脾胃に入り，化湿醒脾と行気寛中の効果がある．香気が濃く，温燥の性がより強く，燥湿散寒の傾向があり，醒脾寛中を特徴とする．

【白豆蔲】芳香化湿類の薬で，中焦脾胃に入り，化湿醒脾と行気寛中の効果がある．芳香気が清い．湿燥の性が少し弱く，胃気を調暢する傾向にあり，止嘔止痛をする特徴がある．

[組み合わせの効能] 香の長所を合わせ，より強い化湿醒脾，暖胃散寒，行気止痛，調中止嘔の効果がある．

[適応症] 湿濁中阻，脾困胃呆による脘腹冷痛，嘔悪噫気（げっぷ），口中粘膩，納食不香，舌苔白膩かつ厚い症状．

●半夏―茯苓

[単味の効能]

【半夏】辛で，水気を散し，温燥化湿する．湿が行けば土が燥し，痰涎は生じなくなる．

【茯苓】甘淡で，脾を補い，水湿を滲める．湿が集まるところをなくし，痰を生ずる基がなくなる．脾を補うと水湿を運化するため，水湿が消退して

脾運が回復する．

[組み合わせの効能] 薬対は温燥化湿と淡滲利湿，降逆止嘔により標を治し，健脾和中の本を治す．

[適応症] 脾虚，湿停，胃失，和降の心下痞満，吃逆（しゃっくり），嘔吐頭眩，心悸あるいは咳嗽・喀痰が多い，あるいは泥状便などの症状．

[解説] 両薬が標と本を併せてもち，痰陰湿濁を治す．健脾，利水，燥湿，化痰，利水，寧心などを目的に用いる．

木瓜—木香
もっか　もっこう

[単味の効能]

【木瓜】酸温で，利湿，理脾，筋活絡に効果がある．『別録』には「主に湿痺邪気，コレラ，大吐下，転筋不止に効く．」とある．筋痙攣を弛緩する効果がある．

【木香】辛苦温で，和胃健脾，芳香化湿の効果がある．腸内細菌に対して抑止効果がある．

[組み合わせの効能] 木瓜の除湿舒筋，止嘔止痢を主として，木香の芳化暢（のびる）中，調理気機を合わせて，こむら返りを治す薬となる．

[適応症] 急性胃腸炎を合併する手足の痙攣や有痛性筋痙攣．

[解説] 暑湿による嘔吐下痢，腹痛，筋痙攣を改善する効果となる．

4-2　利水除湿

●茵蔯蒿—山梔子
いんちんこう　さんしし

[単味の効能]

【茵蔯蒿】苦涼で，脾胃の湿熱を清め，黄疸を治す．『本草述鈎元』には「茵蔯蒿が発陳改新し，他の湿熱を駆逐するものと異なり，滲利（湿邪を尿として排出する）の効果が著しい．黄疸症は湿気が盛の場合，黄色く薫って暗い，熱気が盛の場合，橘の明黄色で，湿固蒸熱，熱もまた湿を聚める．中土からの湿毒を本とする．そして茵蔯蒿がよい．」とある．

【山梔子】苦寒で，下降，熱を清め，火を瀉し，三焦水道を疏導する効果がある．『薬性論』では「五種類の黄疸を解く．」とある．

［組み合わせの効能］茵蔯蒿が主，山梔子を従として湿熱を導き，尿から排泄する．より強い清熱利湿，退黄の効果となる．

［適応症］湿熱黄疸を治す基本的な薬対である．

●茵蔯蒿—大黄

［単味の効能］

【茵蔯蒿】苦，微寒で専ら清熱の力を強める効果のほかに，湿を二便から排出させることができる．ゆえに黄疸の初期に，熱が湿より重く，発熱，小便不利，大便秘結あるいは大便が泥状で爽やかでなく，脘腹脹満の者に用いられる．

【大黄】苦，寒で，瀉下の力が強い．湿熱内蘊（あつめる）による大便秘結の症状によく用いる．

［組み合わせの効能］両薬を配合して，利と下を併せ，湿熱黄疸を治す．

［適応症］黄疸（陽黄）．

［解説］茵蔯蒿と大黄はともに利胆効果がある．

［使用上の注意］茵蔯蒿で黄疸（陽黄）病を治す際には，明らかな内実脈症状がなくても，適量の大黄を加え，煎じる時間を少し長くすると，退黄清熱の効果があり，服用後も下瀉することがない．

茵蔯蒿—附子

［単味の効能］

【茵蔯蒿】苦で，泄し下降する．効能は専ら清熱利湿をもって黄を退ける．

【附子】大辛大熱で，陰寒の症状を治すのに必須である．その効能は温腎暖脾，逐寒燥湿である．

［組み合わせの効能］乾湿を治す．利湿退黄の効果が著しい．

［代表処方］茵蔯四逆湯『景岳全書』，茵蔯朮附湯『医学心悟』，茵蔯附子生姜湯『衛生保鑑』

［解説］寒湿陰黄〔暗い黄色，胸痞腹脹，神（精神）疲畏寒（陽気不足が原因で身体を滋養できないために起こる寒さを感じ），大便不実，舌苔白膩〕を治す最も基本的な薬対である．苦寒が重くて脾陽を傷つける欠点がなく，温陽祛寒の効果があり，寒湿陰黄を治す最も根本的なものである．陰黄に常用さ

れる方剤は，すべてこの薬対を主としている．

[使用上の注意] 症状によって用量を増減する．

●黄耆―防已#

[単味の効能]

【黄耆】扶正〔体内に本来ある力（正）を強める〕し，益気健脾して脾虚を補い，利水効果がある．

【防已】主に祛邪で，祛風除湿し，利水消腫する．

[組み合わせの効能] 相使薬対．補と瀉を併せて，ともに利水消腫の効果をきたす．表に行き水を巡らすことができる．

[適応症] 風湿表虚あるいは風水浮腫．

[代表処方] **防已黄耆湯**『金匱要略』

[使用上の注意] 白朮と生姜および大棗などを配合して，風水，風湿脈浮，身重，汗出悪風の症状を治す．虚多邪少，水湿が軽い者には（生）黄耆と防已を配合し，邪多虚少，水湿が重い者には黄耆（皮）と防已を配合する．

海金沙―（生）甘草（梢）

[単味の効能]

【海金沙】甘淡，寒で，淋症を治す主要な薬である．『本草綱目』には「湿熱腫満，小便熱淋（痛みが激しく，ときには出血を伴うこともある急性の尿路感染症），膏淋血淋，茎痛石淋（尿路の結石で，排尿障害や強い痛みを伴うことがある），解熱毒気を治す．」とある．

【（生）甘草（梢）】生で用いると，寒涼で，解毒瀉火かつ急を緩め，痛みを止めることができる．茎中痛（陰茎の疼痛）を治す．『薬品化義』には「尿管痛を除く」とある．

[組み合わせの効能] 清熱瀉火，通淋の力が強まり急定痛を緩める効果がある．

[適応症] 湿熱が下焦，膀胱において，蘊（蓄える）結による各種の淋症状に用いる．特に茎中渋熱，疼痛が伴う患者に最もよい．

[使用上の注意] 単純な熱淋尿痛の場合，海金沙を粉末にし，（生）甘草（梢）を湯に煎じて，注いで飲ませると治る．砂淋（尿痛で尿に砂が排出），石淋（尿痛で尿に石が排出）の場合，（生）鶏内金（砂肝），石葦，木通，枳殻な

2. 薬対各論

どを加えて用いると化石排石の効果となる．

●滑石—甘草

[単味の効能]

【滑石】気が軽く解肌（軽く発汗させて，肌表の邪を解除すること）し，質が重く清降する．寒が熱を泄し，滑が竅を利湿し，よく膀胱を瀉して尿を通利し，滲湿（水毒）を軽減し，滑石はこの薬対の主となっている．

【甘草】甘膩．

[組み合わせの効能] 誠に至妙な効果になる．甘草が瀉熱和中を助けて，滑石の清熱祛暑を助け，滑石が寒滑の性を調和するとともに，滑石の表裏を徹することができる．清暑利湿をしても正を傷つけなく，中焦を安和して，邪をとどめることがない．

[適応症] 夏季に感暑受湿によって，身熱出汗，口渇心煩，小便不利，嘔吐，下痢などの症状．また，膀胱湿熱による小便赤渋，淋痛や尿路結石．

[代表処方] 六一散『傷寒標本』，天水散『傷寒標本』

[解説] この薬対は，清暑利湿の処方にみられる．『医宗金鑑』には「滑石は土中を受け，冲和の気で，四方に静粛の令を行い，秋（金）堅重の形をとる．寒が熱に勝ち，甘が脾を傷つけず，天乙の精を含んで流走の性を具えている．石膏の凝滞と異なって水源を清め，下に水道を通し，六腑の邪熱を払って，小便から泄す．甘草を炒ると，冲和の性を受けて，内外を調和する．止渇生津を以って，佐として元気を保ち，虚火を瀉して，五臓は自ら和やかになる．」とある．

[使用上の注意] 甘草は，湿が中に滞ることがあるため，注意を要する．薬対の6と1の比にせず，滑石の用量を多くし，甘草の量を少なくして用いる．

●滑石—山梔子

[単味の効能]

【滑石】寒で滑，寒は清熱し，膀胱の熱結を除去し，尿を通利させることができ，湿熱による淋症状の常用薬である．滑は利尿ができる．よく膀胱を瀉して，尿を通利する主要な薬である．

【山梔子】苦,寒で三焦の火熱を清め,涼血,止血の効果がある.

[組み合わせの効能] 下焦に入り,膀胱を瀉す.清熱,利水通淋の効果が増強され,膀胱の熱淋,血淋の症状を治す.

[適応症] 急性腎盂腎炎,尿道炎,尿路結石の症状.小便赤渋,熱痛.

[解説]『医学啓源』には「滑石は前陰渋,不利を治す.性が沈重で,泄気を上令下行することができるので,滑は尿に利く.淡滲(湿邪が停滞)の薬と同じではない.」とある.『得配本草』は「山梔子が滑石を得て,血淋,溺閉を治す.」とある.

滑石—山薬
かっせき さんやく

[単味の効能]

【滑石】甘寒で,滑利,祛暑散熱,利水除湿の効能があり,『湯液本草』には「水益を通し燥の剤である」とある.暑湿の症状に頻用される.

【山薬】甘平で,脾胃を補い,肺腎に利き,陰陽を併せて補い,不滞の特徴がある.

[組み合わせの効能] 湿熱の餘を清め,諸虚の不足を補い,清めても陽を傷つけず,利しても陰を損しなく,補っても湿を妨げない.

[適応症] 身体が虚弱で,暑を受け湿に感じ,低熱自汗,煩渇〔煩熱(発熱と同時に胸苦しくなる)して口渇になる〕,飲が多くなく,小便不利,下痢が止まらない症状.

[解説] 正気を扶助して,妨げる邪が残るおそれがあり,邪を去らせて正を傷つけるか否かを考慮する必要がある.平補緩攻である.この薬対を用いると,両方が働き,『医学衷中参西録』には「もし寒湿外感の諸症状,上焦燥熱,下焦滑瀉が続く最も危険な症状に,滑石と(生)山薬を各々煎じて飲むと,上は熱を清め,下には瀉を止める.すぐさま,効果を生じないことはない.」とある.

滑石—椿根白皮
かっせき ちんこんはくひ

[単味の効能]

【滑石】甘淡,寒で清熱利湿,通壅滞袪,垢膩通利,袪邪して標(病気の表面的なこと)を治す.

2. 薬対各論

【椿根白皮】苦渋，寒で，収斂固渋（慢性の汗・咳・下痢・帯下・遺精・出血などを止める）し，本を治す．

［組み合わせの効能］通利と止渋，末と本を併せて有効で，病機（病因，病位，疾病の推移中のさまざまな変化）に合う．

［適応症］婦人の帯下症状．

［解説］帯下（おりもの）症状は病因が多くあるが，80～90％は帯脈〔胴体（首～股間）にある経絡〕で任脈（外陰部と肛門の中央部にある経絡）不固，湿熱を合併している．元で侵淫されて，症状をきたしたのである．固渋止帯（腎陽を温補して元気をつけ機能を高め，陰精の下泄を固渋によって止める），利湿清熱し，帯脈の減少や湿熱帯下を治す．

瞿麦―萹蓄

［単味の効能］

【瞿麦】清熱利水，通淋の働きがある．苦寒で，心と小腸の二経に入り，性が主に滑利で，沈降疏泄の薬で，尿赤く，痛い淋渋の血淋を治す．

【萹蓄】清熱利水，通淋の働きがある．苦降下行，膀胱経に入り，膀胱湿熱を清めて，利水通淋して，下焦の湿熱を除く長所がある．

［組み合わせの効能］導熱下行，利水通淋の働きを強める．

［適応症］頻尿渋痛，淋瀝（小便の出方がたらたらとして尽きない），排尿困難，小便不利の熱淋．小便腹痛，急性膀胱炎，尿道炎，急性前立腺炎の症状．

桂枝―茯苓

［単味の効能］

【桂枝】辛甘温で，陽を助け，気を化し，最も寒涼の邪を散らすことができる．

【茯苓】甘淡平で，脾（土）で，利水，浸湿する．補は激しくなく，利は峻しくない．その湿を生ずる源を治す．水湿は陰霾の邪で，陽気はそれを温める．水湿の患者は多く，中焦脾（土）に原因がある．

［組み合わせの効能］相使薬対．強い除水湿の効能がある．表に発しなく化気行水，通陽除湿することができる．強い利水除湿の効果がある．これは張仲景の「病痰飲（脾腎陽虚で水湿の運化ができず，水飲が胃腸にとどまる症状）は温薬で和げるのは当然である．」の記載と合致する．

[適応症] 水飲（胃内停水）による心下逆満，心悸頭眩，咳逆上気，消渇（糖尿病）吐涎，水腫腹脹，小便不利の症状．

[代表処方] 茯苓桂枝白朮甘草湯『傷寒論』，五苓散『傷寒論』

[解説] 茯苓桂枝白朮甘草湯は健脾利水によって，心下逆満，立ちくらみの症状を治す．五苓散は化気布津により，消渇水逆，小便不利を治す．これらの基本的な効果以外に，温陽利水の効果，益気寧心，降逆の効果がある．水気凌心（心不全），奔豚症（パニック障害）にも用いられる．

香薷―白朮

[単味の効能]

【香薷】辛微温で，上には肺気を宣し，腠理*を開く皮毛に達す．下には三焦を通し，水道に利き，上と下を徹す効果がある．

【白朮】甘温で，専ら健脾，運湿中州を安定する．

[組み合わせの効能] 相使薬対．香薷は上にのび，下に導き，水湿を通利するのを主とする．白朮は助けて，併せて宣散安中（お腹を安らかにする），利水消腫の良薬になる．

[適応症] 脾虚ならびに風邪犯肺によってみられる通身悉腫，小便不利（尿の量が減少して排出困難になる）の症状．急性腎炎浮腫，夏季感寒，頭痛発熱，胸痞腹痛，嘔吐，食欲不振の症状．

[解説] 李時珍は「治水の働きを果たして奇効がある．」とした．

紫蘇（葉）―天仙藤

[単味の効能]

【紫蘇（葉）】辛温で，肺気を旋回し，行気安胎の効果がある．

【天仙藤】苦温で，温は主に通行し，苦は主に疏散する．行気化湿，活血通絡できる．行は過ぎることなく，通は激しくなく妊娠水腫を治す．

[組み合わせの効能] 宣肺によって，水を上源に導き，利水消腫の効果を強める．

[適応症] 妊娠水腫，胸悶気促の症状．

[解説] 活血通絡によって，胎元を損傷する弊害がないので，最もよい．

赤小豆—白茅根
しゃくしょうず　はくぼうこん

[単味の効能]

【赤小豆】甘酸，平で，下に行き通利水道，水湿を下に泄し，水腫を消し，清熱解毒ができる．

【白茅根】甘寒で，涼潤で血分の熱を清める．利水通淋，熱を導き，下に行く効果がある．かつ清めすぎず，利いても激しくない．

[組み合わせの効能] 協同効果となり，利水消腫の効果を強める．同時に特定の涼血通淋の効果が緩和である．

[適応症] 急性・慢性の腎小球腎炎，あるいは原因不明の尿血，浮腫．水腫，水虫，浮腫，小便不利，淋閉（尿がちびり，痛み，尿閉になる），尿血の症状．

車前子—白茅根
しゃぜんし　はくぼうこん

[単味の効能]

【車前子】甘寒，滑利で，降泄し，水道を利し，水腫を消すほか，清と濁を分け，湿と濁を分け，湿熱を導くことができる．

【白茅根】甘寒で，涼血，止血，清熱利尿の薬である．『本草正義』には「白茅根は寒涼で，且つ味が甚だ甘く，血分の熱を清めて燥に傷しなく，粘膩もないので，涼血するが，その積瘀の心配がない．」また，「淋閉を通して尿血，便血を治すことができる．」とある．

[組み合わせの効能] 協同効果となり，利水通淋，涼血，止血の効果が強まる．

[適応症] 水湿が内に停ることによる小便不利，下肢水腫などの症状．湿熱内停あるいは尿少尿痛や尿血の症状．急・慢性の腎炎，高血圧症．

[解説] 降圧利尿の効果がある．

[使用上の注意] 用量は多くし，各 30 g を用いるのがよい．

車前子—麻黄
しゃぜんし　まおう

[単味の効能]

【車前子】甘寒，滑利で，降泄し，利水除湿や祛痰止咳の効果がある．下焦に入り，腎気を通し，水竅（尿路）を開き，尿を利す．気管粘液を分泌し

て，祛痰効果を示し，かつ呼吸中枢に作用して，著明な鎮咳効果がある．

【麻黄】辛温，昇散であり，宣肺平喘，行水消腫の効果がある．宣発肺気，上焦水気の宣化を助け，水の上源に行き，宣肺平喘，行水消腫の効果がある．

［組み合わせの効能］二方向の効果がある．両薬が相助けて腎を治し，肺を治す．ともに利水消腫し，常に肺気鬱閉，水道不通，腎失開合による四肢水腫，小便不利あるいは頭面，四肢が急性水腫かつ表の症状がある者に用いられる．もう一つは車前子の祛痰止咳，麻黄の宣肺平喘によって平喘止咳の効果があり，痰壅肺閉による咳喘に用いられる．

［適応症］外邪襲肺，肺気失暢による発熱悪風，頭面四肢に水腫があり，胸悶気喘，咳嗽痰が多い症状．

そうはくひ—ぶし
桑白皮—附子

［単味の効能］

【桑白皮】甘寒で，瀉肺降気，利水消腫の効果があり，『薬性論』には「肺気喘満，水気浮腫を治す．」とある．

【附子】辛熱で，温腎祛寒，助陽利水の効果がある．張元素は「火の源に益し，陰翳を消せば便溺（糞尿たれ流し）を有節にするのは烏附である．」とした．

［組み合わせの効能］腎を治し，化気行水によって本を治す．また，肺を治し，降気導源によって，末を治す．肺腎を同時に治し，陰水を除き，腎陽不足，肺気不降による水気浮腫に常用される．

［適応症］慢性腎炎，心臓衰弱にみられる水腫，小便不利，喘咳上気．

［使用上の注意］症状の程度によっては，他の生薬を加える．

だいふくひ—びゃくじゅつ
●大腹皮—白朮

［単味の効能］

【大腹皮】辛温で，下に行き，行気消腫の効果がある．

【白朮】健脾益気の常用薬で，脾を補い胃に利く．古人はこれを「脾臓補気の第一要薬である．」とし，脾虚湿停，胃弱納少の諸症状に用いる．

［組み合わせの効能］補によって正を扶け，祛邪を助け，攻によって祛邪かつ

正を復し，健脾助運，疎滞開壅，利水消腫の効果がある．
[適応症] 中焦気虚，脾失健運，湿阻気滞による胃脘（上腹部）脹悶，食少倦怠，腹満水腫の症状．
[使用上の注意] 脾虚湿停，水気が皮膚に溢れた虚腫には白朮を主とし，大腹皮を少量にすると，効果がよくなる．

● 沢瀉―白朮

[単味の効能]

【沢瀉】程云来は「沢瀉の甘鹹は腎に入り，利水湿によって濁陰を降ろし，飲不蓄，支飲＊の軽い者を治す．」とした．

【白朮】程云来は「甘苦で脾を補い，健脾によって，清陽を昇り，痰を生じない」とした．

[組み合わせの効能] 攻の中に補があり，補の中に攻めがあり，清を昇らせ，濁を降ろし，利水除湿の確かな効果がある．

[適応症] 胃の中に飲が停り，清陽が昇らず濁陰が降りない症状．心下に支飲＊がある人の苦冒眩．脾虚湿停による小便不利，水腫泄瀉，淋濁帯下．

[代表処方] 沢瀉湯『金匱要略』

● 沢瀉―茯苓

[単味の効能]

【沢瀉】甘淡，涼で，三焦膀胱の水をよく排出する．

【茯苓】甘淡平で，利湿（湿邪を利尿によって排出）し，同時に助脾運化の効果がある．

[組み合わせの効能] 利水除湿の効果が倍加し，水に利くが脾気を傷つけない．相使相輔によって，中焦へ運ばせることができ，水道が通調し，水湿の気が上から下へ行き，膀胱から出る．

[適応症] 水腫，黄疸，泄瀉淋濁，小便不利などのすべての水湿停溜の症状．

[解説] 通常，中焦，下焦の水湿を治すのに用いられる．

沢蘭—防已

[単味の効能]

【沢蘭】苦辛，微寒で，行血利水ができる．

【防已】苦辛，寒で，利水消腫，祛風通絡ができる．

[組み合わせの効能] 両薬は効果が同じでないが，薬対では主に利水消腫の作用が強まる．『本草経疏』には「沢蘭は防已の効果がよく現れるようにし，主に大腹水腫，身面四肢の浮腫，骨関節中の水気に用いる．」とある．沢蘭が血分に入り，行血され，防已が経絡を通行させ，特定の行血通絡の効果となる．

[適応症] 婦人経気，産後浮腫あるいは肝硬化，腹水症の初期の段階．

●猪苓—茯苓

[単味の効能]

【猪苓】茯苓に比較して，利水滲湿の効果は強いが，補益の効果がない．『本草備要』に「行水利は茯苓と同じだが，補がない．」とある．

【茯苓】利の中に補があり，補の中に利がある．

[組み合わせの効能] 協同の効果となり，利水滲湿の効果が増強する．水湿が内に停ることによって生じる尿量減少，水腫泄瀉，泥状便，淋濁，帯下，黄疸，水虫などのさまざまな症状を治す．補助薬として脾を補い，温薬を配合して，脾湿を取り除き，涼薬を兼ねる清脾の補助的効果をもたらす．

[適応症] この薬対を単独で使用するのは少なく，方剤の主要な薬対として用いることも非常に少ない．

[解説] 両薬は薬性が同じで，ともに淡滲利湿の効果がある．

灯芯草—木通

[単味の効能]

【灯芯草】甘淡，微寒で，滲利滑，気味が薄く，心肺の熱を導いて下に行く．

【木通】苦寒で，苦が泄を降ろし，寒が熱を清める．清心降火，利水泄熱の効果がある．

[組み合わせの効能] 両薬はともに通利を主として，また，それぞれ淡滲と苦降を主とし，薬対では，専ら利水泄熱，清降心火（心熱が旺盛な症状）と

なる.

[適応症] 心経に熱があり，下の小腸に移り，あるいは熱が膀胱にあり，あるいは湿熱が下に注いで，排尿痛のある症状.

[使用上の注意] この薬対は利水作用が強いため，陰傷津損，小便化源，不足の者では竭源（源が枯渇）のおそれがあるので，使用に際しては注意を要し，軽はずみに用いてはならない.

● 茯苓—附子

[単味の効能]

【茯苓】甘淡，平で，健脾利水の効果がある.

【附子】大辛大熱で，温腎補火の効果がある．辛熱，燥であり，温は気血を運び，散寒止痛の効能も強い.

[組み合わせの効能] 茯苓と附子を組み合わせると，相使薬対で，その効果は2種類に分類される.

①温腎利水で，陰水症に用いられる．陰水症は脾腎が陽虚による脾虚で，水運ができずに腎虚に行くことができない．薬対は，火を補って土を生じ，水を帰す長所がある．腎陽が鼓動して水が攝取されることになる.

[適応症1] 脾腎陽虚で，水気内に溜まることによる悪寒，沈脈，四肢が沈重浮腫，小便不利，あるいは腹痛下痢の症状に用いる．実脾散や真武湯はこの薬対を採用し，温腎健脾，利水の効果がある.

②温陽散寒，除湿止痛で，陽虚寒湿身痛の症状に用いられる．薬対では，除湿の効果が増強される.

[適応症2] 陽虚寒湿が内を侵し，気血凝滞による身体関節の痛み，悪寒肢冷，脈が微沈の症状が適応となる．附子湯では，附子を増量し，また炮附子を使用するのがよいとされている.

[代表処方] 実脾散『済生方』，真武湯『傷寒論』，附子湯『傷寒論』

● 浮萍—麻黄

[単味の効能]

【浮萍】辛寒で，疏散風熱，泄熱利水で，肺経に入り，発汗利水の効果がある.

【麻黄】辛温で風寒を発散し，宣肺利水の長所がある．肺経に入り，発汗利水の効果がある．

[組み合わせの効能] 寒と温で互いに制約して，二辛が合わさり，互いに助けて宣散の効果が大いに増え，邪を散し，毛穴を開き，辛散表解，発汗利水の薬になる．

[適応症] 外感（感染症などの外因性の疾患）風水（水腫病の一種，悪寒発熱があり，浮腫のある状態），顔面浮腫，肌表無汗，小便不利の症状．

木瓜―薏苡仁

[単味の効能]

【木瓜】酸温で，利湿理脾，舒筋活絡の効果があり，主に湿邪によるコレラ吐瀉，転筋（こむら返り），水虫に用いられる．特に筋肉疾患において，筋の急を緩めることが特徴である．

【薏苡仁】甘淡，微寒で，健脾利湿，舒筋（筋肉の動きを伸びやかにする）除痺の効果がある．

[組み合わせの効能] 協同の効果があり，祛湿舒筋の効果が著しくなる．症状が温や寒であっても，選用することが可能である．

[適応症] 夏に暑湿の邪を受けたことによる吐瀉併作，腹痛転筋あるいは湿滞経絡による脚痛，筋軟，頭重，しびれ，水虫，浮腫湿痺（関節や四肢が痛む，脚気病）の症状．

4-3 祛風勝湿

烏頭―全蝎

[単味の効能]

【烏頭】辛散温通で，その気が鋭い．よく祛風邪，除寒湿，通経絡，利関節，止疼痛ができ，臨床に風寒湿痺を治療する主要な薬である．『長沙薬解』は「烏頭は温燥で下に行き，その性が疏利迅速で関膝を開通し，寒湿を追い払う力が甚だ速やかで，凡そ歴癧（リンパ節の腫れ），脚気，寒疝，冷積（冷たいものを食べることによって寒気が溜まる），心腹が痛むなどのすべてに効く．」とした．

【全蝎】辛鹹で，祛風通絡，止痛ができる．張寿頤は「蝎は毒虫で味が辛くて，それが風を治せるのは風淫が除かれて，湿痺に利くことができる．」とした．この他，全蝎は著しい熄風〔肝経に入って肝陽を平定して，内風（痙攣，ふらつき，震え，めまい）を平熄する〕止痙の主要な薬で，著しい熄風鎮痙の効能がある．

[組み合わせの効能] 効果が倍増し，強い温経散寒，祛風除湿，通絡止痛の効果となる．頑固な風寒湿痺で，症状が重い患者に用いるとすこぶるよい．風止痙の効果が大幅に増える．

[適応症]『嬰孩宝書』にあるように，川烏頭と全蝎を配合して，姜湯で送服（飲ませる）し，小児の慢驚ひきつけ，涎壅厥逆（意識不明）を治す．

[使用上の注意] 寒症あるいは実症に用いるのがよい．この2薬は有毒で，各人の耐薬量に差異があるので，用量に注意しなければならない．少量から用いて安全を確かめる必要がある．

● 羌活―川芎 #

[単味の効能]

【羌活】辛苦，温であり，祛風勝湿，止痛の効果があり，『本経逢源』は「足の太陽風湿が交替して全身痛む症を治す．」とした．

【川芎】祛風活血，止痛の効果がある．

[組み合わせの効能] 風湿を去り瘀滞を通し，止痛の効果となる．

[適応症] 頭面，上半身の諸痛，感冒・頭痛，関節リウマチ．

[解説]『本経逢源』に「両薬を同時に用いると，太陽経頭痛と厥陰経の頭痛を治し，発汗散表，関節を通利する．」とあり，広く用いられている．風寒湿邪に肌表を侵され，血中風寒湿の凝阻による片頭痛，頭痛，疼痛時に，昏脹沈重で，頸部や全身関節痛，重たくて労作困難などの症状を治す．

● 羌活―蒼朮

[単味の効能]

【羌活】苦辛で，気が清く陽に属し，よく気分に行き，風を捜し湿を除き痺を通して，痛みを止める効果がある．風湿による頭頂，背骨，上肢などの

痛みに用いられる．湿気が盛んである場合，蒼朮と配合して用いると，効果がいっそう著しくなる．

【蒼朮】苦湿で，燥烈，辛香で発散し，湿を治す良薬で，裏に入り脾湿を燥し，上中下，三焦の邪湿をすべて治す．外に走り，風湿を散し，経絡肢体に滞る風湿を除く効果がある．

［組み合わせの効能］太陽の表がめぐって，湿に勝つ力が非常に増加し，風湿痺症を治すために常用の薬対である．

［使用上の注意］温に偏っているので，寒の患者に用いるのが最もよく，熱の患者に用いる際には，涼寒薬を配合して用いるほうがよい．

● 羌活—独活

［単味の効能］

【羌活】苦辛，気が清く性が烈しく，気分に行き，質体が清軽，嶺頂に直上することができ，肢肘（腕）に横行し，風寒湿邪を散発し，袪風通痺の効果を示す．表の風湿を散発する長所があり，上部を治す．

【独活】味が厚く，少し緩やかであり，血分に行き，下には腰膝足脛に通達して捜風袪湿する効果があり，潜伏の風湿を除き，下部を治す．

［組み合わせの効能］相須薬対．上と下，足太陽の游風や，足少陰の伏風を治す．表裏上下の病位に至り，風湿を取り除き，通痺止痛の効果が増強する．

［適応症］風湿痺痛による全身痛，関節がだるく，腰脊痛．

［解説］両薬は以前，区別されておらず，『本経』では独活が羌活とも記されており，『別録』にも独活だけが記載されていて，羌活の記載はない．宗時代に至って初めて独活と羌活が区別して記載された．両薬は薬性が同じで，効果も類似しており，疏散風湿，通痺止痛の効果がある．

桂枝—白朮

［単味の効能］

【桂枝】辛甘かつ温で表に走り，温経散寒で表にある風寒を追い，内に走り温陽散寒で脾胃の寒を温かにする効果がある．

【白朮】『本草経疏』には「その気が烈しく芳ばしい．濃甘で，純陽である．

風痺を除く上薬で，脾胃を安んずる神品である．」とある．

[組み合わせの効能] 表に走り，温経通絡，除痺止痛の効果があり，風寒湿邪が肌表経絡を侵すことによって，四肢関節が痛み，屈曲し難い症状に用いられる．また内に走り中を温め，脾を健やかにし，湿を化す効果がある．

[適応症] 脾土陽虚，寒湿が内に生じ，痰飲停滞による脘腹痞悶，食欲不振，嘔吐・下痢便などの症状．

[代表処方] 苓桂朮甘湯（りょうけいじゅつかんとう）『傷寒論』，桂芍知母湯（けいしゃくちもとう）『金匱要略』．前者の方剤は温陽利水，後者の方剤は祛風除湿の効能が強い．

[解説] 本薬対を単独に用いることは少なく，常に他の生薬を配合して用いられる．

桂枝（けいし）—防已（ぼうい）#

[単味の効能]

【桂枝】辛甘発散，温で，経絡を通し痺を除き，痛みを止める．また陽を温めて気を化し，水に利き，湿を除く効果がある．

【防已】苦辛，泄を降ろし，散通して，経絡の湿淫を泄し，臓腑の水邪を除く．その性が寒であることから，熱に傾いている患者に用いる．

[組み合わせの効能] 寒を熱に変え，相使相助して祛風除湿，除痺止痛の効果を増強し，通陽化気，利水消腫の効果がある．

[適応症] 風寒湿邪が経絡に侵襲して起こる痺症．下肢痛が重く，腫脹し，湿が痺に勝っている患者に対して，本薬対を用いる．

[代表処方] 防已茯苓湯（ぼういぶくりょうとう）『金匱要略』

[解説] 本薬対は健脾利水の薬である黄耆，茯苓などと配合し，「水が四肢皮膚にある」皮水症状に用いる．

[使用上の注意] 防已には木防已と防已の2種類があり，前者は祛風止痛で上を治すのに対し，後者は祛湿利水で下を治す．風湿痺痛や病位が上にある者には木防已を用いる．水湿浮腫や病位が下にある者には防已を用いる．

五加皮（ごかひ）—杜仲（とちゅう）

[単味の効能]

【五加皮】辛苦，温で風散し，寒を除き，湿を燥し，風寒湿邪を祛る効果と

なる．邪が除かれれば，筋骨は自ら固くなる．血圧を調整して正常にする効果がある．

【杜仲】甘，微辛で，気が温で，肝腎に益する効果がある．筋骨に元気を出させる．血圧降下の効果がよい．常に肝腎両虚型の高血圧症状を治す．

[組み合わせの効能] 相輔相助で肝腎を補い，筋骨に元気を出させ，風湿を除き，筋骨を強める．強壮，風湿を除く．

[適応症] 肝腎とも虚，風湿が筋骨に侵入して，腰痛腿痛，足膝だるくて痛み，関節が利かなく，両下肢の力がない症状を治す．筋骨寒痛，風湿痺を治す．

[解説] 肝は筋を主にし，腎は骨を主にし，肝腎不足の場合，風寒湿邪は人の筋骨を損傷しやすい．両薬は同じく肝腎二経に入り，筋骨を強め，袪風湿の効果がある．

秦艽―防已

[単味の効能]

【秦艽】辛で散らし，苦で泄することができる．袪風除湿，和血舒筋の長所があり，骨蒸労熱を退ける効果がある．よく周身がだるく痛み，煩熱，風湿熱痺を治す．

【防已】苦寒で，下に行き，水湿を治すのが長所で，経絡の湿淫を泄し，臓腑の水邪に効く．

[組み合わせの効能] 湿熱を疏泄し，湿滞を通し，熱結を散し，筋絡を円滑にし，関節に効くことを強める．

[適応症] 腰腿筋のひきつけ，痛み，関節が腫脹不利，あるいは発熱，小便不利，水虫，水腫などの湿熱痺症．この他，利水除湿ができるので，湿熱黄疸で湿が盛んな症状．

●秦艽―防風

[単味の効能]

【秦艽】辛苦，微寒で，袪風除湿の主要な薬である．肝経に入り，舒筋（筋肉や関節のこわばり，痙攣を緩め，伸びやかにする）止痛ができる．

【防風】辛甘，微温で，昇発し，散らすことができる．風を治す通用の薬で

ある．勝湿止痛する効果もある．
［組み合わせの効能］2薬の効果が類似しているので，祛風除湿の薬として必須である．
［適応症］症状の虚実，新旧を問わず，風湿痺痛，筋脈攣急や肢体が痺れる症状に応用できる．
［解説］2薬とも祛風剤の中の潤剤としての役割がある．

桑寄生―独活

［単味の効能］

【桑寄生】味が苦・甘，平で，肝腎を補い，筋骨を強めることができ，風湿を除き血脈を調べ，潤筋通絡の効能がある．確かに強壮性がよく，風湿を祛る薬である．

【独活】辛苦，微温で気が芳香で，性が走り経脈と骨節の間に達せられる捜風祛湿ができ，腰と膝の風湿痺痛を治す主要な薬である．昔の人は「独活が足少陰に入り伏風を治す．」とした．

［組み合わせの効能］相使薬対で，足少陰経に入り，腎に益し，骨に元気を出し，風を祛り，湿を除き，通痺止痛の効果がある．扶正祛邪ならびに標本に併せて効くという優れた点がある．

［適応症］転側（体位を反対方向に変えること）ができず，足膝痿痺で，屈伸ができなく，痺れて，歩行不能な，腎虚による痺の症状に用いるといっそうよい．

●蒼朮―防風

［単味の効能］

【蒼朮】化湿燥湿するのに優れるだけでなく，発汗効果もみられる．

【防風】表から風湿を散ずる．

［組み合わせの効能］祛風除湿の効果がある．燥湿理脾して止瀉する効果が強まる．

［適応症］傷湿感冒，骨節疼痛，肢体沈重，倦怠など，湿阻脾胃，清気不昇による水瀉性下痢．

［代表処方］神朮湯『陰證略例』

［解説］悪寒無汗，頭痛頭重，肢体倦怠，胸膈満悶などを治すのに頻用される．この薬対を主として，炙甘草，浅葱，生姜を組み合わせ，傷湿感冒を治す常用処方である．骨節疼痛，肢体沈重，倦怠などの風湿痺の症状に使用され，古人は防風を「昇陽理脾できる．」とした．

● 白朮 — 麻黄
［単味の効能］
【白朮】苦甘，温で，健脾燥湿，益土治水の効果がある．
【麻黄】辛温で，発汗解表のほか，宣肺利水の効果もある．
［組み合わせの効能］2薬が相助けて肺脾ともに治し，肺気を宣通させ，脾気を健運し，水湿が下に行き，風が祛り，腫も退ける．また風邪が表を襲い，肺気が鬱閉，粛降，水道が不通になるなどした頭面眼瞼の風水症も，麻黄で発汗解表，宣肺利水，白朮で扶中益脾，化湿行水をすることで改善する．
［適応症］急性水腫と表症が合併している際に治す効果が最も著しい．
［代表処方］麻黄加朮湯・越婢加朮湯『金匱要略』
［解説］発熱悪寒，身体煩痛し，肢節倦怠，寒湿滞表の症状がある際に，麻黄で祛風散寒，発汗解表かつ走表行湿，併せて散寒除湿をする．発汗して寒を祛るとともに，湿滞を解けなくすることがない．古人は「湿が暴汗でなければ散らすことでき，微汗で使える．」とした．
［使用上の注意］本薬対単独で用いることは非常に少なく，その他の祛風勝湿の生薬と合わせ，あるいは寒熱の症状に従って配合して効果を高める．

5 瀉下薬

ここでは胃腸積滞，大便不通，水飲内停などの裏実証に対する薬対の効能を主とする．体の体質の相違によって，裏実証は熱結，寒結，燥結，水結があり，この薬対は対応する特性と応用範囲がある．これを寒下，温下，潤下および逐水の4つに分けて紹介する．

5-1 寒 下

●枳実—大黄

[単味の効能]

【枳実】苦寒で，下気消痞し，胃腸結気の無形気痞を泄するのが，主な強い効果である．胃腸に熱が滞れば，気が停滞する．

【大黄】苦寒で，熱を泄し，大便を通じて，胃腸結熱の有形積滞を降ろすのが主な効果である．

[組み合わせの効能] 熱を泄して，積滞を取り除き，気を順調にして，痞を消す効果がある．

[適応症] 大便痞結，腹満疼痛．

[使用上の注意] 熱勢が強い大便痞結の症状には，大黄を主として，枳実を少なくし，腸胃の食滞が熱に化した腹満疼痛の症状には，枳実を主として，大黄を少なくする．

●厚朴—大黄

[単味の効能]

【厚朴】苦温で，燥湿散満して運脾し，行気導滞して腸満を除く効果があり，中焦実満を泄する気分の薬である．

【大黄】苦寒，気味が重濁で，瀉熱通便して，積滞を取り除く効果がある．

[組み合わせの効能] 両薬は泄と攻，温と寒である．行気寛中，腸胃を疏導して，中焦を伸ばし，胃腸を滞りなく通じ，気機（動き）をよく流通させ，裏実を泄する効果がある．

[適応症] 大便秘結，腹満による脹痛の胃実熱の症状．熱性下重（熱性下痢，しぶり腹），瀉して気分がよくない肛門灼熱などの腸熱の実症状．

[解説] とどまるものを攻め，通因通用する．

●山梔子—大黄

[単味の効能]

【山梔子】苦寒に属する．

【大黄】苦寒に属する．

［組み合わせの効能］3つの特徴がある．
① 山梔子は肺経に入って，肺火を瀉することに優れ，肺と大腸は互いに表裏の関係であることから，山梔子は大腸を清める．大黄は瀉下の力が猛烈で，胃腸の積滞を洗い落とす．この薬対では大黄が主であり，山梔子は大黄の瀉下通便する効果を補佐して増強する．陽明熱盛，大便秘結，あるいは積滞による下痢，身熱，苔黄，脈実などを兼ねる場合に適応する．
② 両薬とも陰に属し，血分に入る．山梔子は上中下三焦の実火を取り除いて涼血，止血し，大黄は血分の実熱を散らす．薬対では，火熱亢盛，迫血上溢による吐血，鼻血などの症状に対して，清熱降火，涼血止血する効果が増強する．
③ 山梔子は三焦の湿熱を清めるのに長けるが，大黄はまた清熱化湿も可能である．薬対では，清熱利湿する効果が増強し，利胆退黄し，熱が湿より重い陽黄を治すことができる．また大黄は破血行瘀を解することに優れており，薬対では，祛瘀，清熱退黄する効果もあり，邪熱と瘀血が互いに結んだ黄疸に適応する．

［適応症］主に湿熱黄疸に用いる．

朱砂（しゅさ）—芦薈（ろかい）

［単味の効能］
【朱砂】寒で，重濁（湿邪のもつ重い性質）下達であり，清火寧神する効果がある．
【芦薈】苦寒で，肝経と大腸経に属する．涼肝泄熱し，瀉水通便することもできるので，肝経の実火に大便秘結を兼ねる症状を治す．
［組み合わせの効能］芦薈が主で，朱砂が補佐し，瀉下通便の効果が強まる．腸胃燥熱，大便不通，心煩易怒，就眠不安に効く．
［適応症］肝胆実火，大便秘結，狂躁易怒，不眠，面紅目赤を兼ねる症状．
［代表処方］更衣丸（こういがん）『先醒斎医学広筆記』
［使用上の注意］両薬とも煎剤でなく，丸，散剤として使う必要がある．

2. 薬対各論

●大黄—芒硝

[単味の効能]

【大黄】苦寒で，熱毒を瀉し，積滞を破って胃腸を洗い落とす効果が強く，熱結胃腸を激しく下す重要な生薬である．

【芒硝】鹹寒で，腸燥を潤い，堅結を軟化して瀉下通便する効果が強い．

[組み合わせの効能]攻下する効果が増強され，速く出現する．腸粘膜を刺激して排便を促進する．

[適応症]胃腸の実熱症状である瀉熱通便，攻下破積，月経閉止，腹中の癥瘕（下焦に多く発生する腸の痞塊）積塊，統合失調症．

[代表処方]大承気湯・調胃承気湯・桃仁承気湯『傷寒論』

[解説]『薬品化義』には「大黄は気味が重濁で直降下行し，心腹脹満，腸胃蓄熱，積集痰実，便結瘀血，月経閉止に用いられる．あらゆる熱邪内結はこれで陽邪を開導し，渋滞を宣通して効果を奏する．例えば積熱が久しく結び，大便が堅く固まれば，下すのが難しい．芒硝は鹹で，その軟堅する功を借りて互いに助け合って効果となる．全て内外傷感が久しく鬱結すれば燥になる．燥がひどくなれば熱と化する．熱がひどくなると火を生じる．燥，熱，火の三邪はみな陽邪で，腸胃に対する影響が一番速やかで，濁陰を降ろさず，清陽を昇らないようにして諸症が発症する．急いで駆逐しなければならず，硝黄を使用する．生で使うのが適切で，速く胃腸に通じる．」と詳細に記されている．薬対における強大な瀉下通便の効果が現代の薬理学研究により証明されており，大黄成分アントラキノン誘導体は比較的強い瀉下作用があり，芒硝の主成分は硫酸ナトリウムで，腸内が高浸透圧となり，腸内に大量の水分を保持し，燥屎の軟化を促進する．

その他，この薬対はいずれも血分に入り，血中の伏熱を除いて，血中の瘀滞を通じる．桂枝，桃仁などと組み合わせた桃仁承気湯は熱と瘀血とを互いに結ぶ腹急結，神志錯乱，気違のごとき太陽膀胱蓄血証を治す．

[使用上の注意]この薬対の瀉下作用は強く，気にも血にも入るため，実熱閉結でない場合，みだりに使ってはならない．下しすぎて，正気を傷つけ，症状が変化して，手遅れになるおそれがある．

陳皮―番瀉葉

[単味の効能]

【陳皮】辛苦，温で，理気健脾の効果がある．

【番瀉葉】甘苦，涼で，直接大腸に入って積熱を瀉し，腸腑を利し，大便を通じて熱滞便秘を治す常用なものであるが，悪心，腹痛を起こしやすい．

[組み合わせの効能] 通腹導滞の効果が強まる．瀉の中に補もあり，中気を顧護され，番瀉葉の大寒によって胃気が討伐されるのを防ぎ，悪心，腹痛の副作用を減らせる．

[適応症] 便秘，悪臭の屁，腹脹食少．

[解説] 熱結腸胃，腑気不通による便秘などに多く使われる．

[使用上の注意] 習慣性便秘に，両薬を10ｇずつ浸して，浸出液を飲むとよい．長期服用でも副作用が少ない．

5-2 温 下

硫黄―半夏

[単味の効能]

【硫黄】酸，温で，『本草綱目』には「硫黄は純陽の精があり，大熱の性があって命門真火の不足を補い，その性が熱くても大腸を疏利することができる．燥渋と異なっている．」とした．

【半夏】苦で下気し，辛で潤燥する．

[組み合わせの効能] 硫黄が補火助陽，大腸を通利し，半夏は硫黄を補佐して，通便する．

[適応症] 老人の虚冷便秘証．

[代表処方] 半硫丸『和剤局方』

[解説] 硫黄は補火助陽して，通便する．およそ老人体弱，命門火衰で濁陰が凝集し，陽気が下行して腑気下降を起こす．冷秘，痃癖（筋肉が引きつる病気）冷気が現れる．この薬対は温腎逐寒し，通陽，降濁〔消化した飲食物のうち，脾が吸収した残りかす（濁）を下方の小腸に送る胃の機能〕する効果がある．

[使用上の注意] 硫黄と半夏はそれぞれ有毒であり，中毒のおそれがあるの

で，病気が治ったらすぐ服用をやめ，久しく飲んではいけない．硫黄は煎じないで丸散に入れて使ったほうがよい．もし，完成品がないなら，姜半夏9〜12gのエキスと硫黄紛末1.8〜3gを2回,薬汁として服用してよい.

桂枝—大黄

[単味の効能]

【桂枝】発汗解肌，温経通便の効果をもつ．

【大黄】攻下裏実，通瘀行血の効果をもつ．

[組み合わせの効能]汎用されている薬対の一つであり，寒熱薬対に属し，比較的複雑な効果があり，おおむね以下の3つに分類される．

①桂枝の発汗解表する効能と大黄の攻下裏実する効果が合わさり，表寒裏実，悪寒頭痛，発熱汗出，腹満疼痛などに用いられ，発汗法と下法を併用する基礎的な薬対である．

②大黄の攻下裏実の効能と，桂枝の通陽散寒の効果により太陰を温め，兼ねて大黄の寒を緩めて太陰寒実を温下する効果がある．表証を治した際，誤下して起こした表邪内陥（表邪が裏に陥した），脾内に停滞する腹満実痛，大便秘結などに適応する．

③大黄は血分に入り，行血逐瘀して血分の熱を清める効果が主で，桂枝は血分に入り，経脈を通じる効能で補佐し，瘀熱を攻下する．

[代表処方]桃仁承気湯『傷寒論』

大黄—巴豆

[単味の効能]

【大黄】非常に苦濁，気が甚に寒冽，性が非常に強く激しい．その積垢を洗い清める効果がある．

【巴豆】はなはだ辛斂で，気が甚に熱烈であり，性も甚に剛猛である．それで臓腑を洗い清め，閉塞を開通する．その関を攻める効果と，固まりを抜き取る効果は，牽，黄より強く，推滞逐実する力は硝，戟より良い．

[組み合わせの効能]大黄と巴豆は寒熱の別はあっても攻下（下痢させる）の薬に属する．薬対において，巴豆の辛熱で激しく下す効能と閉塞を開き通じる効能が主となり，大黄で腸胃を洗い清め，古きを推して新に至るのを

助け，巴豆の毒を抑え，寒積（寒による便秘腹痛）を降ろし，痰癖を逐し，胃腸を洗い流す．

[適応症] 古くから攻逐積滞（腸内に溜まるものを出す）する第一処方とされ，この両薬に生姜を加え，突然の心腹脹痛，針を刺すような痛み，顔色が青く，口をつぐみ，脈が沈実になるような寒実の症状に用いる．

[代表処方] 三物備急丸『金匱要略』

[解説] 『本草綱目』に大黄と巴豆を配合すると，瀉下する効果が緩和になるとある．

[使用上の注意] 実の中に虚を挟むような場合，この激しい薬対をみだりに使うことは危険である．

大黄―附子

[単味の効能]

【大黄】苦寒，瀉下の剤で，腸胃の実熱便秘に用いられる．陽気衰弱，陰寒内盛，令積停滞による腹痛・便秘，心下痞塞，手足冷，脈弦緊の症状には，大黄だけを使わずに，附子とともに使わなければならない．

【附子】辛熱で，陽気を温めて陰寒を散ずる．

[組み合わせの効能] 大黄は苦寒に属しながら，附子の辛熱に抑えられ，通降の効果だけを取る．苦辛で通降し，ともに寒実を降ろすことから，寒実積滞による腹痛便秘などに対して，温でないと散寒できない，あるいは下でなければ実を除去できない場合に，この薬対が適応となる．

[適応症] 寒実積滞による腹痛便秘．

[代表処方] 大黄附子湯『金匱要略』，温脾湯『備急千金要方』

[解説] 臨床において最も常用されるのは温下の薬対である．動物実験のデータによると，大黄は正常動物の胃排泄能を促進するが，身体機能の疲弊した動物においては，胃の排泄能を促進することができないばかりでなく，逆に胃運動障害を増強する．しかし，附子を加えることにより，身体の興奮を増強し，大黄を助けて胃腸蠕動と排泄能を促進する．この実験結果は古人が使用したこの薬対への科学的根拠を与えている．

5-3 潤下

鬱李仁—胡麻
（うつりにん—ごま）

［単味の効能］

【鬱李仁】辛で散し，味が苦で泄し，体が潤で滑降し，専ら降下する．滑腸通便の作用が強く，大腸の気滞便結，燥渋不通を導くのに長ける．

【胡麻】甘平，寒でもなし，熱でもない．甘平で血を益して腸燥を滋潤する．津枯血燥による大便秘結に適して，確かに腸胃を益し，脾腎を滋する上品である．

［組み合わせの効能］両薬は緩瀉と滋養というように，効果を互いに補佐して，補虚，潤腸通便する効果を示す．

［適応症］高齢者の体弱，病後体虚，婦人産後の血虚津枯による腸燥便秘の症状．

［解説］『本草求真』には「鬱李仁は胡麻と一緒に使うことが多く，潤腸通便に需要である．」とある．

● 杏仁—桃仁
（きょうにん—とうにん）

［単味の効能］

【杏仁】苦，微温で，小毒がある．主な効能は止咳平喘，潤腸通便である．

【桃仁】苦，平で，心，肝肺，大腸経に入る．活血化瘀，潤腸通便の効能があり，便秘や下焦の瘀血によく用いられる．

［組み合わせの効能］両薬はどれも核の芯であり，脂質が豊富で潤腸通便の効果がある．それに，杏仁は上を治し，桃仁は下を治す．肺気鬱閉，腸の濡養を失った便秘難下に使用されることが多い．杏仁は肺に入って平喘することはよく知られているが，桃仁にもこのような効果があることは知られていない．他に杏仁は気に入って行気散結し，桃仁は血に入って活血行瘀する．薬対は，気行血動して瘀血を取り除く．

［適応症］瘀血停滞による胸腹および全身の疼痛に対して，行気活血を要する際に有効である．肺気不利，咳嗽と喘息発作がともにみられる症状に頻用される．

［解説］『本草便読』には「両薬はその薬性が似て，肺経気分と肝経血分に入

る.」とあり，気血の薬対である．すでに『名医別録』には「咳逆上気を鎮める．」との記載がある．現代薬理研究で，両薬に含まれている苦杏仁グリコシドが，β-ブドウ糖に加水分解されて生じたシアン化水素酸に，鎮咳平喘効果があると報告されている．

紫蘇(子)—麻子仁

［単味の効能］

【紫蘇(子)】辛温で，太陰に兼入する．質が重潤で，下気降逆，利膈寛腸するのに長けて，激しくなく緩やかでありながら，通便の作用を発揮する．

【麻子仁】陽明の主要な薬で，性が平和で，油に富んで，滋養補虚の効果がある．専ら腸虚便秘を利して潤燥滑腸，利便除風の効果がある．

［組み合わせの効能］両薬は効能が異なっていても，ともに潤腸通便の効果がある．養血潤燥，順気通便の効果が著しい．

［適応症］高齢者の陰血不足，妊娠や病後の虚弱による腸燥気閉，便結難下（大便が乾燥し，排便が難しい），肺気不降による咳・喘息を兼ねる症状．

［解説］すべての攻下（大便を通じさせること）に適しない便秘に対して，補虚利気，潤腸通便することができる．

当帰#—肉蓯蓉

［単味の効能］

【当帰】甘温で，補血養血する効果があり，その質は油潤で，気が軽，辛であっても潤腸通便することもできる．

【肉蓯蓉】甘鹹，温であり，温和な補腎助陽する効果があって，性が柔潤で，腸を温め潤滑にする．

［組み合わせの効能］補腎益血，潤腸通便もできる．この薬対を単独に使えば，両薬とも潤滑に腸胃に入り，補の中に瀉もしようとする場合に適応する．降下しながら陽気を傷つけず，温潤しながら陰液を枯渇させない．

［適応症］高齢者の陽虚気弱，精血不足による便秘．

［使用上の注意］陰虚有熱による便秘には一般的に使わない．

5-4 逐水

茴香—牽牛子

[単味の効能]

【茴香】辛温で，温腎祛寒，理気止痛の効果を示し，丹田を暖めて，小腸冷気を除き，疝気を治す重要な薬である．

【牽牛子】苦寒で，有毒であるが，性が激しく走泄し，水道を利し，水湿を瀉すのに優れ，兼ねて大腸の気秘を通ずる．

[組み合わせの効能] 下焦に入って陰邪（水湿，寒気）を散らす．一つは寒気を散らし，一つは水湿を散らす．相互補完し，散寒消腫，止痛療疝（疝気，ヘルニア）する効果がある．

[適応症] 下焦虚寒，また気滞水停による陰嚢腫脹，墜痛（沈堕感を伴う腹痛），二便不利の寒湿水疝．

甘遂—甘草

[単味の効能]

【甘遂】苦，寒で毒がある．峻下逐水の効能が強いため，正しく使用しなければ正気を損じるおそれがある．

【甘草】甘，平で薬性を緩和，調整するのは重要な効能で，方剤には佐便薬として，よく用いられる．

[組み合わせの効能] 両薬は配合禁忌であると古くから多くの医家が考えている．「相反」の範疇に属し，十八反の一つである．ただし，多くの医家は異なった見解をもっている．

[適応症] マラリア，小便尿閉，逐水破結や水飲内停．

[代表処方] 甘遂半夏湯『金匱要略』

[解説] 宋代の陳無択は「甘草は甘遂に対抗する．併せて使えないようにみえるが，効果がある．」とした．甘遂半夏湯の中にも，両薬を薬対して，脈伏，下痢が起こるが，下痢をしても，逆に気持ちがよく，心下部は続いて堅満痰飲する．残飲（胃腸内に溜まる水）が祛る．尤怡は「戦おうが，残飲が完全に消えることは，互いに激戦して効果を成し遂げるのである．」とした．また，必ずしも激しい毒性があるわけではない．李言聞はこれを

相反の薬が共用して産じた「怒性」と称した．李時珍はこれを「覇道」と称した．「怒性」，「覇道」はみな相反の薬を配合して，強烈な効果を生じることを指している．

［使用上の注意］甘遂それ自体，毒性があり，甘草を配合すると，その毒性が測りにくい．この「大毒の薬」で，攻邪逐飲するのは注意が必要である．他に，甘遂を丹田や神闕（へそにある経穴）に外用し，甘草湯を内服する方法がある．

甘遂―商陸

［単味の効能］

【甘遂】攻水逐飲する効果が甚に激しい．大腸に入って瀉便泄水する．特に胸膜の積水を瀉する効果がある．『珍珠嚢』には「甘遂は直接に水気の結滞している所で瀉水する聖薬であり，胸中に結滞している水はこの薬でないと除かれない．」とした．

【商陸】前陰（尿道）に行って小便を利し，逐水消腫し，降気泄熱を兼ねる．

［組み合わせの効能］瀉水逐飲する効果が倍に増加する．閉塞を開き導き，水道を開け，上中下三焦の水飲を二便へと泄する．

［適応症］各種の重症水腫，肝硬変腹水，腎性水腫，二便不利．

［解説］両薬はともに，瀉水逐水の類に属する．

［使用上の注意］両薬ともに有毒で，攻逐する力が猛烈であるので，気盛邪実（正気の虚に乗じて侵襲した外邪によって，陰陽の気血が生体のどこかに停滞・充満した状態）でない場合，みだりに使用してはいけない．

牽牛子―大黄

［単味の効能］

【牽牛子】苦寒に属し，激しく瀉下する．水湿の邪を二便に追い払って排出し，気分に入って水腫を消す．

【大黄】苦寒に属し，激しく瀉下する．性が非常に激しく強く，通下，腸道を利し，積滞を破り，熱毒を瀉して血分に入る．

［組み合わせの効能］両薬は性味が同じで，気分の水湿の壅（ふさぐ）結を治し，血分の実邪結滞を治す．互いに補って瀉下効果が激しくなり，導湿利

水，瀉泄熱毒，破積通滞する効果となる．

［適応症］三焦の気滞血結，湿熱が詰まることによる実腫脹満，二便不利．

［解説］肝硬変腹水に用いると，腹水が消退する効果がある．その他に，牽牛子は腸の寄生虫を殺す作用があるので，大黄と共用すれば，腹中に何か攻められるような疼痛，大便秘結の虫積症にも使える．

［使用上の注意］効果が強く，速いので，利水通便，殺虫攻積にも注意する必要がある．過量にならないように注意し，実症状には適応するが，虚症状には慎重に使用しなければならない．これは胃気が受伐されて，元気が損傷されるのを防ぐ必要があるためである．

大戟—木香
（だいげき　もっこう）

［単味の効能］

【大戟】苦寒．

【木香】辛温．

［組み合わせの効能］大戟の苦寒による瀉水逐飲が主で，木香の辛温による温中行気で補助する．気行して水行させ，大戟の苦寒で胃が傷つくのを木香は防いでいる．このように両薬は互いに助け，また互いに制約している．

［適応症］胸膜炎による胸腔の積液と，肝硬変による腹水症．水飲内停，胸腹積水，腹大腸満，小便不利に使用できる．

［解説］すべての水飲内停（胃内停水のこと）は必ず気滞を伴う．気滞不行で水湿を消すのは難しいので，水を導くには行気を先に行う必要がある．

［使用上の注意］大戟30ｇ，木香15ｇを粉末にして，5ｇずつ重湯で調剤して服用する．この薬対は標の症状を治すが，毒性もあるので，長期に使用しないこと．さらに留水を消退させる場合，本を顧護しなければ，効果が定まらない．

大棗—葶藶子
（たいそう　ていれきし）

［単味の効能］

【大棗】甘温で，脾に入り，脾胃を培補して，中気を顧護するなどの効果がある．

【葶藶子】辛散で，苦降であり，肺経に入り，専ら肺気を降泄して，上竅を

宣し，下竅を通して瀉肺行水，定喘消腫する効果をもつ．

［組み合わせの効能］大棗の甘温によって，葶藶子の激しさを緩和にし，瀉肺しながら，正気を傷つけず，培土利水し，葶藶子の利水消腫効果を補佐する．この薬対には緩と急，補と瀉という妙意がある．

［適応症］痰が多く，気道が閉塞する気逆喘咳，あるいは肺気閉塞，水道不利による面目積水，小便不利，横臥不能な喘息．

6　理気類

気病の範囲は広く，気虚，気滞，気逆の3つがある．気虚に用いる薬対は補益類に入るため，ここでは主に調理気機（気のめぐりを調整する）を主とする気鬱，気滞，気逆の症状に用いる薬対を理気，行気，降気の3つに分けて説明する．一般的にいうと，理気の薬対は肝気を調整し，行気の薬対は胃腸の気滞を破泄し，降気の薬対は胃気と肺気を降ろす．ある薬対ではこの3つが分離できない場合もあり，例えば理気と行気，行気と降気が同一薬対にみられることもある．理気に理血を兼ね，咳や喘を止めることと降気が兼ね備わる薬対もある．これらは別々に調和類と止咳平喘類に分類している．

6-1　理　気

茴香—川楝子
（ういきょう—せんれんし）

［単味の効能］

【茴香】辛湿で，温腎散寒に優れて，理気止痛の効果があり，少腹（臍の下の下腹部にあるツボ）至陰（足の小指，爪の生え際の外側にあるツボ）に有効で冷えを治す．

【川楝子】苦寒で，肝火を清め，湿熱を除くことができ，湿と熱による症状に適応する．心腹痛と疝気を治し，理気を補う効果がある．

［組み合わせの効能］茴香と川楝子は熱と寒で，寒を清め，湿を通じる．理気で疝気を治し，強い止痛効果もある．

［適応症］疝気腫痛の初期．

［解説］『本経逢源』には「川楝子は湿熱による疝症，嚢腫の茎部（腹部と繋

がる部分）が硬く，鈍い感覚の痛みを治す．しかし痛が少腹に及び，四肢が冷たく涎を出す寒疝に適さない．疝瘕（凝塊）は寒が熱邪を束ね，張って痛い．必ず川楝子の苦寒と，茴香の辛熱を合わせて，錯綜の邪を解く．」とある．

[使用上の注意] 疝気腫痛の初期に，寒かったり熱かったりする症状が併発する場合，単に，この薬対を粉にし，酒で調製し，服用しても効果がある．寒邪偏盛であれば，この薬対を主として，呉茱萸，木香などの散寒止痛の薬を加えればよい．

●烏薬―香附子

[単味の効能]

【烏薬】辛温で，鬱をなくし，宣通し，凝滞を疏散する効果がある．気中に血を和す．

【香附子】辛苦甘平で，肝胆二経に入って，開鬱散結する効果がある．血中に行気する．

[組み合わせの効能] 両薬は同じく理気の薬である．相須薬対，気血薬対でもある．そして理気散鬱，和血（血液の流れを順調にすること）止痛の効果が非常に増大する．

[適応症] 全身の脹痛，気血凝滞，臍腹気寒（腸内の寒気）による疼痛，腸鳴，下痢を兼ねる症状（胃腸神経症や腸捻転による軽い腸閉塞症に多い）．

[代表処方] 青嚢丸『韓氏医通』，香附散『慎斎遺書』

[解説] 青嚢丸はこの両薬を粉末にして丸剤にしたもので，すべての気痛（七情・飲食で痰鬱の状態になると生じる）を治す．香附散もこの両薬を合わせて酒服する．婦人の月経痛，産後の気血不和，少腹（臍の下，両側の腹部）疼痛にも用いられて，川芎，当帰を加えれば，さらに効果が強まる．

黄芩―縮砂

[単味の効能]

【黄芩】苦寒清熱で，降火涼血して安胎する．

【縮砂】辛温理気で，気機を和して胎孕を安定する．

[組み合わせの効能] 両薬は薬性と効能が著しく異なるが，ともに安胎の効果

がある．寒温が合わさり，気血薬対となり，相輔相成（お互いに補完しながら発展する）して，枢軸を旋回させ，昇降させ，熱を泄し，気が和し，安胎する効果となる．

[適応症] 胎熱上沖，気機不調，逆に上沖による胎動不安，妊娠悪阻の症状．

[解説]『本草彙言』には「古方は多く安胎するのに用いるのは何故か．気が結べば痛いが，逆であれば胎が動いて不安定になる．縮砂は辛香で巡り，温であるが激しくない，利するが削らない，また利するが争わない．三焦を通暢し，六腑を温行し，肺を温めて脾を冷まし，胃を養って腎を益し，肝胆不順，不平の気を気楽にさせて，安胎するのである．」とある．

薤白—栝楼仁（がいはく—かろにん）

[単味の効能]

【薤白】辛滑である．

【栝楼仁】胸中の痰結を開き，痰を導いて下行する効果がある．

[組み合わせの効能] 利気通陽，散結消痰する常用の薬対である．

[適応症] 胸痺．

[代表処方] 栝楼薤白白酒湯（かろうがいはくはくしゅとう）・栝楼薤白半夏湯（かろうがいはくはんげとう）・枳実薤白桂枝湯（きじつがいはくけいしとう）『金匱要略』

[解説] 胸痺症状の多くは胸陽不振，痰濁交結によって生じる．胸中の陽気が滞って，心胸に痰濁閉阻し，胸痛胸悶，短気不利，喘息咳痰，ひどくなると，胸痛が背に達する．背痛が胸に達し，脈沈遅，脈弦緊，白膩苔などが現れる．適宜加減し，気の鬱結が強い際には，例えば栝楼薤白白酒湯のように少量の白酒が加えられる．痰濁（人体の代謝失調によって生じる病理産物）が強い際には，栝楼薤白半夏湯のように，半夏を加えて化痰降気する．気機（気の運動）閉塞が盛んな際には，枳実薤白桂枝湯のように，桂枝，厚朴，枳実などを加える．現代西洋医学の狭心症と中医学の胸痺症が類似していて，冠状動脈硬化による狭心症に対して，弛緩効果があることが明らかになっている．

●桔梗—枳殻（ききょう—きこく）

[単味の効能]

【桔梗】肺気を開いて，宣肺祛痰の効果がある．

【枳殻】苦泄下降で，肺気の逆を降ろし，下気消痰する効果がある．

［組み合わせの効能］昇と降，宣と散である．桔梗は肺気の鬱滞を開き，苦泄下降の枳殻を配合することにより，上行入肺するとともに，利膈寛胸もできる．昇降肺気，宣鬱下痰，寛胸利腸の効果がある．

［適応症］脇痛．肺鬱失宣（肺を宣発できなくなる），大腸気滞による便秘，腹痛症状．

［解説］『本草綱目』には「朱肱の『活人書』は胸中痞満，不痛に桔梗，枳殻を用いて通肺利腸して，下気する効果となる．」とある．寒，熱，あるいは肝鬱気滞によって，咳をして脇痛がある場合などに，この薬対を使う．他に宣上通下，導気通便の効果がある．

橘核—茘枝核

［単味の効能］

【橘核】苦温で，気分に入って肝中気結を流通し，肺中気逆を降ろす．

【茘枝核】辛苦温で，血分に入って肺経の寒を散し，血中の滞を流通する．

［組み合わせの効能］両薬はいずれも理気，散結（結核のある瘡腫や瘰癧などの症状に対して，結塊，結核を消散させること），止痛する．両薬とも果核で，質が重く，降下を主として，足厥陰肝経を流通させる．強い理気，散結，止痛の効果がある．

［適応症］寒疝気痛，陰嚢冷痛，睾丸腫脹，重墜（睾丸の腫脹により重くなり垂れる患者）を兼ねる症状．

［解説］理気降逆の効能もあるので，肝鬱気滞による奔豚気（自律神経症状の一種，腹部の気が心胸部へ昇るような感じ，動悸や胸苦しさ）に効果がある．

香附子—神麹

［単味の効能］

【香附子】理気開鬱の常用薬であり，『本草綱目』には「香附子の気が平，不寒であり，芳しくて巡り，多辛で散させるが，微苦で降ろし，微甘で和することができる．」とある．また「三焦を利し，六鬱を解き，飲食積集，痰飲痞満を消す…」とある．

【神麹】消食導滞の常用薬であり，『薬性論』には「水穀宿食，癥（有形で硬

く移動性がなく疼痛部位が固定しているもの）結積滞を化して健脾暖胃する.」とある.

［組み合わせの効能］両薬は相輔相成（互いに補完しながら発展する）の関係にあり，理気解鬱，消食和中（食べ物を消化し，胃の負担を緩和）の効果がある.

［適応症］情志不随（思うままにならない），肝気鬱結，横逆脾土，胸脇脹満，胃脘痞悶，噯腐呑酸（胃部が何かつかえたようで，げっぷが腐ったような臭いがして，胃液の逆流），食事をしてもおいしくないという気鬱食鬱.

［解説］自律神経失調症状，胃・十二指腸潰瘍，慢性胃炎，胃炎などに対しては，この薬対を主とし，他の生薬を配合すれば効果がある.

香附子―川楝子

［単味の効能］

【香附子】辛甘で，気が平であり，理気調経の効果がよく，肝気鬱結の者に必須である.

【川楝子】寒で，降ろし，理気止痛する効果があり，泄熱する効果もあるので，寒熱気滞に多く使う.

［組み合わせの効能］相須薬対で，両薬はともに肝経薬であり，理気止痛する効果がある.

［適応症］情結不暢（気嫌が滞って順調でないこと），肝気鬱結による胸悶，よく嘆息し，脇痛乳脹，疝気疼痛や胃脘悶痛.

［使用上の注意］寒，熱の症状でも使うことができる.

香附子―良姜

［単味の効能］

【香附子】疏肝（精神・神経をリラックスし，自律神経系の機能を調節すること）解鬱，理気，散寒止痛の効果がある.

【良姜】辛香，濃であるが温で，温胃散寒に加え，理気和中の効果もある.

［組み合わせの効能］『本草求真』には「香附子と良姜を共用すれば，除寒祛瘀できる.」とある．寒を散し，気をめぐらせ，気がめぐって通ることにより止痛する.

［適応症］肝鬱気滞，胃中寒凝による胃痛，清い涎を吐き，喜温喜按（圧して気持ちがよい），胸悶脇痛の症状．

［代表処方］良附丸『良方集腋』，独歩散『方外奇方』

［解説］良附丸は，最も常用される理気，散寒止痛の方剤である．白飛霞の『方外奇方』には独歩散はこの薬対を用いており，専ら寒凝気滞，胃痛を治す．

［使用上の注意］症状の程度によって，両薬の用量を調製する．気による患者に香附6g，良姜3gを用い，寒による患者には香附3g，良姜6gを用い，気と寒による患者には同量ずつ用いる．また，脇痛には青皮，香橼を加えて疏肝し，胃寒には生姜，呉茱萸を加えて温中するなど，疼痛の部位によって他生薬を加減することが多い．持続する疼痛のために入院を要する患者や月経痛には紅花，当帰，川芎などを加えて和血（血のめぐりを改善）する．薬物の選択が適応すれば，良い効果が得られる．

● 縮砂—陳皮

［単味の効能］

【縮砂】辛香温燥に属し，脾胃に入って行気調中，化湿醒脾の効果がある．

【陳皮】辛香温燥に属し，脾胃に入って行気調中，燥湿健脾に長じる．

［組み合わせの効能］理気除湿，和胃暢中（胃の負担を緩和し，胃腸の機能を順調にする）で協同効果を示し，理気すると同時に，除湿する．

［適応症］湿滞中焦，脾不健運の納呆（食欲がなく少食），下痢，胃気不和による噯気（げっぷ），痰と涎を吐出する症状．

［解説］この薬対を主として，白朮，茯苓，木香，半夏などを加えると，効果がさらに高まる．補脾益気の方剤中にこの薬対を適量入れると，補いながら脂ぎらないようにし，補益薬の効果がよく発揮される．

沈香麹—半夏麹

［単味の効能］

【沈香麹】木香，藿香，檀香，枳殻，炒めた粟，麦粉などからできた麹剤であり，理気和胃，消食健脾の効果がある．

【半夏麹】半夏に姜汁，麦粉などを加えて精製した麹剤であり，良い燥湿化

痰，和胃降気の効果がある．

［組み合わせの効能］平和で，化湿理脾，流食和胃，理気止痛の効果がある．

［適応症］脾胃不健，湿停食滞，気機失和（気が順調にめぐらず）による脘腹脹痛，悪心嘔吐，暖腐食臭（げっぷが腐敗臭），食少便軟の症状．

［解説］この両麹剤だけを使っても効果がある．他の健脾和胃，理気消食の薬と配合して使うことができる．化痰平喘の薬と合用すれば，降気化痰する効果が強まる．

6-2 行気

烏薬—木香

［単味の効能］

【烏薬】辛温であり，上下の諸気を通理して下腹脹痛を治すのに用いられる．

【木香】行気止痛に常用され，脾胃の気滞を調理し，衝脈（体の中心部にある経絡）の逆気裏急を緩める．

［組み合わせの効能］烏薬と木香とは腸管の収縮力を増強し，腸蠕動を促進する効果がある．薬対において，行気止痛の効果が増強される．多種の気滞による症状を治し，下腹の気逆脹痛に特に著効する．

［適応症］胃腸神経症や腸捻転による軽度な腸閉塞．

［代表処方］排気湯『経験方』（古典方剤ではない）

延胡索—川楝子

［単味の効能］

【延胡索】苦辛，温である．血分に入り，気分に入り，行気して和血する．血中の気滞を行して止痛する．

【川楝子】苦寒，降であり，肝経に入って肝経の鬱を流通させ，肝経の熱を清める．

［組み合わせの効能］血，気を併行して，ともに疏肝，理気，泄熱する効果となる．特に止痛効果がある．

［適応症］熱性胃痛．

［代表処方］金鈴子散『太平聖恵方』

[解説] 肝鬱化火, 気鬱血滞による胸腹, 脇肋の疼痛, 月経痛, 疝痛の症状に多く使われる. 特に辛燥和胃の薬を飲んでも治らないものに対して, 効果がある.

●枳殻―枳実

[単味の効能]

【枳殻】成熟果実から取る.

【枳実】枳殻と基原植物・薬用部位は同じであるが, 未熟果実を乾燥したものである.

[組み合わせの効能] 相須薬対であり, 子宮と胃を興奮させ, 緊張を強める. 行気破結する効果が増強し, 気機の滞りが消失する. 痰, 喘息を止め, 気が動いて, 痞（つかえ）脹が消える. また気が利して, しぶり腹が除かれ, 三焦すべての気機の閉塞を治す.

[適応症] 産後の子宮脱垂, 久痢脱肛.

[代表処方] 補中益気湯『脾胃論』

[解説] 両薬の効果はおおむね破気散結, 行痰消痞であるが, 主たる病的部位が異なり, 薬力も異なっている. 王如古は「枳殻は高を, 枳実は下を主とする. …故に枳殻は胸隔皮毛の病を主に, 枳実は心腹脾胃の病を主にする.」とある.『本草経疏』には「枳殻は形が大きいが, 気を散し, 性は緩慢で, 胸隔肺胃と大腸に入る. 枳実は形が小さいが, 気が完全で, 性が激しいため, 下達するのに優れる.」とある.

枳殻―桂枝

[単味の効能]

【枳殻】破気消積, 除痞する効果があり, 胸隔に痰が滞る胸痞脇脹によく使われる.『本草経疏』には「枳殻は味が苦で, 最も高いところの気を泄する.」とある.

【桂枝】辛散温通薬であり,『長沙薬解』には「桂枝は肝に入って血分を流通させ, 経絡を経て鬱滞に達する.」とある.

[組み合わせの効能] 調和気血, 通陽止痛して, 胸脇（肝経の循行部位）肋間がキリキリとする痛みを治す.

［適応症］胸脇の痛み症状.

［解説］胸脇の痛み症状には柴胡，香附子が用いられるが，この薬対は，調和気血，胸脇疼痛を治すこともできる.

●枳実―厚朴
きじつ　こうぼく

［単味の効能］

【枳実】苦寒で，破気を主として，積滞を消し，痞塞を除く．痰を瀉する効果がある.

【厚朴】苦温で，下気を主として，腹脹を消し，胃満を除くのに偏る．痰を消す効果がある.

［組み合わせの効能］枳実と厚朴は寒温の別がありながら，ともに破気除満（胸満感，腹部膨満感などを治す）の効果がある．薬対において，効果が倍増し，強い破気除満，行痰，消痞（上腹部のつかえる感を消す）となる.

［適応症］胸腹脹満，脘腹痞悶，気結不行の重症.

［代表処方］大承気湯『傷寒論』，橘核丸『済生方』
だいじょうきとう　　　　　　　　きっかくがん

［解説］この薬対は寒と熱で，偏性の害がない．大承気湯では大黄，芒硝を助けて，胃中の実熱を下げる．橘核丸では水の溜まりを消し，瘀血を破り，4種の㿉疝＊を治す.

［使用上の注意］この薬対は破気が激しく，行気も速いので，気実では効果を得られるが，気虚，陰弱には使用できない.

●香附子―木香
こうぶし　もっこう

［単味の効能］

【香附子】行気止痛，疏肝する.

【木香】温で，行気止痛する.

［組み合わせの効能］協同効果により，行気止痛の効果が強まる．気滞による各種の疼痛に使える.

［適応症］胃腸気滞，胃脘疼痛，腹中の腸鳴疼.

［解説］最も常用される理気止痛の薬対である．『医方集解』には「香附子，木香，共に行気の薬で，三焦をよく通し，六鬱を解く.」とある．香附子は疏肝で，木香は温であるが，行気止痛の効果が一致する．他に香附子は

血分にも入り,「血中の気薬」とも呼ばれ,血中の滞も流通させることができる.気血瘀滞の際に,活血化瘀の方剤に,この薬対を加え,行瘀止痛の効果を強める.

柴胡―青皮

[単味の効能]

【柴胡】芳しく馥郁で,軽清で,気味が薄く,疏肝理気の効果を示し,上焦の鬱滞を治す.

【青皮】辛で気が激しく,辛苦で降泄し,肝経気結を破って下焦の鬱滞を疏通し,疏肝理気の効果がある.

[組み合わせの効能] 昇降が適度になり,上下をめぐって気鬱を疏通させ,気滞を動かし,気結を散らす.

[適応症] 胸脇刺痛(キリキリと痛むこと),積集痞塊,乳腫,疝気.

[解説] 一般の疏肝理気剤より激しく速く,肝経気鬱が長く,気結血積の重症に用いられる.この薬対に他の行気,活血,軟堅薬を配合して用いることが多い.

[使用上の注意] 肝鬱の軽症,気鬱に陰血不足を兼ねる際には,柔肝斂(収める)陰類の薬を併せて使えばよいが,疏泄しすぎて肝陰肝血を消耗するため,短期間に少量を用いるほうがよい.

青皮―陳皮

[単味の効能]

【青皮】肝に多く入り,疏肝破気するのに長じ,胃にも入り,消積化滞の効果が強い.

【陳皮】脾に入って燥湿健脾に優れている.胃に入り,和胃降逆する.

[組み合わせの効能] 肝気鬱結,脇痛乳脹,疝気痞積などの症状は青皮で疏通させ,脾胃失健,脘腹脹満および吐瀉納呆(嘔吐,下痢,食欲不振,食事をしても美味でないこと)の症状は陳皮によって和する.

[適応症] 肝脾不調,肝胃不和,脾胃不和.

[解説] 両薬の基原植物は同一で,薬性も同じであるが,効果が異なっている.肝気の病が脾(土)に付け込み,脾胃による病は肝(木)にも及ぶ.

この薬対は肝脾や脾胃を両調し，疏者を流通させ，昇者は昇らせ，降りる者は降ろし，肝，脾，胃の三臓を統理（すべて治める）する．

●檳榔子—木香

［単味の効能］

【檳榔子】消積導滞し，殺虫効果もある．

【木香】温中助運し，燥湿する．

［組み合わせの効能］両薬とも理気薬に属する．薬対は相互補完の関係にある．行気止痛を増加するだけでなく，導滞消脹，燥湿殺虫することもできる．

［適応症］一般的な胃腸気滞，脘腹脹満．

［代表処方］木香檳榔丸『儒門事親』

［解説］脘腹脹痛，食べ物の匂いが嫌いで，吐気がするが吐けない，降ろしをしようが降ろせないような食滞，あるいは臍の周囲で攻撑作痛（突っ張るような痛み），腹中の痞塊が集まったり，散したりする虫積にも選用される．他にこの薬対はしぶり腹を弛緩させ，腸内の異常発酵を軽減，炎症の滲出物を排出促進する効果があり，下痢の初期に，清熱燥湿の薬（黄連，黄柏，大黄）を配合して共用すればよい．

6-3　降　気

●枳実—竹茹

［単味の効能］

【枳実】破気行痰する効果があるが，『本草衍義補遺』には「枳実は痰を瀉す．壁を突き破って壁を倒すことができ，滑竅（人体の穴を滑らかにする）瀉気する薬である．」とある．

【竹茹】清熱化痰，降逆（吐き気を収める）和胃する．『薬品化義』には「竹茹は軽くて，実を取り除き，下して，専ら熱痰を清めて寧神開鬱するのによい．」とある．

［組み合わせの効能］化痰効果は十分に激しいが，和胃降逆の効果が強く速く，清熱化痰，降逆和胃する．

［適応症］痰熱交阻，気機閉塞による胸脘痞悶（胸部，上腹部がつかえる感

じ），胃熱膈噎（胃熱によるげっぷ），乾嘔（吐き気）悪心，痰涎，酸水を吐く症状．

［代表処方］温胆湯(うんたんとう)『備急千金要方』

［解説］胆鬱痰乱による惊悸怔忡（心臓の動悸），心煩躁乱や睡眠不安などに温胆湯(うんたんとう)が用いられる．これは二陳湯(にちんとう)の燥湿化痰を基本に，竹茹，枳実を加えて滌（すすぐ）痰清熱の効果が増強し，痰を取り除き，胆を安寧にする．

● 杏仁(きょうにん)—厚朴(こうぼく)

［単味の効能］

【杏仁】苦温で，肺経に入って，降気行痰，止咳定喘する．

【厚朴】辛温で，下気降逆，燥湿除満する．

［組み合わせの効能］降気が強まり，燥湿行痰し，ともに下気平喘する効果となる．

［適応症］胸悶不適，脘腹脹満．

［代表処方］三仁湯(さんじんとう)『温病条弁』

［解説］肺失宣降，痰失内停，気滞上逆による胸悶，咳喘を治す．湿邪が上，中，下焦に滞積して気機が阻まれた症状に，気機（気のもつ昇・降・出・入という運動）を通暢（つかえることなく，すらすら通る）して除湿散漫する．

香附子(こうぶし)—沈香(じんこう)

［単味の効能］

【香附子】軽く，昇散を主とする．肝に入り，疏肝和胃する．

【沈香】重く，降下を主とする．腎に入ることが多く，温中降逆する．

［組み合わせの効能］降と昇で，気鬱を疏通させたり，気結を散したり，気逆を降ろし，諸気を昇降し，気機を調暢（スムーズに流す）する効果がある．

［適応症］下焦の気機失調による下腹脹満，大腸気秘，小便気淋，婦人転胞（胎児が逆位）．

［解説］胃寒によるしゃっくり，嘔吐にも使える．丁香，良姜を配合すれば，効果はもっとよくなる．

紫蘇（子）—莱服子

［単味の効能］

【紫蘇（子）】降逆順気，下気消痰，止咳平喘する．紫蘇（子）は散気するのが速く，下気開鬱の効果もよく，食積気滞，胃気失和による脘悶腹脹，悪心嘔吐などに使われる．

【莱服子】降逆順気，下気消痰，止咳平喘する．莱服子は破積（塊を消す）消痰の効果が紫蘇（子）より強く，しかも利気寛中（気のめぐりを改善し，上腹部のつかえる感を消す），消食導滞することもできる．

［組み合わせの効能］相須薬対．降気*祛痰の効果が増強し，肺失粛降*，痰多気逆*の咳喘，胸悶の諸症状をよく治す．消食和中し，鬱を除く．

［適応症］食積気滞，胃気失和，脘悶腹張，悪心嘔吐．

●柿蒂—丁子

［単味の効能］

【柿蒂】苦涼であり，降逆止嘔する．

【丁子】辛温で，温中暖胃が可能になり，行滞降気，昇清降濁する．

［組み合わせの効能］寒熱相済する妙があり，辛開苦降する．協力して和中降逆の効果が増強する．

［適応症］寒あるいは寒熱が混じったしゃっくりに有用である．

［代表処方］丁子柿蒂湯『病因脈治』

［解説］この薬対は，降逆止嘔の効果が強く，よく使われている．嘔吐やしゃっくりの病因はさまざまであるが，胃失和降（胃気が下降できず）によるとされている．

［使用上の注意］『本草求真』には「もし，寒があって熱がないならば丁子を必ず使い，固執を治す場合，柿蒂を必ず配合しなくてはならない．」とある．もし，寒と虚がある場合は，党参，（鮮）生姜を合わせる．

（鮮）生姜—陳皮

［単味の効能］

【（鮮）生姜】（鮮）生姜は辛温で，寒飲を温散し，温胃散寒，降逆止嘔する．

【陳皮】辛苦温で，燥湿化痰し，燥湿健脾，理気和胃，通陽散寒，理脾除

湿, 和胃燥湿して, 降逆止嘔する.

[組み合わせの効能] 通陽散寒して, 理脾除湿するのを助け, 和胃燥湿して, 降逆止嘔する効果があり, 古くからの和胃止嘔の良方である. 化痰散飲する.

[適応症] 寒湿中阻, 胃気不降によるしゃっくり, 嘔吐. 痰湿阻肺, 咳喘痰多症.

[代表処方] 橘皮湯（きっぴとう）『金匱要略』

(鮮) 生姜（しょうきょう）—半夏（はんげ）

[単味の効能]

【(鮮) 生姜】辛散温燥であり, 降逆, 止嘔, 和胃, 化痰する.

【半夏】辛散温燥であり, 降逆, 止嘔, 和胃, 化痰する.

[組み合わせの効能] 両薬はともに辛散温燥であり, 降逆, 止嘔, 和胃, 化痰する. 薬対では, 協力効果となる. 一方, 半夏は有毒で, (鮮) 生姜は半夏の毒を抑える相畏薬対で, 互いに制約する作用があり, 不利な要素が消え, 有用な効果を発揮する.

[適応症] 古くから嘔吐を止める良剤である.

[代表処方] 小半夏湯（しょうはんげとう）『金匱要略』

[解説] この薬対は2種類の意味がある.

① 小半夏湯（しょうはんげとう）はこの両薬を配合したものであり, 嘔吐し, 口が渇かない心下支飲〔病的な水分が胸膈（きょうかく）や胃脘（胃の部位, 上脘, 中脘, 下脘）部に停滞する症状〕を治す. 岳美中は「胃に痰涎があって嘔吐するものに, この薬対がなければ効果が得られない.」としている. 配合は厳密で, 半夏の降下止嘔を君とし, (鮮) 生姜の化水止嘔を臣とし, 温中化飲を佐とし, 半夏の降気化痰を使とする. 2つの生薬だけからなる薬対であるが, 君臣佐使が揃っている.

② 胃中燥熱による嘔吐に対しては, 胃熱を清め, 胃陰を滋する薬を配合して使うことができる. 汪訒庵は「(鮮) 生姜は半夏の毒を抑える. (鮮) 生姜によって, 薬効がさらに強くなる.」としている. この薬対は痰湿阻滞, 停飲犯胃に最も適応する. 姜半夏（きょうはんげ）は半夏を (鮮) 生姜の汁で煎じたものである.

沈香―檳榔子

［単味の効能］

【沈香】降気するが，破泄（詰まったものを発散する）しない．それに温腎暖中，納気平喘もする．

【檳榔子】破泄下降（腸内の塊を消し，排便させる）し，古人はそれを「性は鉄石のごとき降る．」とした．最も高いところの気を降ろすのに優れ，直下降泄，破滞行気する力が強く，しかも行痰消積することもできる．

［組み合わせの効能］両薬はいずれも降気の薬である．薬対によって，降逆行気が増加し，下痰平喘，温中降逆する効果となる．

［適応症］腎虚肺逆，痰濁が上に閉塞する胸悶喘咳，脾胃虚寒，食積気滞による胸脘脹痛，嘔逆・あくび，および七情気厥（手足逆冷）による気上喘息，満悶（上腹部がつかえる）不食のものに応用できる．

沈香―木香

［単味の効能］

【沈香】辛で，化気降気，諸気の鬱結による不伸，上逆による不順に適する．扶脾温腎する効果がある．『本草経疏』には「冷気，逆気，気鬱，気結を治すのに特に重要な薬である．」とある．

【木香】滞気を調理して行気止痛する．降逆行気する効果が著しい．

［組み合わせの効能］脾胃気機の和降を失う気逆不順による脘腹脹痛，満悶吃逆，嘔吐腹瀉などに使う．

［解説］他の気機を調理（調整）する薬や補脾和胃の薬と共用することが多い．また，妊娠時の性交，尿を我慢し，胞転（尿の貯蔵所が何らかの理由で屈曲したために尿閉が起こる）不通のものに対して，利薬で治せない場合，この薬対を粉にして湯で服用する．散結導滞して前陰（尿路）を通すことができる．

旋覆花―代赭石

［単味の効能］

【旋覆花】鹹で，潤下し，降気消痰の効能が顕著であり，俗には「諸花はみな昇るが，ただ，旋覆花だけ降る．」とある．

【代赭石】苦で，質が重くて逆を鎮め，痰を洗い清める．

［組み合わせの効能］両薬は花と石で，質も軽重の差がありながら，降を主とする薬性が同じで，薬対では，逆気を鎮め，痰涎を消す効果となる．痰涎内阻，気逆不降，吃逆嘔吐，嘆息（ため息）不嫌，咳，喘息に用いられる．

［代表処方］旋覆代赭湯『傷寒論』

［解説］この両薬を君にし，半夏，（鮮）生姜，人参，大棗と合わせて，傷寒の吐下後，痰涎が体内に溜まり，気がめぐらず，心下（みぞおち）痞硬，噯気（げっぷ）不除の症状に用いられる．急性・慢性胃炎，胃潰瘍，神経症，ノイローゼ，高血圧，メニエール症候群，脳膜炎後遺症などを治す際に，痰気上逆（肝気が痰を挟んで逆することによる），めまい，吐き気に対して，この薬対を主として他の薬を配合して治すことが多い．

半夏—枇杷葉

［単味の効能］

【半夏】苦温で，燥を主に消痰降気する．

【枇杷葉】苦涼で，肺胃に入って下気降逆する．『本草彙言』には瀋孔庭の言葉として，「枇杷は吐気と嘔吐が止まらない症状を主治して，胃気を安定させる．または気逆痰滞による咳嗽不止の症状に対して，肺気を潤す．」とある．

［組み合わせの効能］下気降逆し，燥潤を兼ね，寒温を併施し，湿肺しながら痰を残さず，燥湿しながら陰を奪わない．相反相制で，両薬相まって効果を上げる．

［適応症］肺逆による喘咳．

［解説］肺に入って，祛痰定喘，胃に入って燥湿止嘔する可能性がある．胃逆嘔吐を治すことはあまり知られていない．

7　理血類

理血とは血分を調節する意味である．例えば，血行不暢（血が順調にめぐらない），瘀血が溜まる症状に対して活血化瘀し，血液が脈道を離れて妄行する

出血に対しては止血し，陰血の不足に対して補血する必要がある．これらを総称して理血という．補血の薬対は別のところで記述するので，活血・止血の効果を主とする薬対を紹介する．寒熱虚実，病勢の軽重緩急の度合いによって，適切な薬対を選択して，はじめて良い効果が得られる．一般的に，活血と止血の薬対は，基礎的な治す効果が広範にわたる．しかし，症状は寒熱虚実によって異なり，病勢も軽重緩急の別がある．異なる病状に対応して，適切な薬対を選択して，はじめて良い効果が得られる．

7-1 活 血

王不留行（おうふるぎょう）—穿山甲（せんざんこう）

［単味の効能］

【王不留行】苦甘，平で，よく血分に入り，動いて止まらない．血脈を通利して逐瘀開閉する．

【穿山甲】鹹，涼で，生臭く，臓腑を宣通し，経絡を貫き，力を全身にめぐらせる．

［組み合わせの効能］協力効果となり，脈絡を通じ，乳汁を産生する効果が強くなる．

［適応症］気血瘀滞による婦人の無月経，月経痛，癥瘕（ちょうが）（子宮筋腫・内膜症・腺筋症などの腹部腫瘤のこと）積聚（さしこみ），癰腫（たちの悪い化膿性の腫れもの），産後の乳汁不通，乳汁不足．

［解説］民間に古くから「王不留行と穿山甲は産後の婦人が飲むと，乳汁が長く分泌される．」とある．

［使用上の注意］益気昇清（清気を昇らせる），補血養乳の方剤にこの薬対を佐してよいが，用量を多くしてはいけない．1.5〜6ｇが普通である．

莪朮（がじゅつ）—三稜（さんりょう）

［単味の効能］

【莪朮】破血祛瘀のものであり，消積散堅する効果が強い．気中の血を破し，破気の力が破血（血液が固化しはじめると，それを軟化，溶解し，降ろさなくてはならない）より大きい．

【三稜】破血袪瘀のものであり，消積散堅する作用が強い．血中の気を破って，破血する効果が降気する効果より大きい．

［組み合わせの効能］相須薬対で，破瘀散結の力がもっと強くなり，すべての血瘀気結を治す．

［適応症］気滞血瘀による癥瘕積聚（さしこみ），無月経，月経痛，心腹諸痛，飲食積滞，胃脘腸痛．慢性肝炎，肝硬化，肝脾腫大，肝癌および腹部の腫塊が消えない症状．

［解説］両薬の効果はよく似ているが，それぞれ特徴がある．『医学衷中参西録』には「莪朮は気，苦，香辛で，微温で，化瘀する重要な薬である．三稜は気，味とも淡平である．…もし，両薬の区別を詳しく検討すれば，化血の力は三稜が莪朮より優れるが，理気の力は莪朮のほうが三稜に優っている．」とある．打撲傷による瘀血疼痛にも使える．

［使用上の注意］この薬対は破血消伐の品に属し，元気を傷つけるおそれがあるので，実症状に適している．虚症状や妊娠に対しては慎重に使わねばならない．

姜黄（きょうおう）―桂枝（けいし）

［単味の効能］

【姜黄】辛苦で，温である．破気行血，通経止痛する効果がある．『本草綱目』には「風痺（風邪の症候が主体，全身の関節の遊走性で多発性の疼痛としびれ，運動障害）臂（ひじ）痛を治す．」とある．

【桂枝】辛温で，経脈を温通し，血液の流暢さを助け，筋脈の痙攣をなくし，関節の閉塞を利する．

［組み合わせの効能］姜黄は桂枝の通達陽気，温経散寒の効果を発揮しやすくし，桂枝は姜黄の活血止痛の効果を増す．温経散寒，利血通脈する．

［適応症］身体の上下関節の凝滞，痺着疼痛．

［解説］肩関節周囲炎を治す際に，この両薬を主として，他の薬を配合すれば，著明な効果となる．

桂皮―麝香
けいひ　じゃこう

[単味の効能]

- 【桂皮】辛熱，剽悍（素早く，荒々しく，強く）で，走も守もでき，血脈を通じ，元陽を補う効果がある．
- 【麝香】辛温で，芳香気が強く，発散，通絡散瘀，開竅辟穢，催産下胎する．諸竅の不利をよく通じ，経絡の塞がりを開く通開利竅の上品である．麝香は生体内や摘出した子宮に収縮効果があり，特に子宮，妊娠子宮に著明である．

[組み合わせの効能] 子宮に達して，催産下胎，破血堕胎の効果が強まる．

[適応症] 子宮に瘀血阻滞して，死産，後産が難しいとき，胎盤が残って出ない，あるいは寒凝血滞の難産．

[代表処方] 香桂散『張氏医通』
こうけいさん

●紅花―蘇木
こうか　そぼく

[単味の効能]

- 【紅花】活血化瘀薬．行血化瘀，消散癥瘕（女性の生殖器系の腫瘤）する．
- 【蘇木】活血化瘀薬．行血通経し，消腫止痛することもできる．

[組み合わせの効能] 両薬は効果が類似し，相須薬対で，活血止痛が強まる．

[適応症] 打撲傷，瘀腫疼痛．

[解説]『薬品化義』には「紅花は経脈を通利し，血中の気薬であり，瀉も補もでき，瘀血をなくし，それが活血するのである．」とある．この薬対は活血止痛，利脈通絡することから，毛冬青，丹参，茯神などを配合して，冠状動脈硬化や狭心症に試用されている．

[使用上の注意] 少量では和血養血するが，多量では破血祛瘀する．

●紅花―桃仁
こうか　とうにん

[単味の効能]

- 【紅花】辛温で，心，肝に入り，『本草彙言』には「破血，行血，和血，調血の薬」とある．
- 【桃仁】苦甘，平であるが，心，肝，大腸経に入る．『用薬心法』には「桃仁は滞血を泄し，新血を生じるので，凝血に使用する．」とある．

[組み合わせの効能] 両薬ともに活血化瘀の効果がある．心肝経に入るので，祛瘀の効果が非常に増強する．血中の瘀を散らし，血中閉塞を調節し，すべての血脈瘀滞の症状を治す活血化瘀の常用薬対である．

[適応症] 婦人の月経痛，無月経，外科系の腫瘍，癰疽，骨打撲傷，心腹疼痛など血行瘀滞．

[使用上の注意] 動血耗血を防ぐため，破血祛瘀では増量し，調血和血のときは減量するほうがよい．

五霊脂―蒲黄

[単味の効能]

【五霊脂】甘温気燥で，散血止痛することができる．

【蒲黄】辛涼，滑潤で，喀血化瘀することができる．

[組み合わせの効能] 相須薬対で，通利血脈，推陳致新，祛瘀止痛の効果がある．

[適応症] 痔瘡下血，婦人の紅崩経漏（子宮不正出血）．

[代表処方] 失笑散『和剤局方』

[解説] 祛瘀止痛する妙剤である．もともと，婦人の産後心腹痛で予後が悪い場合に用いられたが，後世の医家はそれを広めて使っている．例えば『本草綱目』には「失笑散は婦人心痛血痛を治すだけではない．すべて男女老幼一切の心腹脇肋（脇の下にある肋骨），少腹疼痛，疝気，妊娠前後の血気疼痛，血崩経漏に効果がある．」とある．蒲黄炭と炒めた五霊脂を薬対にして使う人もいる．祛瘀止血する効果があり，瘀血による出血症などに適応する．

地鼈虫―大黄

[単味の効能]

【地鼈虫】鹹，寒で，小毒がある．血分に使い，肝経に入る．効能は破血逐瘀*，通経止痛．癥瘕積聚，閉経，痛経，産後瘀血腹痛，打撲傷を治す．

【大黄】苦寒で攻下して，気に入って，腸胃の実熱積滞を洗い清める効果があり，血分*にも入り，破血行瘀，一切の瘀を降ろせて，瘀血不行による癥瘕積聚，有形の邪に対して，古きを推して新しくする効果がある．破血

逐瘀＊，血積を取り除き，消癥散結する．

[組み合わせの効能] 血分に入り，効果が激しく速いので，過ぎると何にも残らない勢いがある．

[適応症] 腹中に乾血のある五労虚極（5種類の過労による極度の衰弱），痩せこけて弱々しく食事をしない，肌荒れ，婦人腹痛，臍下に乾血が凝集し，押すとしこりがある症状．

[代表処方] 大黄地鼈虫丸（だいおうじべっちゅうがん）『金匱要略』

[解説] この薬対を主とし，他の薬を配合し，祛瘀生新する効果になる．緩中補虚（体内を緩和し，虚を補う）の薬剤である．

[使用上の注意] この薬対は性が激しく，瘀を降ろす効果が強いので，非瘀血停積や元気が戻っていないものに，みだりに使ってはいけない．

赤小豆―当帰 (しゃくしょうず―とうき)#

[単味の効能]

【赤小豆】清熱解毒，散血排膿する．

【当帰】活血養血，祛腐生新する．

[組み合わせの効能] 解毒，和血，排膿の効果がある．湿熱蘊毒（熱が久しくて毒を生じる）による出血後に便が出る「臓毒」，「腸風」の症状に常用される．

[適応症] 腸癰，肺癰および痔疾出血．

[代表処方] 赤小豆当帰散（しゃくしょうずとうきさん）『金匱要略』

[解説]『血証論』には「これは先血後便を治す．即ち，「臓毒」で，痔疾と似ており，当帰で活血し，赤小豆で血分に入らせる．芽を出して血中の結を流通させ，肛門に集まらない．赤豆の芽はまた血を化して膿とし，疏利する効果となる．」とある．

[使用上の注意] 赤小豆をまず水に浸して芽を出させ，干してから当帰を等量とって粉末とし，湯や酢を加えて，分量を適宜，一回10g，一日3回服用する．

2. 薬対各論

芍薬（しゃくやく）―赤芍（せきしゃく）

［単味の効能］

【芍薬】苦酸微寒で，補を功として養血斂陰*，柔肝止痛する．肝脾を滋潤する．

【赤芍】苦，微寒であるが，瀉を用として，清熱涼血，祛瘀止痛する．

［組み合わせの効能］散と収で，瀉補併用になり，養血活血，和営止痛の効果がある．

［適応症］営血不足や血行不暢を伴う拘急（凝り固まる）疼痛．

［解説］芍薬は『本経』には，赤芍，白芍の区別がなかったが，後世の医家が初めて両種を分けて，効果も違うとして区別した．『本草正義』には「補血し，肝脾の真陰を益して，脾気の散逸と肝気の放恣を収斂するのが芍薬であるが，逐血導瘀，破積泄滞するのが赤芍であるから，陰血を益し，肝脾を滋潤するのに芍薬を使い，活血行瘀，宣化毒瘍するのに赤芍を使う．」とある．白は収め，赤は散らす．白は補うが，赤は瀉する．白は養血和営（営血のめぐりをよくする）するが，赤は活血行瘀する．

［使用上の注意］両薬とも寒涼の薬のため，偏熱の者には適さないので，注意しなければならない．偏寒の者に温性薬，例えば桂枝，当帰などを配合して，はじめて症状に適応する．

● 芍薬（赤芍）―川芎（せんきゅう）#

［単味の効能］

【芍薬】微苦で，陰を補い，微酸で収斂する．『別録』にはそれを「中を緩め，肝脾二臓の陰を養って，二臓の逆気を収める．」とある．

【赤芍】破散，通利を主として，血中に滞を流動して，涼肝散血する．芍薬と比べて，補と瀉，収と行の別がある．

【川芎】血中の気薬であり，瘀滞を化し，血鬱を開き，上へ頭目を通り，下へ血海に達する．

［組み合わせの効能］

(1) 川芎と芍薬との薬対では，肝気を補い，肝陰を養う．また，肝鬱を開ける．

(2) 川芎と赤芍とは寒熱の異なりがあるが，行血破滞で同じ効果がある．赤芍との薬対では，協力効果を発揮し，広く各種の瘀血証，例えば血痺（き

れいな血が流れない)，無月経，癰膿（皮膚や皮下組織に生ずる急性化膿性炎症）に用いられる．

[代表処方] 四物湯（しもつとう）『和剤局方』，柴胡疏肝散（さいこそかんさん）『景岳全書』

[解説] 芍薬には白芍，赤芍の2種があるが，日本薬局方では白芍を芍薬としている．芍薬を川芎と配合するときは，2種類を分けて記述したほうがよい．それぞれ，静と動で，効果が収と散で，味が酸と辛の結合となる．『本草求真』には「芍薬は，辛の散性を抑え，川芎は肝の気を補う．川芎は，酸の収性を抑え，芍薬は肝の液を斂（引き締め）し，肝の気を収め，気が妄行しないようにする．」とある．四物湯（しもつとう）には，芍薬と川芎の薬対が含まれ，肝血，肝陰不足のものに用い，柴胡疏肝散（さいこそかんさん）は肝鬱血滞を治す．

硝石（しょうせき）―礬石（ばんせき）

[単味の効能]

【硝石】苦鹹，温で，血分に入り，消化滞瘀，破積散堅する．

【礬石】散，渋，寒で，湿邪を収め，瘀濁を化し，黒疸を消し，解毒燥湿する．

[組み合わせの効能] 消瘀逐湿する．

[適応症] 女労黒疸（肝硬変や肝臓癌などからの黄疸），慢性肝炎，肝硬化．

[代表処方] 硝石礬石散（しょうせきばんせきさん）『金匱要略』

[解説] この薬対は消瘀駆湿の効果がある．『金匱要略・黄疸病脈証併治第十五』に「黄病，夕方に熱が出て，悪寒がする．これは女労黒疸である．小便が近く，小腹が膨満し，全身が黄色で，額が黒く，足裏が熱いので黒疸と呼んで，腹が脹れ，水状のごとく，大便が必ず黒く，ときどき軟便が出る．これは女労の症状で，水病ではない．腹満が治りにくい．硝石礬石散がそれを治す．」とある．『本草述』には「もし，女労黒疸であれば，礬石寒水で，陰に帰し，燥湿して，硝石水の中の火と合わせて化湿する．これは湿熱を治す方法の一つである．」とある．両薬を飲むと，尿が正黄，大便が正黒になり，瘀濁湿淫〔過分，邪悪，侵淫（感染症の伝播）の意味〕の邪を使い，尿に出たと，近代医家が解釈した．硝石，礬石を粉にしてカップに入れてともに服用すれば，慢性肝炎，肝硬変を治す．

水蛭―虻虫

[単味の効能]

【水蛭】ヒトの血を吸い，性が緩慢で，苦鹹で，平である．破血逐瘀，消堅散積し，下方の病を治す．効果が緩やかで，穏やかで持続する．

【虻虫】ヒトの血を吸い，動で，苦で，微寒であるが，経絡を使って，血脈を通す．上方の病を治す．効果が激しく速く短い．

[組み合わせの効能] 両薬は虫類の破血薬である．性の遅れる者に久しく緩やかに消積することができ，効果の速い者は瞬く間に逐瘀する．両薬相まって，強く死血を食い，悪血を取り除く効果があるうえに，効果が速く，持続する．

[適応症] 瘀血疼痛，癥積血集，婦人の血滞閉経，打撲傷．

[解説] 悪血停滞，瘀血久積を治す．

[使用上の注意] 両薬はいずれも有毒なので，適応に合わせて，用量を厳しくコントロールしなければならない．

赤芍―大黄

[単味の効能]

【赤芍】色が赤く，営分に入って血脈を通じて，祛瘀する．李杲は「赤芍は瘀血を破して腹痛を治す．」とした．

【大黄】熱毒を瀉し，積滞を破し，瘀血を流通させる．

[組み合わせの効能] 血中の滞をなくす．祛瘀の力が強まり，瀉熱逐瘀，和営止痛する．

[適応症] 腸痛の初期，血瘀による無月経，月経痛，肋下疼痛，急・慢性骨盤腔炎による下腹部の熱と，実に属する疼痛．

[代表処方] 神明度命丸『千金方』

[解説] 薬対では，腹内積滞，大・小便不通，気上沖心（気が下より心胸部に上がる），腹中脹満，食欲不振を主に治す．この薬対を主として，他の清熱，破気行瘀の薬を配合して使う．

[使用上の注意] 腹中の冷痛，虚寒的な腹痛には安易に投与してはいけない．

●川芎#—当帰#

[単味の効能]

【川芎】辛温，燥で，行血散血し，活血化瘀，行気袪風する．

【当帰】甘辛で，温であるが，潤で脂っこく，『本草正』には「当帰は甘，重で，専ら補血し，その気が軽，辛なので，行血することもできる．」とある．養血和血する．

[組み合わせの効能] 相使薬対で，活血袪瘀，養血和血する効果が増強する．他に両薬が潤燥適宜で，当帰の潤は川芎の辛燥を抑え，川芎の辛燥は当帰の脂っこさを防いで，袪瘀することができる．瘀を取り除いても気血を傷めず，養血しても，血の閉塞と気の停滞を起こさない．

[適応症] 血虚，瘀血症状．

[代表処方] 四物湯『和剤局方』，生化湯『景岳全書』，仏手散『普済本事方』

[解説]『医宗金鑑』には「当帰，川芎は血分の主な薬で，温で，甘辛である．和血，補血，散血でき，古人はみな当帰を君とし，川芎を等倍，あるいは2倍にする．川芎が昇散を速やかにするので，量が多すぎては気を傷つける．寇宗奭が"単独に，久しく服用してはならない．"としたのはその意味である．ただし，気鬱血凝に効果があるので，川芎で当帰を佐して血分の病を抑え，瘀血を取り除き，造血して，別々に要所に帰す．」とある．特に血虚に血瘀が兼ねる症状によく奏効する．血瘀の症状においては，この薬対に陰，柔，静の薬と併せて使うことが多い．四物湯はこの薬対に（熟）地黄，芍薬を配合して，補血方剤としたものである．また婦人の月経を調節するよい方剤である．血虚症状に対して，活血薬を併せて用いる．生化湯はこの薬対に桃仁，炮姜を組み合わせ，悪露不行，小腹疼痛を治す．もし，この薬対だけを使う場合，仏手散になり，難産，胞衣不下，死産となる血下疼痛などに用いられる．

[使用上の注意] 産後の乳房疼痛には，この薬対を粉末とし，濃く煎じ，頻繁に服用すると効果がある．

●大黄—桃仁

[単味の効能]

【大黄】苦寒で，激しい．熱毒を瀉し，積滞を破し，実熱便血を治す．また，

2. 薬対各論

血分に入って行瘀通経し，すべての瘀血を破して，蓄血を治す．

【桃仁】苦甘で，柔潤で，血分のもので，破血行瘀し，潤燥滑腸もできる．

[組み合わせの効能] 剛柔が適宜になり，専ら血分に入り，血積を破り，瘀熱を降ろす．

[適応症] 太陽，陽明の蓄血症状，婦人の月経痛，無月経，産後悪露が降りないことによる腹疼痛の少ないもの，腸痛の初期，および打撲傷．瘀熱停積，大便秘結を兼ねる症状．

[解説] 瘀熱が互結した各種疾患に用いられる．腸腑をきれいに降ろし，瘀熱を大便と一緒に排除する．

● 大黄—牡丹皮

[単味の効能]

【大黄】大苦大寒で，通下する．血分に深く入って血中の熱毒を解き，血中の積を通じる．

【牡丹皮】辛苦，微寒で，血分に入って清熱涼血，活血散瘀する効果となる．『本草経疏』には「牡丹皮は血分の邪気と腸胃に残っている癥堅（硬く動かない腫瘤）血瘀を取り除く．」とある．

[組み合わせの効能] 相互完補で，強い通降下行し，瀉熱散瘀，熱毒瘀滞を洗い清める．

[適応症] 腸癰の初期段階で，膿がまだできていない症状．

[代表処方] 大黄牡丹皮湯『金匱要略』

[解説] 常用なこの薬対に，冬瓜仁，桃仁を配合し，また，この薬対を主として他の薬物を配合して，婦人科の骨盤腔炎，卵管結紮手術後の感染など裏熱実の症状を治すことが多い．大黄と牡丹皮にはブドウ球菌，大腸菌，連鎖球菌などの多くの細菌に対して強い抗菌効果があって，多種の細菌感染症を治す試みがなされている．

● 当帰#—桃仁

[単味の効能]

【当帰】補血養血，行血和血する．

【桃仁】活血破血，軽度に養血する．

［組み合わせの効能］両薬は血分の症状を治す常用の薬である．相使薬対で，活血祛瘀の効果が増強し，活血と同時に養血も可能となる．

［適応症］老衰体弱，産後便秘．血虚腸燥による大便秘結の症状．

［解説］祛瘀通閉しながら血液に傷害を与えず，養血補血し，血虚，血瘀による多種の症状を治す．また，潤燥通便の効能もある．この両薬を煎じ，白蜜を加えて服用すると，効果がよい．

乳香—没薬

［単味の効能］

【乳香】辛苦で，温で，気が芳しく動く．気分に入って調気し，止痛の効果が強い．

【没薬】苦平で，気が淡で血分に入って散瘀し，破泄する効果が大きい．

［組み合わせの効能］気血を併治し，効果が強くなる．

［適応症］全身の経絡臓腑における気血凝滞，疼痛，脹痛，結節，痺れ．

［解説］両薬とも活血散瘀，消腫止痛の効果がある．『医学衷中参西録』には「乳香と没薬を配合して，宣通臓腑，疏通経絡する重要な薬対で，気血を併治し，すべての心胃，肋膜，肢体関節の諸疼痛を治す．婦人の月経痛，月経不順も治す．その通気活血する効果が，風寒湿痺，全身の痺れ，四肢不随，癰（赤腫熱痛の皮膚化膿症）疽（根が深く，膿をもつ悪性のできもの），腫痛，硬いが痛くない癥疽などの証を治す．」とある．両薬を1：1で外用すれば，消腫散結，止痛，化膿部分を取り除き，肉芽を形成する．病変部位から毒を抜き，傷口を修復する効果があり，難治の傷潰瘍の症状に多く使われる．

7-2 止血

阿膠—海蛤殻

［単味の効能］

【阿膠】『湯液本草』には「阿膠は肺気を益する．肺虚極損で咳をして，膿血が出る者には，阿膠でないと補えない．」とある．

【海蛤殻】苦鹹で，平，肺熱を清泄して濃痰を仕することができる．

［組み合わせの効能］肺経に同入し，養陰清肺して寧絡することができるし，潤燥化痰して，止咳することもできる．

［適応症］肺虚久咳（肺虚による咳が久しい），陰液損傷によって咳，痰が粘っこい症状，肺陰虧損，熱傷肺絡による咳嗽咯血．

［解説］海蛤殻を粉にして，阿膠を別に煮詰めて，沖服（お湯で溶かして服用）する．

［使用上の注意］炮制学で，「蛤の粉で阿膠を炒める．」とは，海蛤殻を粉にして，阿膠と一緒に炒めて，玉になった状態で使うことである．この2味だけでも使えるし，他の薬を配合して使ってもよい．

●阿膠—艾葉

［単味の効能］

【阿膠】甘平で，補血止血，養血安胎する．

【艾葉】辛香で，暖血温経，行気開鬱し，経絡の閉塞を流通させることから，調経止痛，温経止血，安胎もする．

［組み合わせの効能］薬対は相輔相成で，温経補血，調経止血，養血安胎する．

［適応症］婦人の血虚寒滞，月経痛，月経過多，紅崩経漏あるいは産後の下血，淋漓（少量の出血）して止まらない症状．妊娠時に寒気に襲われる腹中疼痛，胎動不安，あるいは下血経漏にも用いられる．

［解説］『本草述鉤元』には「古方で調経する際に，多く艾葉を使う．紅崩経漏および妊娠下血に阿膠と併せて投与する．それは阿膠の陰に入る気中の陰と，艾葉の肝・脾・腎の三経に入る血中の陽で，昇降し，調気し，固脱（陽気が絶えようとしている重篤な状態を回復させる）する．」とある．

阿膠—仙鶴草

［単味の効能］

【阿膠】常用な止血薬で，養血滋液する．

【仙鶴草】常用な止血薬で，補気養血する．

［組み合わせの効能］相須薬対で，強い止血効果がある．

［適応症］虚労，咳血，喀血，腸風便血，陰虚尿血，妊娠出血，婦女紅崩漏

下など，各種の血症状や陰虚血虧（欠く）．

［解説］強い止血効果があるので，血小板減少性紫斑病を治す場合，症状によって，適当に加減すれば，効果が得られる．

阿膠―蒲黄

［単味の効能］

【阿膠】養血補血と止血する．

【蒲黄】欽血止血と活血散血する．

［組み合わせの効能］両薬は血分の薬で，薬対において養血止血する．補血するうちに行血ができ，止血するうちに祛瘀もできる．補血しながら動きを妨げないし，止血しながら瘀が残らない長所がある．

［適応症］吐血，喀血，便血，婦人の紅崩経漏の出血症状．

［解説］血虚を兼ねるものに適する．

［使用上の注意］阿膠を（生）蒲黄で炒めて，炮制とする．

黄芩―槐花

［単味の効能］

【黄芩】苦寒で，瀉火解毒し，肺火や腸熱を清める．

【槐花】微寒で，涼熱止血する．

［組み合わせの効能］相輔相助の薬対で，清熱止血の効果が著しくなる．しかも下焦に行き，下部の出血を治す．

［適応症］婦人の紅崩経漏（不正出血）．

［代表処方］槐芩丸『玉滑臨床経験選』

［解説］熱に血絡が傷つけられる腸風下血，痔疾出血，紅崩経漏などに使用される．両薬とも降圧効果があり，薬対では降圧効果も強まる．

槐花―荊芥（炭）

［単味の効能］

【槐花】苦，微寒であり，涼血止血する．『薬品化義』には「腸紅下血，痔疾腫痛，臓毒淋瀝（排尿障害，排尿痛などの状態）を主とする．」とある．また，「涼血する効果はただ大腸だけである．」とある．

【荊芥（炭）】元は疏風解表の品であるが，炒めて炭にすると大腸に効くようになる．

［組み合わせの効能］腸に入って疏風利気するが，血分に同入して，止血の効果が強められる．

［適応症］腸風痔疾の出血．

［解説］荊芥は炒めて炭化してはじめて理血止血の効果が出てくる．張寿頤は「ただし，荊芥を炒めて黒くなると，その軽やかで舞い上がる疏散の性がなくなるが，黒化したものは血の妄行を止められる．」とした．この薬対単独でも効果があるが，枳殻，側柏葉などを配合すれば，その涼血の力が弱くなり，収斂止血の効果が強まる．熱があまり高くない痔疾便血に適応する．

海螵蛸—白及
かいひょうしょう　びゃくぎゅう

［単味の効能］

【海螵蛸】鹹，微温であり，収斂固渋の効果が強く，和胃制酸することもできる．

【白及】甘渋，微寒で，きわめて粘っこい．止血収斂，消腫生肌，速やかに止血し，病巣の癒合を促進する．

［組み合わせの効能］収斂止血し，各種の出血症状に使える．

［適応症］喀血，吐血，大便下血，痔疾出血，潰瘍の出血．

［解説］両薬とも，粘液質を含み，止血和胃，制酸の効果がある．

［使用上の注意］この両薬の等量を，粉にして，3〜6g飲んでよい．他に創傷による出血に，この薬対を外用しても効果が得られる．

旱蓮草—車前草
かんれんそう　しゃぜんそう

［単味の効能］

【旱蓮草】甘酸，涼であり，肝腎二経に入り，補腎養陰，涼血止血する．

【車前草】甘，寒であり，降泄し，通利小便，滲湿瀉熱する．

［組み合わせの効能］利水清熱，通淋止血し，血尿を治す効果が著しく，常用される．

［適応症］血尿．

[解説] 車前草は利水清熱で，旱蓮草の涼血止血を助け，旱蓮草は補腎益陰で，車前草の精気を泄する弊害を防ぐので，互いに助け，相制する．この薬対は利水清熱し，陰を傷つけず，また益陰補腎し，邪を取り除くのを妨げないようにする．そのため，湿熱が下焦に注ぎ，陰虚血熱による尿の淋漓不暢で尿血を治す．他の熱証尿血にも使える．

藕節—白茅根

[単味の効能]

【藕節】消瘀止血の効能があり，平性のため出血症に利用可能である．

【白茅根】甘，寒で涼血止血，清熱利尿の効能があるため，熱性血淋（排尿痛，頻尿を伴う血尿）にもよく使う．

[組み合わせの効能] 涼血止血，あるいは収斂止血の協力効果がある．

[適応症] 鼻血，喀血などの上部の出血，あるいは尿血，血淋の下部の出血．

[解説] 両薬とも臨床に多く使われる止血薬である．生で使うときは，涼血の効果が強い．止血しながら瘀を残さない特点がある．炒めて炭にすると，止血効果が強まり，一定の収斂する効果もある．一般的にいえば，熱証実証による各種の出血症状に新鮮な白茅根や藕節や，あるいは両者を干したものを合用するのがよい．涼血止血の功を取る．虚実寒熱が著しくない出血症状には，両薬を炭化したものを合用することが多く，収斂止血する．しかし，吐血，便血，紅崩経漏などの出血に使うことは少なく，効果もあまりよくない．

●荊芥—当帰#

[単味の効能]

【荊芥】祛風薬で，血中の風気を祛する．荊芥を炒めて炭にすると，理血止血の効果が出現する．『本草彙言』には「すべての失血症状は，炒めて黒くなった荊芥で止められる．」とある．

【当帰】理血薬で，補血和血する．

[組み合わせの効能] 荊芥（あるいは荊芥穂）と当帰の薬対は，協力効果により，専ら養血理血，祛風止血する．臓腑血弱によって血絡が悪く，血が経に帰れない腸風下血に対して効果が著しい．

[適応症] 血虚で内風を生じ，手足が震え，四肢抽搐，皮膚がかゆい症状．
[代表処方] 交加散（こうかさん）『婦人良法』
[解説] 古くはこの両薬を散薬にして煎じ，酒を加えて服用し，産後の血虚，風動で失神して倒れるなどの救急に用いられた．

荊芥（炭）—升麻（炭）

[単味の効能]

【荊芥（炭）】軽揚，上浮．

【升麻（炭）】陽を昇らせ，陥を上げる．

[組み合わせの効能] 相須配対．元は疏風解毒の薬であるが，炒めて炭になると，辛散発表の効果が減って，血分に入って止血の効果となる．気虚の著しい前陰出血や，疾病が久しく難治である場合，方剤中にこの薬対を加えて使うと，著しい効果がある．

[適応症] 前後二陰（前陰は泌尿器と生殖器，後陰は肛門）の出血，便血，尿血，紅崩（子宮不正出血），月経過多．

[解説] 『墨宝斎集験方』に「この薬対を主として，紅崩を治した．」とある．また，柴胡，白芷を配合して，升麻（炭）の昇陽止血の効果を佐し，当帰，川芎を加えて，理血，止血する．

三七—白及

[単味の効能]

【三七】温，微苦であり，止血散瘀の上品である．その特徴は止血しながら，瘀滞を残さないことである．『本草求真』には「三七は止血止痛だけでなく，血分にその瘀を化することができる．」とある．

【白及】止血のもので，肺経に入るのに長けて，補肺止血を長所とする．『本草綱目』には「性が渋で収めるので，肺に入って止血できる．」とある．

[組み合わせの効能] 両薬のそれぞれの長所を生かして，助け合って止血の効果を増す．肺絡を寧して肺の止血効果を発揮する．

[適応症] 肺部の出血．

[解説] 三七の血を流通させる効果が，白及の粘着性の収渋効果を抑え，血を止めて瘀が残るのを防ぐ．肺絡が損傷された出血症状や，胃の出血に

使っても効果がある．

(生)地黄—側柏葉
じおう　そくはくよう

［単味の効能］

【(生)地黄】厚，滋膩である．甘苦，微寒で，清熱生津できるし，涼血止血もできる．

【側柏葉】苦渋微寒で，涼血止血の効能をもつ上品である．『別録』には「吐血，鼻血，下痢便血，紅崩を主とする．」とある．

［組み合わせの効能］協力効果により，涼血止血の効果を増す．それに益陰清熱する．

［適応症］各種の熱症状による出血（例えば，喀血，鼻血，吐血，尿血，便血，紅崩経漏など）．

［解説］薬対は，涼血効果を弱め，収斂の力を強めるので，熱の高くない脾胃虚弱．

［使用上の注意］中焦を傷つけ，脾胃の運化を妨げる副作用があるので，短期服用ならよいが，長期服用はよくない．

地楡—蒼朮
じゆ　そうじゅつ

［単味の効能］

【地楡】苦酸，微寒であり，清熱解毒，涼血止血ができて，病の標を治す涼血，止血の薬である．

【蒼朮】辛苦，温であり，燥湿健脾，昇陽開鬱して本を治す．

［組み合わせの効能］相輔相成（相互補完）の関係にあって，標本を兼ねて治す．

［適応症］血痢（血の混じった下痢と激しい腹痛を起こす腸炎）．

［解説］脾虚湿毒，腸絡が損傷された難治の血痢は，この薬対で治せる．

青黛—蒲黄
せいたい　ほおう

［単味の効能］

【青黛】鹹，寒であり，肝肺の二経に入り，肝経の鬱火を瀉し，膈上の痰熱を消す．

【蒲黄】甘平で，専ら血分に入り，臨床に常用される止血薬の一つであり，多種の出血症状に使える．

[組み合わせの効能] 相輔相成（相互補完）し，ともに肝火を清め，肺絡を安らかにする．

[適応症] 肝火上攻，あるいは肝火が肺を侵すことによる吐血，鼻血，喀血．

[解説]『薬品化義』には「蒲黄は炒めて補脾する薬であり，久しい失血に対して血を摂って源に帰し，妄行をしないようにする．また体軽行滞，味が甘で，血を和する性によって，鼻血喀血を治し，経崩経漏を治す．」とある．

[使用上の注意] 肺熱による鼻血に，この両薬を3～5gずつ取って煎じて飲めば効果がある．

8 調和類

ここでは主に和解少陽，調理肝脾，調和腸胃および調理気血のある薬対を紹介する．肝脾不和，胃腸の気機が失調する症状，気血不調などに使用される．「瘧（マラリア）は少陽に属する」ことから，瘧を治す薬対は和解少陽の中に入れている．

8-1 和解少陽

●黄芩—柴胡

[単味の効能]

【黄芩】苦寒で，肝胆気分の熱を清め，半裏の邪を内に貫き通す．『本草彙言』には「清肌解熱するのは柴胡が最もよいが，黄芩がないと，涼肌解表できない．」とある．

【柴胡】苦涼，軽で，性は昇散を主り，少陽を疏散するのに長けており，半表（表と裏の間）の邪を外に出し，気分の滞結を開き，解表和裏する．

[組み合わせの効能] 少陽肝胆に入って，少陽半表の邪を流通させ，理想的に少陽を和解して，肝胆の鬱熱を疏泄する．

[適応症] 多くの邪が半表半裏にある寒熱往来，口苦咽乾，胸脇苦満，心煩

欲吐（イライラして吐気がする），脈弦細，マラリア．

[代表処方] 小柴胡湯（しょうさいことう）『傷寒論』

[解説] 和解剤の中でいちばん代表的な基本的配合である．婦人の月経期に外邪を感受した熱入血室症状〔熱が営血（血と一緒に循環する栄養分を合わせたもの），血分に入る〕に使用する場合，牡丹皮，紅花，赤芍などの血分薬を必ず加える．他に，この薬対はマラリアを治し，解熱仕瘧（間欠的に発熱し，悪感（おかん）や震えを発する病気）の効果がみられる．常山，草果，檳榔子などを加えればもっと効果がよくなる．

黄芩（おうごん）—青蒿（せいこう）

[単味の効能]

【黄芩】苦寒，真っすぐであり，少陽の鬱熱を降泄する．

【青蒿】青蒿は苦寒で芳しく，少陽邪熱を清め透すのに長ける．何廉臣はそれを「清くて芳しい．絡分を透して少陽肝経から邪を引いて出てくるのが，腠理（皮膚の隙間）を疎達する柴胡より緩やかであるが，穢濁を避けて宣絡する効果は柴胡より優れるので，近代の医家は青蒿をすすんで使うが，柴胡を恐れてあまり使わないのである．」とした．

[組み合わせの効能] 相輔相成（相互補完）し，協力して，少陽胆熱を比較的強く清解する．

[適応症] 暑湿時邪，マラリアの類似症状，あるいは肝胆火盛による目の充血，まぶしい症状．

[代表処方] 蒿芩清胆湯（こうごんせいたんとう）『重訂通俗傷寒論』

[解説] 両薬はいずれも胆経に入り，少陽を治す重要な薬である．この薬対は熱邪が少陽に伏す寒熱に交差して生じる熱重寒軽に適応する．

何首烏（かしゅう）—人参（にんじん）

[単味の効能]

【何首烏】元は精血を補い，肝陰を益する薬である．瘧の重要な薬でもあるが，瘧邪が陰分に入って難治の症状に適応する．

【人参】大補元気して，正気を支える重要な生薬である．

[組み合わせの効能] 不治の気血両虚の瘧を遮り，養血する力が倍増し，瘧を

遮る効果がさらに著しくなる．

[適応症] 瘧（マラリア）．

[代表処方] 何人飲（かじんいん）『景岳全書』

[解説]『本草経読』には「瘧は少陽の邪が瘧邪に侮（あなど）られて，旧邪が引いても新邪が虚に乗じて入り，瘧となる．新邪が入らなくても，栄衛不調の気が少陽の境に入って瘧となる．何首烏の妙は直接，少陽の経に入り，その気が甚に激しいので，瘧邪の勢いを削ぎ，その味が甚に渋いので，瘧邪の道を塞ぐ．」とある．当帰，陳皮，（鮮）生姜を配合して，瘧を治す方剤となる．原因不明の長期の低熱や寒熱に対して，この薬対以外に他の薬対を配合して，解熱効果を上げる．

[使用上の注意] 何首烏の用量を適当に増量し（30g），人参の代わりに党参を使ってもよい．

柴胡（さいこ）— 常山（じょうざん）

[単味の効能]

【柴胡】少陽枢機*を疎解して，標を治す．瘧，マラリアを遮って熱を解くことができる．抗病原体効果がある．

【常山】痰湿積滞を泄化して本を治す．除痰して瘧を遮ることができる．強い抗マラリア効果がある．

[組み合わせの効能] 両薬とも瘧を防ぎ，薬対は協力効果となり，マラリアを治す効果を大いに増す．

[適応症] マラリア．

[解説] マラリアは痰湿が盛んで，経絡のトンネルに残ることによって生じることが多いので，「痰がないと瘧にならない．」という考えがあった．また，寒熱往来，間欠的に発作が現れ，「瘧は少陽に属する．」とみなされた．薬対において，標と本を兼ねて治し，凝集した痰を消し，積滞した湿を取り除き，寒熱往来を解く．『本草正義』には「柴胡が瘧を治すことは，ただ邪が経絡にあるのを治す．痰湿積滞には効かない．早め，遅めに使っても適当ではない．瘧の治療において，常山だけは，内にある蘊結を疏通させ，根本を支えることにより，寒熱の邪が侵襲できないので，マラリアも発症しない．これは柴胡がその標を治し，常山がその本を治すのであ

る.」とある.また,柴胡は瘧原虫の発育を阻止すると推測されているので,この薬対がマラリアを治す科学的根拠になっている.

常山—草果
じょうざん—そうか

[単味の効能]

【常山】苦辛,寒であり,毒性があって,除痰してマラリアを遮る.『薬品化義』には「宣は閉塞を取り除き,結痰を開く.およそ痰が経絡に滞在する病気はみな下から上へ湧き出る.経絡に入って痰瘧を取り除くからである.」とある.常山に抗瘧解熱する効果があって,著明にマラリアの寒熱往来の発作を抑えることが証明されている.

【草果】辛温で,化湿避穢,滌痰除瘧する.

[組み合わせの効能]協力効果となり,抗瘧する効果が強まる.他に常山に嘔吐の副作用があるが,草果の化操和胃で止嘔をすることができる.両薬が配合されて,互いに制約する作用となる.常山の嘔吐させる弊害を抑えながら,瘧をよく遮る効果が発揮される.

[適応症]マラリア.

[解説]各種の瘧を治す.特に南方の山林に湿熱が蒸鬱して生じる邪病の一種,または山などに発生する硫化水素などの有毒ガス,瘴毒(伝染性の熱病)ともいう,南方の山林間の湿熱が蒸鬱して生ずる病邪の一種で,自然疫源の性質の類を指し,通常多くは瘧疾を指す.穢濁湿気による瘴瘧に最もよい.

草果—知母
そうか—ちも

[単味の効能]

【草果】辛,浮散であり,温,燥が強く,瘧を治す薬である.痰湿を洗い流し,脾陽を振って,蘊蓄されている陰穢湿濁をなくす.

【知母】苦寒,清熱瀉火する.知母は熱結を除き,胃火を泄して,裏にある煩熱を治す.

[組み合わせの効能]両薬が助け合って,寒熱を調整し,表裏を和する.

[適応症]太陰湿濁の薫蒸による煩熱汗多の瘧.

[解説]『本草綱目』には,「この薬対が陰と陽に偏らずに,瘴瘧寒熱を治す.

草果は陰で寒を治し，知母は陽明の火を治す.」とある.

8-2 調理肝脾

●甘草—芍薬

[単味の効能]

【甘草】甘緩平和で，逆気を和して脾土を補う.

【芍薬】酸で収め，苦で泄し，寒，陰柔であり，営気を収斂させて肝木（肝は五行の木に当たる）を瀉す.

[組み合わせの効能] 緩肝和脾，益血養陰，緩急止痛する.

[適応症] 胸脇不適，腹中と手足の痙攣疼痛，婦人の月経痛，月経期頭痛や糖尿病.

[代表処方] 芍薬甘草湯『傷寒論』

[解説] 傷寒脈浮，自汗出，小便頻数，心煩，微悪寒，足の痙攣に適応する薬対である．それが酸甘化陰し，調和肝脾する．血虚による四肢の痙攣抽搐を治し，特に下腿の腓腸筋痙攣に対して，緩急解痙，鎮痛効果に協力効果となる．細野史郎の文献によると，横紋筋，平滑筋の痙攣に，また，中枢，末梢の鎮静作用がある．「表面の躯幹と四肢の平滑筋の痙攣を治すだけでなく，深部平滑筋の臓器（胃，腸，胆嚢，子宮，膀胱，尿道，あるいは血管など）の痙攣を緩解して，疼痛を抑える.」とある.

●枳実—柴胡

[単味の効能]

【枳実】重沈で，降泄を主り，降が下気（おなら）消痞，泄が理脾除満する．行気散結，通陽舒肝（うつ状態にある肝の機能をよくする），調暢気機する.

【柴胡】軽清で，昇散し，清陽を昇発し，散は肝鬱を流通させる．少陽の気を昇発して鬱熱を表へ透泄する.

[組み合わせの効能] 両薬は降と昇，脾と肝で，気機を昇降させて，肝脾を両調する効能がある.

[適応症] ①肝脾不調，気機逆乱による胸腹脹満，食滞難運（食積で運化するのが難しい），噯気（げっぷ）頻々，泄瀉下痢する症状．②肝気鬱結，気機

不利, 陽鬱が裏にあり, 手足の冷たくなる症状.

［代表処方］四逆散『傷寒論』

［解説］この薬対に芍薬, 甘草を配合して, 肝鬱による厥証（気絶して意識不明に陥る）を治す代表的な方剤となる.

香附子—檀香

［単味の効能］

【香附子】疎肝理気して肝の鬱滞を解くが, 脾土（脾は五行の土に当たる）を制しない.

【檀香】胃を和して, 気を調理し, 脾を冷まして中を順調にし, 食欲を増進する.

［組み合わせの効能］両薬は芳, 辛, 気が濃くて, 理気効果がある. 薬対において, 理気作用を増し, 肝脾を両調する.

［適応症］胸脇脹悶, 噯気嘆息, 食欲不振, 胃脘疼痛.

［解説］『本草綱目』には,「この薬対は理気醒脾する.」とある. 肝気鬱滞, 脾胃失和による胸脇脹悶, 噯気嘆息, 食欲不振, 胃脘疼痛などを治す.

● 芍薬—白朮

［単味の効能］

【芍薬】微苦, 酸寒柔潤であり, 陰を補い, 略酸で収斂ができる.

【白朮】甘, 苦温剛燥で, 脾胃の健運を助けて, 生化の源を促進して, 気血を盛んにして, 諸疾患を防ぐ.『本草彙言』に「白朮は脾胃を支え, 散湿除痺, 消食除痞する重要な薬である.」とある.

［組み合わせの効能］両薬は肝血を養い, 肝陰を収斂して隠し, 脾気を益して脾陽の運化を助ける. 薬対において, 陰と陽, 剛柔相輔で, 柔肝安脾し, 肝脾を調和する常用の薬である.

［適応症］脾虚肝盛, 肝脾不和による腸鳴腹瀉, 大便泄瀉, 脘脇の脹悶, 食欲不振, 肝脾二臓の機能不全による婦人の月経不順, 月経不調の症状.

［代表処方］白朮丸『丹渓心法』, 逍遥散『太平恵民和剤局方』, 痛瀉要方『丹渓心法』

［解説］これらは調和肝脾の常用方剤である.

2. 薬対各論

● 白朮—防風

[単味の効能]

【白朮】苦温が燥湿し，甘温が益脾する．

【防風】辛甘，微温であり，元来は祛風散寒の薬であるが，散鬱舒肝（うつ状態の肝の機能をよくすること）し，和中理脾，舒肝理脾する．

[組み合わせの効能] 益気御風（益気して風邪を防御する）し，脾虚衛弱で，風邪を引きやすい者がこの薬対を煎じて飲めば，予防効果がみられる．

[適応症] 風邪の予防．

[解説]『本草彙言』には「薬対において，脾風を治す．」とあり，これは肝鬱が脾を侮り，発作的に腹痛が生じる腸鳴下痢の症状である．痛瀉要方は，この薬対に芍薬，陳皮を配合したものであり，補（土）瀉（木）の効果が得られる．

8-3　調和腸胃

烏賊骨—大黄

[単味の効能]

【烏賊骨】微寒，渋い．制酸，収斂，止血し，胃脘疼痛，酸性の食物が好きなタイプや吐血便血などに使うことが多い．

【大黄】苦寒，瀉熱通便の品であり，少量使えば，苦寒健胃する．

[組み合わせの効能] 烏賊骨を主として，少量の大黄を足して健胃制酸の効果を増加し，烏賊骨の温性を少し変え，便秘を起こしやすい副作用を大黄の瀉下効果によって抑えることができる．

[適応症] 胃炎，胃潰瘍による胃酸過多症．

[解説] 出血傾向のある者に多く使う．比較的よい制酸止痛，収斂止血の効果がある．粉末にして外用すれば，瘡瘍の潰爛（破れただれる），流水，滲血（血がにじむ）などにもよい結果が得られる．

● 黄連—生姜

[単味の効能]

【黄連】苦寒によって，腸中の熱結を泄して鬱熱を除く．

【生姜】辛温，昇散によって，脾の寒凝を散らして胃腸の陰霾（砂ほこり）を追い払う．

[組み合わせの効能] 苦と辛，温と寒であり，熱痞を瀉し，寒積を除き，鬱熱を清めて胃腸を調整する総合的な効果となる．

[適応症] 胃脘痞満，胃酸過多，食欲不振，上熱下寒による食後の嘔吐，腹痛腸鳴，下痢．

[代表処方] 黄連湯・半夏瀉心湯・甘草瀉心湯・生姜瀉心湯・生姜黄連黄芩人参湯『傷寒論』

[解説] 寒熱が混ざっている症状はよくみられるが，治すのがきわめて難しい．この薬対は，寒熱虚実が混在する慢性細菌性下痢，慢性腸炎，慢性胃炎に健脾理気薬を配合することにより，効果が高まる．

● 黄連—半夏

[単味の効能]

【黄連】苦寒で，清熱燥湿，和胃止嘔する．

【半夏】化痰散結，降逆寛中し，気機を舒理して胃腸を調和する．

[組み合わせの効能] 清熱，和胃，止嘔する．

[適応症] 小児の胃熱嘔吐．

[解説] 胃腸を調和し，気機を整え，陰陽を和するための基本的な配合である．これは寒温を併用して，陰霾を化し，陽気を和するうえに，清熱しながら祛湿を妨げず，燥湿しながら清熱を損なわないので，相互補完する協力効果で，泄熱和胃，開胸除痰する．痰熱を結し，湿熱中阻（湿熱が中焦を阻む），気機失暢（気機が順調でなくなること）による胸脘脹満，心下痞満，圧痛，嘔気，あるいは粘稠痰を伴う咳嗽，あるいは腸鳴下痢，舌黄膩苔，脈濡数などに適する．薬対によって清熱，和胃，止嘔する．

[使用上の注意] 小児の胃熱嘔吐を治す際に，清半夏〔半夏を冷水に浸し，何度も水を換え，なめて口がしびれなくなったところで乾燥し，その後，白礬（明礬）とともに煮たもの〕，黄連を6gずつ，60等分にし，一回1分，一日2，3回お湯で調製して飲用させる．繰り返して飲用したほうが効果がある．

黄連—附子

[単味の効能]

【黄連】苦寒で，心を瀉して，実熱を泄する．寒で清熱する．

【附子】辛熱で，陽を支えて虚寒を治す．大熱で回陽する．

[組み合わせの効能] 一見，水と火で互いに相容れないようにみえるが，寒熱併用，陰陽互補の意味がある．扶陽瀉熱する効果が増強する．

[適応症] 胃脘痛，心下痞に悪寒汗出を兼ねる患者．

[代表処方] 連附六一湯『医学正伝』，附子瀉心湯『傷寒論』

[解説] 王旭高は「黄連と附子を配合して使用すると，水と火をたちまち相交させる．」としている．虚寒を兼ね，寒熱が交じる熱結心下，脘腹痞満，腹瀉不暢，嘔吐心煩，陽虚不固，汗多悪寒，肢冷脈弱などを兼ねる症状に頻用される．連附六一湯は胃脘痛を治す．尤怡は「邪熱が余り，正陽が不足している患者の邪を治して正を遺せば，悪寒がもっと重くなる．あるいは陽を補って熱を遺せば，痞満がますます増えて多くなる．附子瀉心湯は寒熱補瀉で一緒に投与して治すのは，誠にやむを得ない工夫であるが，それを制する方法がないので，混ぜないと効果がない．そういう患者が少なくない．」とした．

[使用上の注意] 証の虚実寒熱の軽重によって斟酌して，適当な比率で配合すること．例えば熱実偏重の患者には黄連を増量したほうがよいが，寒虚偏重の患者には附子を増量したほうがよい．

●山梔子―生姜

[単味の効能]

【山梔子】苦寒で，心胸の間にある煩熱を清降する．

【生姜】辛熱で，中焦脾胃の寒を温散する．

[組み合わせの効能] 寒と熱で兼ねて治す作用を発揮して，清上温下，平調寒熱の効能がある．誤下して中気を損傷する脾虚が寒を生じた症状，また鬱熱が除かれない心煩腹満，便軟に用いられる．

[適応症] 心煩腹満，便軟．

[代表処方] 梔子生姜湯『傷寒論』，二気散『楊氏家蔵方』

[解説] 陳蔚は「山梔子は寒で，生姜は熱であり，この両薬は互いに対立す

るが，なぜ共用するのか．これは心病が煩悶しやすく，山梔子でないと清められないことと，脾病が寒を生じるとき生姜でないと温められないからである．この症状があれば，これを使うべきである．それに山梔子と豆鼓との配合は（水）と（火）の交合のごとく，山梔子と生姜とは（土）と（火）の相性である．」とした．他に，この薬対は寒熱を対等に調理すると同時に，平で開き，苦で泄し，気機調暢（体全体の気機の「昇，降，出，入」のバランスがとれて，正常な生理活動が維持できている状態）する．例えば，二気散は，生姜を炒めた山梔子と共用したものであり，陽明痞結，咽膈噎塞（梅核のような形で喉に引っかかって飲食を妨げて久しく治らない），反胃を治す．

山梔子—良姜

[単味の効能]

- 【山梔子】瀉火解毒薬であり，鬱熱を清めて過寒しないようにする．鎮痛効果もある．
- 【良姜】温裏の品であり，脘腹冷痛の症状に使用される．胃寒を散らし，胃陽を宣発し，過熱しないようにする．陰陽を和し，寒熱を調節し，疼痛を止める効能がある．『本経』には「五内邪気，胃中熱気を司る．」とある．

[組み合わせの効能] 寒熱の併施，辛苦の合用に属す．

[適応症] 下痢後の腹中虚痛，脘腹疼痛．吐気がするが嘔吐しないという，中焦の脾胃の寒熱が混ざった症状．

[解説] 王旭高は「山梔子は肺から腸に入って，その鬱熱を清め，良姜は胃腸を宣発し，冷積を取り除き，陰陽を和させて痛みをすぐ止める．」とした．この薬対は劉完素の『素問病機気宜保命集』の中に初めて登場する．

●陳皮—白朮

[単味の効能]

- 【陳皮】辛苦温で，辛開苦降，理気燥湿，和胃醒脾ができる．
- 【白朮】甘苦温で，健脾扶中，燥湿健運する．

[組み合わせの効能] 白朮は壅（ふさぐ）滞であるので，陳皮の疏利を得て，補いながら滞らず，補中に疏があり，疏中に補がある．燥湿健脾，理気和

胃する．

［適応症］下痢便軟，脘胸脹満，嘔吐して，食事ができない，口粘，脈滑・膩苔の症状．

［解説］白朮と陳皮は調理脾胃の常用薬対である．脾虚は湿を生じやすく，湿が胃に止まって，気機を阻む．逆に気機が順調でなく湿濁の邪が運化されないと，脾虚が治りにくい．単に健脾すれば苦胃を妨げるが，ただ和胃をすれば，脾気を傷つける．

8-4 調理気血

鬱金（うこん）―枳殻（きこく）

［単味の効能］

【鬱金】血中の気薬であり，活血祛瘀に，行気解鬱を兼ねる．

【枳殻】気分の薬であり，寛胸理気する．

［組み合わせの効能］気鬱を調理し，結んだ気を散らすが，血瘀を活かして血帯を除き，気血を両調する．

［適応症］偏熱の気鬱血瘀，あるいは化熱傾向のある患者．

［解説］肝鬱気滞による胸脇脹悶，脘腹痞寒に使えるだけでなく，瘀血不行による胸腹の刺し込むような痛み，脇下に痞塊のある症状にも使える．

［使用上の注意］寒で起きた気血凝滞の者にはこの薬対を使ってはならない．

烏薬（うやく）―当帰（とうき）#

［単味の効能］

【烏薬】辛開温通で気分に入り，行気順逆，散寒止痛し，下焦に入り少腹の冷気を温散する．

【当帰】辛散温達で血分に入る．養血活血，酸寒止痛する．

［組み合わせの効能］気血を兼ねさせ，動静が適宜で，理想的な疏肝理気，養血調経する．

［適応症］腹中冷痛．

［解説］風邪を引いて，気血不和による腹中冷痛を治すのに適している．また，婦人の月経痛，産後の腹痛に用いる際には，両薬を粉末にし，酒で調

節して服用する．男性の寒疝，睾丸の偏墜冷痛に用いる際には，呉茱萸，小茴香，炮姜などを配合すると，効果がよい．

●延胡索—香附子

［単味の効能］

【延胡索】主に血分に入り，活血祛瘀，行気通滞，散結止痛の効果も著しい．

【香附子】気分の薬であり，理気開鬱の効能があり，活血調経も兼ねている．

［組み合わせの効能］両薬は助け合い，気分や血分に効果がある．

［適応症］腹痛，乳痛，胃脘痛，疝気痛，および婦人の月経痛．

［解説］気行すれば，血行も改善し，血暢すれば，気順にもなり，理気解鬱，活血化瘀する効能で，気血を兼ねて治し，強く止痛する．肝鬱気滞，血行不暢による各種の痛み症状に用いられる．

●黄芩—白朮

［単味の効能］

【黄芩】清熱するが，血を傷つけず，血行も乱れず，胎児が養われる．清熱燥湿，安胎する．

【白朮】健脾燥湿によって，生化の源を助け，脾が健やかに運化すれば，中焦が安定化し，悪阻も消失する．

［組み合わせの効能］古くから安胎の聖薬とされている．両薬は気血を両調して，平和して胎動を安定化させる．

［適応症］婦人の妊娠初期，陰虚陽盛の症状．

［解説］妊婦は胎児に栄養を送るため，陽気が盛んで熱く，血海を乱して妄行させ，また下焦の血が盛んで，気が上逆し，悪阻を生ずる．

●枳実—芍薬

［単味の効能］

【枳実】降泄を主として破気消滞する．

【芍薬】収斂を主に，養血柔肝し，血行の渋滞を疎通し，緩急利気して止痛する（急は腹中痙攣疼痛のこと）．

［組み合わせの効能］枳実と芍薬の効果はまったく異なる．両薬は剛柔相輔

で，補と散である．疎通するが討伐せず，収斂するが渋らない．肝体を保護するだけでなく，肝の効能も助け，調暢気機（気機を順調に調整する）にする．

［適応症］腹中の痙攣疼痛，産後の腹痛，煩満して仰臥できない者．

［代表処方］枳実芍薬散『金匱要略』

［解説］肝虚血少に気滞不行を兼ねる腹中の痙攣疼痛，あるいは胃脘の下部における鬱滞不舒（舒はのびやかにすること）を治す．

桂枝—芍薬

［単味の効能］

【桂枝】辛甘温であるが，気が薄で，肌表を解いて陽気を通じ，衛に入って邪を祛する．桂枝は辛散でありながら，陰を傷つけない．

【芍薬】酸，寒，収斂であるが，陰液を収めて営血を養い，和裏する．

［組み合わせの効能］桂枝と芍薬は効能が異なり，互いに制約する．気と血，散と収，動と静で，両薬は助け合い，表邪を解き，裏気を和して営衛を自ら調理する．芍薬の用量が大きいので，桂枝は裏に入って，温脾散寒，和中緩急する基本的な効果となる．

［適応症］中虚裏寒型の胃・十二指腸潰瘍による腹痛．脾虚中弱，腹中脹満時の痛む症状．外感風寒，発熱汗出，悪風，脈浮緩などの陽中風の症状．内傷による気血不和，自汗悪風の症状．

［代表処方］桂枝湯『傷寒論』

［解説］汗法と補法の２種類の薬を使い，調和営衛する．『医宗金鑑』には「桂枝の薬性は辛温である．邪を散らし，陽に従って，衛を支える．芍薬の薬性は酸寒である．汗を収め，陰に入って営を益す．桂枝と芍薬は君臣として使い，発散する中に汗を収める意であり，固表する中にわずかに発汗する道である．」とある．『景岳全書』には「桂枝は散らす性で，芍薬は欽する性である．薬対において，桂枝の辛が柔らかくなるため激しくなくなり，芍薬の寒がなくなる．」とある．

●香附子―芍薬
　ごうぶし　しゃくやく

［単味の効能］

【香附子】常用な理気開鬱薬であり，肝鬱気滞を疎通し，気行血暢させる気薬である．

【芍薬】補血養陰の品であり，柔肝止痛する血薬である．

［組み合わせの効能］気血を兼ね，動静が適宜になり，理想的な疎肝理気，養血調経する．両薬とも肝に入り，養血和血できる．

［適応症］婦女の七情が障害を起こし，気血不和による月経不調，月経痛，乳房の脹痛．

［解説］香附子の肝陰を消耗する害を芍薬が防ぐ．

●香附子―川芎
　こうぶし　せんきゅう

［単味の効能］

【香附子】血中の気薬で，血中の気を疎通し，血分に入って気を治し，鎮痛効果がある．

【川芎】気中の血薬で，気中の血を疎通させ，気に入って血を治し，血管拡張，解痙止痛する．

［組み合わせの効能］気血が対になって理気解鬱，活血止痛の効能をもつので，気鬱血滞による各種の痛む症状にすべて使える．

［適応症］脇痛，頭痛，片頭痛，月経痛．

［解説］血は気について疎通するが，気が順暢に疎通すれば，血も通暢する．気逆で鬱すれば，血も凝滞する．気が血とともに疎通するので，血が落ち着いたら気が達する．血が滞ったら気を阻む．

［使用上の注意］自律神経障害と血管収縮障害による片頭痛には，この薬対を粉末として服用して効果がある．

●香附子―当帰
　こうぶし　とうき

［単味の効能］

【香附子】十二経脈を通行して，理気開鬱する重要な薬である．

【当帰】補血和血でき，活血通絡の効能があり，血分の諸症状，特に婦人の月経を調整する際に頻用する．

2. 薬対各論

［組み合わせの効能］この薬対は理気活血で，気血を併治し，理気調経して奏効する．

［適応症］気鬱で経血不暢し，血鬱で肝気不舒して生ずる月経痛，月経遅延，月経不順，脇肋脹痛．

［解説］肝は女子の先天（女性は肝が血を貯蔵して重要である）であり，もし情緒が不暢すれば，肝気鬱滞をきたしやすい．

● 柴胡（さいこ）—芍薬（しゃくやく）

［単味の効能］

【柴胡】辛散，気分に入る．

【芍薬】酸柔，血分に入る．

［組み合わせの効能］肝血を補うが，気機を鬱遏（遮る）し，肝の効果を妨げず，疎柔相輔，動静結合，肝鬱血虚を治す．

［適応症］慢性肝炎，乳腺症，更年期症候群．

［代表処方］逍遙散（しょうようさん）『太平恵民和剤局方』，柴胡疏肝湯（さいこそかんとう）『景岳全書』，四逆散（しぎゃくさん）『傷寒論』

［解説］柴胡は白芍の柔性を得て肝気を疎する（疎通させる）が，疎泄し過ぎたり，肝体を消耗したりしない．七情が思うようにならず，肝（木）が条達（全身の機能を伸びやかに行わせる）する性を失い，肝が柔らかさを失い，肝気が横逆し，気鬱憂鬱，イライラして怒りっぽく，胸脇苦満，両脇と乳房が脹れて痛い，月経不調などに，この薬対を主として養血利気薬を適宜加える．また，精神憂鬱症を治す際に，症状に合わせ他薬を配合する．

（鮮）生姜（しょうきょう）—大棗（たいそう）

［単味の効能］

【（鮮）生姜】辛温で，散寒解表，温中和胃するのに長ける．

【大棗】補血益気，扶胃安胃する．

［組み合わせの効能］辛甘薬対で，表陽を温めて，裏陰を益す．

［代表処方］桂枝湯（けいしとう）・旋覆代赭湯（せんぷくたいしゃとう）・炙甘草湯（しゃかんぞうとう）・麻黄連翹赤小豆湯（まおうれんぎょうしゃくしょうずとう）・呉茱萸湯（ごしゅゆとう）・大青竜湯（だいせいりゅうとう）『傷寒論』，参蘇飲（じんそいん）・柴葛解肌湯（さいかつげきとう）・平胃散（へいいさん）『和剤局方』，四

神丸『内科摘要』，六君子湯『医学正伝』，帰脾湯『済生方』

[解説] この薬対はよく常用される．この薬対は方剤の主要な部分ではないが，営衛（営気は脈内を充たして栄養を供給する．衛気は肌表で外邪から身体を防衛する）を和し，脾胃を調整することができるので，方剤に不可欠である．清熱，開竅，平肝，熄風以外の他の類型の方剤中にこの薬対を用いる．『医学衷中参西録』には「この薬対は営衛を和するが，汗を出さない．」とある．『本草従新』には「すべて和中止嘔のためには，（鮮）生姜は必ず大棗と併用する．脾胃の津液を和して，営衛を和する効果は穏やかである．」とある．外感の表症状に使うと，主に営衛を調和する効果となる（桂枝湯，大青竜湯，参蘇飲，柴葛解肌湯）．内傷雑症状に使うと，主に理脾和胃する効果を示す旋覆代赭湯，平胃散，四神丸などがある．他に，補益の方剤（六君子湯，帰脾湯）はこの薬対を使って，補益薬の吸収を促進して壅滞を取り除く．

蘇木—人参

[単味の効能]

【蘇木】消腫止痛，活血止血の効能がある．

【人参】補気理虚は人参の役割である．

[組み合わせの効能] 血と気とを兼ねて治し，攻と補をともに施す．補いながら壅滞させず，壅滞を破りながら気を傷つけない．相輔相制で，輔虚益気，活血袪瘀する．

[適応症] 気虚血瘀，肺瘀血，血暈（めまい，人事不省），老年体衰弱，打撲傷．

[解説] 古くから，血滞血乱の者は蘇木でないと理することができず，気虚津枯の者は人参でないと生化できないとされている．産後の元気が傷つき瘀血が内に陥る血暈（めまい，人事不省）を治す．唐容川の『血証論』には「肺（金）は気が足りて節制下行するが，血が肺臓を侵さず，肺の気分も侵さない．もし，気分が侵され，瘀血が上行すると，肺臓を真に侵し，血が肝（木）を司るようになる．肺（金）気が根絶すると，肝（木）が大胆に（金）を侮るようになる．肺気が衰え，血が乗じられる．蘇木が肝を治し，肺の賊を取り除くために破血するので，急いで人参を用い，生津

し，調肺補気し，肺気を盛んにし，節制下行して血が侵されないようにする．」とある．

9 止咳平喘類

咳と喘息は2つの異なる症状でありながら，臨床上，しばしば互いに入り混じっている．咳喘はその病気の部位は肺にあるが，五臓六腑とのつながりもある．内経の中に，「五臓六腑は皆，咳を致すことができて，ただ肺だけではない．」とある．その病因からいえば，外感六淫，外傷七情はいずれも咳喘を生じ，寒，熱，湿，痰，気と，最も密接に関連する．咳喘の病因に対して効果を発揮する薬対は別に，袪寒，清熱，袪湿，利気薬の各項目で紹介する．ここでは重点的に咳喘を緩めて制する効果のある薬を述べる．

海蛤殻—栝楼仁

[単味の効能]

【海蛤殻】清熱化痰のもので，肺経に入り，痰化する．

【栝楼仁】清熱化痰のもので，肺経に入り，寛胸理気し，散結する．

[組み合わせの効能] 清肺化痰の力もあるし寛胸理気し，散結する．気を流通させ，痰を降ろし，鬱を解いて熱が消えるようにし，化痰散結，清肺止咳の効果が強くなる．

[適応症] 痰飲心痛．

[代表処方] 海蛤丸『丹渓心法』

[解説] 痰熱が鬱結し，肺が宣降できなく，胸脇に気が滞る咳，黄色で濃い痰を出す胸脇満悶，軽い脹痛などに適する．

海蛤殻—青黛

[単味の効能]

【海蛤殻】肺経の薬である．降気化痰するが，鹹は軟散するので，清瀉肺熱，軟化濃痰の効果がある．

【青黛】清熱解毒し，肝経の鬱火を瀉する．膈上の熱痰を消す．肺熱咳嗽，痰が粘っこく塊りとなって吐き出しにくい症状にも使える．

［組み合わせの効能］清肝瀉肺する.

［適応症］口苦目赤，気管支拡張による喀血，あるいは血痰.

［代表処方］**黛蛤散**（たいごうさん）『医説』

［解説］清肝瀉肺の妙剤である．肝鬱化火，上逆犯肺（上へ肺を侵す）し，肺が粛降する能力を失って，（木）火刑（金）と称される（木火は肝火で，金は肺である．木火刑金は五行生克の理論で，木火が肺金に克つことである）．口苦目赤，胸脇が痛い，咳嗽陣発，痰が濃くて吐き出しにくい，ひどくなると鮮血を吐き出す症状に，この薬対で清肝瀉肺して，有効となる．**瀉白散**（しゃはくさん）と合わせて使うことが多く，効果がもっとよくなる．この両薬を粉にして沖服すれば，気管支拡張による喀血，あるいは血痰を治す．

栝楼根—栝楼皮（かろこん―かろひ）

［単味の効能］

【栝楼根】降火潤燥，生津止渇（津を生じて渇を治す）に偏る．

【栝楼皮】利気寛胸，清熱化痰する．

［組み合わせの効能］相須相済で，両薬が助け合って清熱生津，開胸散結の効能となる．津傷肺燥，気逆咳嗽に適する．

［適応症］特に熱病の回復期における津傷陰虧（欠ける），肺燥気逆の喉の乾き，空咳，痰が少ない，胸悶不適．

［解説］両生薬は同じ植物由来であるが，根と果皮であり，効能も異なっている．この薬対は生津潤燥しながら，気を壅滞しない，痰飲を残さないようにし，理気清熱しながら，津を消耗しない，燥にならないようにする．

款冬花—紫苑（かんとうか―しおん）

［単味の効能］

【款冬花】辛温，止咳の効能が強く，宣肺止咳する．咳をして痰の出る者，特に痰を吐き出しにくい者に，新病，旧病，内傷，外傷，寒咳，熱咳であっても使える．

【紫苑】辛散苦泄，祛痰の効能が著明で，化痰止咳する．

［組み合わせの効能］相須合用で，消痰し，下気の効能となり，止咳の効果が倍増する．

[適応症] 肺結核による咳，血痰，あるいは肺虚燥咳を治す．

[解説] この両薬を蜂蜜で炒めてから合用すれば，潤肺止咳の効果がもっと著明になる．

款冬花―百合

[単味の効能]

【款冬花】潤で燥ではなく，肺の気を順調することができて，止咳の効果が強い．

【百合】斂陰（陰液を収斂し，汗を止める）潤肺の品である．肺熱がきわめて盛んで，気火が肺（金）を焼け付け，津傷肺燥，あるいは肺虚久咳（肺虚で久しく咳をする），血痰の症状に対して，肺熱を清め，肺燥を潤って咳嗽を止める．

[組み合わせの効能] 互いに協力，相制の2つの効果がある．款冬花は百合を佐して，潤肺止咳の効果を増加する．百合は款冬花の温性を制して，緩やかな清潤肺燥，止咳寧嗽（肺熱を清め，肺燥を潤い，咳を止める）する．

[適応症] 肺虚久咳，血痰の症状．

桔梗―紫蘇（梗）

[単味の効能]

【桔梗】辛で，肺に入り，昇を主に，肺気を宣し，痰涎を取り除き，咳を止める．

【紫蘇（梗）】辛，微温で，降を主とし，肺に入って寛胸利膈し，脾に入って下気寛中（みぞおちの不快感を取り除き，胃を健やかにする）する．上，中，下三焦を統理（統一して治める）する．

[組み合わせの効能] 昇と降で，上焦の鬱滞を開通する．開胸順気，宣肺上咳して肺気鬱滞による喘咳，胸膈満悶などを治す．また，調理気機の効能があるので，脾胃気鬱による脘腹痞悶，ものを食べても美味しくない，悪心嘔吐などを治す．

[適応症] 喘咳，胸膈満悶，脘腹痞悶．

[解説] この両薬は順理気機（気の運動）をしながら，平和で祛痰止咳しながら肺気を傷つけないので，老人体弱あるいは妊婦に適している．

杏仁—紫蘇（子）

[単味の効能]

【杏仁】辛で，邪を散らせるが，泄して下気させる．潤は通便させ，肺気を降ろして平喘止咳する．

【紫蘇（子）】辛温で，質重く，主に降ろし，利膈消痰，降気定喘する．それは潤で燥にならず，滑腸も兼ねる．

[組み合わせの効能] 相須薬対で，両薬はそれぞれ肺経に入り，協力効果となる．降気消痰，止咳平喘が増強する．

[適応症] 肺気不利，痰壅気逆による喘咳，大便不通．

[解説] 肺と大腸は表裏の関係があり，肺気が失降すると，大便乾燥，便秘難下などのように，大腸の腑気に不通をきたす．この薬対は理肺降気できるし，潤腸通便も可能であることから，肺の気逆喘咳に，大便不通を兼ねる者に対して，上下を併治するため，よく適応する．この他に，腸燥便秘の症状にも用いる．

●杏仁—貝母

[単味の効能]

【杏仁】気逆を降ろし，鬱滞を宣す．主な効果は宣降肺気であり，降気によって喘咳が平定される．鬱滞を宣し，痰濁を除く．

【貝母】燥を潤い，痰化する．清金除熱により，化痰する．兼ねて，痰熱を清め，肺（金）が安定化する．

[組み合わせの効能] 相合相成で，止咳平喘の薬対である．気と痰を治す．寒，熱，燥による喘咳を治す．

[適応症] 肺虚久咳（肺虚で咳が久しく治らない），痰少咽燥，あるいは痰火（熱があって痰が激しく出る症状）鬱結，黄色濃性痰．

[使用上の注意] 偏熱の者にこの薬対を使う際には，杏仁と浙貝母を配合し，偏虚偏燥の者には川貝母と配合すると効果がよい．

杏仁—蜂蜜

[単味の効能]

【杏仁】肺と大腸の二経には入るのに長けており，臨床に頻用されている生

薬で，肺気を降し，咳を治す薬である．また，潤腸通便の効果がある．

【蜂蜜】甘涼，潤燥の効能が著しい．潤肺補虚，滑腸通便することができる．

［組み合わせの効能］相輔相成（相互補完）の関係にあって，潤肺止咳の効果が増強し，潤腸通便する．

［適応症］肺燥乾咳，肺虚久咳，あるいは腸燥便秘．

［解説］体が弱くて攻下（瀉下）できない症状に頻用される．老人体弱，津液不足のため，肺気が宣発できなく，上逆咳，喘息，腑気不通，排便秘結に適している．

● 杏仁―麻黄

［単味の効能］

【杏仁】肺気を降泄する．

【麻黄】肺気を宣発する．

［組み合わせの効能］降と宣で，相互に助けて肺経に作用し，平喘（喘を平定）して咳止めをする効能が増強する．宣肺解表の効果もある．

［適応症］外感風寒による胸悶気逆，咳嗽喘息．

［代表処方］小青竜湯・麻杏甘石湯『傷寒論』，定喘湯『摂生衆妙方』

［解説］肺は宣発，粛降を司り，宣発と降泄のバランスがとれて，肺気が温順になる．古人は「麻黄は杏仁を助手とする．」とした．寒を治すには，小青竜湯のように，温肺の生姜，細辛を配合する．熱を治すには，麻杏甘石湯と定喘湯のように，清肺の石膏，黄芩を配合する．

厚朴―貝母

［単味の効能］

【厚朴】『本草彙言』には「厚朴は寛中化滞，平胃の薬である．」，また「気が中焦に滞り，鬱して散らさない，飲食が胃に溜まって動かない，あるいは湿が鬱して去らない，湿痰が集まって散らない症状に，厚朴は燥湿し，清痰し，下気することができる．」とある．

【貝母】『本草彙言』には「貝母は開鬱下気，化痰の薬である．」とある．

［組み合わせの効能］互いに補助して化痰降気，止咳，開鬱消食，腹脹を除く．

[適応症] 痰滞気逆の咳嗽と，湿陰気鬱や脾（土）失運を兼ねる腹脹．

[解説] 気が滞ると，湿がとどまりやすく，湿が集まって痰をなす．痰湿は気鬱となり，痰湿気滞は互いに影響する．また，痰湿は肺脾二臓を最も侵しやすい．この薬対は痰，湿，気の三端を併治して，肺脾二臓を兼ねて施す．

●五味子―細辛

[単味の効能]

【五味子】収斂性があり，欽肺止咳する．

【細辛】走泄開閉（歩き回って閉塞を開くこと）で，発散風寒（風寒の邪を表から解くこと），温肺化飲する．

[組み合わせの効能] 五味子は酸収斂肺（酸で肺気を収斂すること）し，細辛は辛散開肺であり，閉じながら邪気を斂遏（押しとどめる）するおそれがなく，開きながら肺気を耗散するおそれがない．閉開理肺の妙薬であり，止咳平喘の効果が特に著しい．

[適応症] 日常より宿痰があり，また風寒を引いて咳，喘息，白色痰が多い症状．

[代表処方] 小青竜湯『傷寒論』，苓甘姜味辛夏仁湯『金匱要略』

[使用上の注意] 症状の長短，邪気の多少によって，両薬の配合比を調製する．一般的には，症状の始め，すなわち外邪を主とする際には，細辛を多く使用し，症状が久しく治らないで外邪が軽くなる際には，五味子を多く使用するとよい．古人は「新咳に多く細辛を使うが，久咳には五味子を多く使う．」としている．

●五味子―生姜

[単味の効能]

【五味子】酸，収斂し，静を主とし，上に肺気を収斂し，下に腎気を摂納する．

【生姜】温燥辛散で，温肺散寒して痰を貯蔵する器を洗い流し，生痰の源を切る．

[組み合わせの効能] 両薬は静と動，収と散で，肺の宣発と粛降を司る効果が

合わさり，相互制約して，生姜の辛散が過ぎて，気を消耗しないようにし，五味子の酸斂しながら，壅塞（ふさぐ）して痰を残さないようにする．

[適応症] 塞痰滞飲，咳逆喘息．

[代表処方] 小青竜湯・小柴胡湯・真武湯『傷寒論』

[解説] 潤安は，「『傷寒論』の中に，すべて咳する者に遇えば，五味子，生姜を加えることが多い．その意味は甚に深い．」とある．『経書』の中に「脾気が精を散らし，上へ肺に帰す．」とある．「咳は肺の病であるが，その源は実は脾にある．脾が散らし，上へ帰す精が清くない場合，肺の水道を通調するのを粛降（内側と下側へ津液と気を循環させる）できない．後の人が咳を治すとき，潤肺消痰だけに注目するが，潤肺すれば，肺がまして清くならない．消痰すれば，かえって脾を傷つけ，痰が肺に残って消えないことを知らない．生姜は脾肺を温めて，痰の病因を治す薬であり，病因が清められれば，咳の源を絶てるのである．五味子は肺気を腎に下帰させて咳の退路を治すのである．退路が清められれば，肺の気が粛降できるのである．薬対は，扉の開閉である．扉が開いているのを閉めれば，強盗を駆逐でき，扉が閉まっているのを開けば，津液を消すおそれがある．小青竜湯，小柴胡湯，真武湯，四逆散は咳を兼ねる者に使う．表裏の別がないのが嫌われない．」とある．

●柴胡—前胡

[単味の効能]

【柴胡】昇散を主として，泄熱疏表する．

【前胡】降気袪痰の効能があり，散風解熱を兼ねる．

[組み合わせの効能] 柴胡は疏邪開鬱で昇を司り，前胡は下気平気で降を司る．昇と降で最も宣通気機であり，肺気の宣粛（宣発と粛降）を調理するとともに，疏散風熱も可能である．疏邪止咳に奏効する．

[適応症] 風熱鬱肺，胸悶不適，咳嗽有痰の症状．

[解説] 肺熱壅滞，咳嗽喘息の症状に対して，清熱止咳の方剤にこの薬対を加えると，他の薬を補助して肺気を調暢し，意外な効果となる．

（熟）地黄—麻黄

[単味の効能]

【（熟）地黄】真陰を滋し，精血を生じ，腎元を益して気を納める．

【麻黄】宣肺平喘し，気の主を司る．他に皮毛腠理を宣透させるが，内で積滞凝血に深く入り込む．『神農本草経』には「癥（しこり）堅積聚を破る．」とある．

[組み合わせの効能] 動静相合わせ，益腎平喘の効果があって，腎気が固まらず，摂納の効果を失い，喘息が久しく，呼が多く吸が少ない，体が痩せてだるい症状に適応する．

[適応症] 営血虚寒，寒凝痰滞による陰疽．

[代表処方] 陽和湯（ようわとう）『外科全生集』

[解説] 肺は気の本で，腎は気の根である．腎気が欠損しては根本が固まらず，吸気が腎に納められず，久しく喘息する．両薬は腎と肺で，標本を兼ねて顧る妙があるうえに，補いながら滋膩（あぶら，脾の運化を阻害する）せず，散らしながら陰を傷つけない特徴がある．薬対によって，経絡を温通するが表を発せず，（熟）地黄は精血を補えるが，麻黄と薬対にすると，薬力が流散し，営脈を営養する．すなわち「静は動を欲し，推動する．」となる．両薬は動静が結合して，営血虚寒，寒凝痰滞による陰疽に対して消散する．

●紫蘇（子）—陳皮

[単味の効能]

【紫蘇（子）】潤，下気消痰の効果が著しい．

【陳皮】燥，理気化痰の効果が著しい．

[組み合わせの効能] 潤と燥が適宜であり，潤っても痰を残さず，燥しても陰を傷つけない．除喘定咳，消痰順気する薬である．

[適応症] 痰が多く，気逆する喘咳の併発，胸悶膈満，嘔吐．

[解説] 理気は痰を化するのを助けるが，降気は咳喘を平定する．陶弘景は「紫蘇（子）は下気が主で，橘皮と適宜してともに治すのである．」とした．肺が粛降して痰が多く，気逆する喘咳の併発，胸悶膈満に対する使用が適している．他に紫蘇（子）はまた，温中降逆の効果があって，理気和

胃の陳皮と共用すれば和胃降逆の効果が出現する．痰濁が中焦を阻んで，胃気が上逆する嘔吐などにも使用可能で，半夏，藿香，丁香，枳殻と配合して使うと，さらに効果が得られる．

紫蘇（子）―葶藶子

［単味の効能］

【紫蘇（子）】上逆の気を降ろし，痰飲を化して，咳嗽を止める．

【葶藶子】紫蘇（子）と同じで，止咳平喘の薬である．肺気の閉塞を瀉し，消炎平喘でき，閉塞が開かれて利水消腫する．

［組み合わせの効能］両薬は降と開で，助け合って肺を開き，水を自ら通調させる．また，気を降ろして咳喘を自ら平定させて，水を流通させて気が順調になることから，瀉肺行水，降逆定喘する効果が強い．

［適応症］咳逆喘満，頭面肌膚の浮腫，小便不利．

［解説］上記の症状は肺気鬱閉，水道不利，痰涎壅（ふさぐ）盛による．

［使用上の注意］この薬対は瀉肺消痰の効果が激しいので，実症状，重症状でないとみだりに使えない．肺気を傷つけるおそれがあるため，症状が改善したら，すぐ中止する必要がある．

（鮮）生姜―白蜜

［単味の効能］

【（鮮）生姜】宣肺利気して，化痰する．

【白蜜】五臓を滋養し，体を潤滑にし，三焦を潤う．特に潤肺補中の効果が著しい．

［組み合わせの効能］散と補で，相互補助の関係にある．補っても塞がず，散らしても正気を傷つけない．肺燥を潤い，肺気を宣し，潤肺止咳する．

［適応症］痰が少なく，肺虚久咳，あるいは肺燥乾咳（空咳）症状．

［解説］他に，補肺利気，化痰止咳の方剤の中に，しばしばこの薬対を入れることが多い．潤肺化痰の効果を増すのである．

［使用上の注意］白い蜂蜜汁1斤と，2斤の（鮮）生姜から取った汁を，微火で姜汁がなくなるまで煎じ，大棗の大きさの丸剤にする．一日3回，一回1丸．

●生姜―麻黄

［単味の効能］

【生姜】温肺化飲をして本を治し，温肺散寒，化飲をする．

【麻黄】宣肺泄邪をして標を治す．発汗，平喘，利水などの効果があるが，宣肺が主体である．『神農本草経』に「軽清上浮で，肺鬱を専ら流通させ，気機を宣泄し，…解表といっても実は開肺し，散寒といっても実は泄邪する．また，麻黄の泄肺は，単に外来の邪を疏散するだけではなく，肺気鬱滞で宣降の効果を失った症状に，軽く上がって痺（しびれ）着を開く．」とある．

［組み合わせの効能］両薬は標本を併治し，肺気を順調にし，水飲を温化させて，肺気鬱閉，寒飲壅肺による咳喘胸悶，痰が多く薄い白沫のような症状を治す．

［適応症］寒飲咳喘，咳喘胸悶．

［解説］この薬対は裏を温化し，同じ効能がある細辛と麻黄の薬対は，外に疏散する．同の中に異なりがあり，研究が必要である．

●知母―貝母

［単味の効能］

【知母】苦寒，潤で，清肺瀉熱でき，潤肺滋陰する．

【貝母】肺を治し，その清肺化痰の効能が著しく，さらに潤肺する．

［組み合わせの効能］両薬は同類のものではないが，相互補完の関係にあり，清肺化痰，潤燥止咳する．

［適応症］肺結核，虚熱，痰少咳嗽．

［解説］肺癆有熱（肺結核で熱が出る）では，陰液が消耗されて咳嗽痰燥が発現する．もし，肺を補益する薬を投与すれば熱が増して盛んになり，陰がますます欠損する．甘涼滋陰薬を投与すれば，脂ぎりすぎて，湿を増やし，痰を生じるおそれがある．また，苦寒の陰薬を使えば，（金）が増して，乾燥して熱が平定できない．この薬対のみ，清熱化痰しながら陰を傷つけずに，潤肺滋陰することができ，補虚を治す．二味だけであるが，虚，熱，痰，燥の四者を併治する妙がある．

2．薬対各論

白芥子—萊服子
（はくがいし—らいふくし）

［単味の効能］

【白芥子】肺に入り，利気，豁痰（痰を取り出す），温肺化飲する．

【萊服子】順気開鬱（気を順調にして鬱滞を解くこと），袪痰降逆する．

［組み合わせの効能］助け合い，順気消痰，上咳平喘の効果が著しい．

［適応症］痰壅気滞（痰がつまって肺気が滞ること），肺失粛降による咳，喘息，胸膈痰痞．

［代表処方］三子養親湯（さんしようしんとう）『韓氏医通』

［解説］痰壅気滞（痰がつまって肺気が滞ること），肺失粛降による咳，喘息，胸膈痰痞を治す．紫蘇子と一緒に使う．

白果—麻黄
（びゃくか—まおう）

［単味の効能］

【白果】収斂性があり，斂肺定喘する．

【麻黄】肺鬱を専ら流通させて気機を宣泄する．宣肺平喘の効果がある．

［組み合わせの効能］相互補完の関係があって，斂と宣で，肺気の宣（外側や上側へ津液や気をめぐらせる）粛（内側や下側へ津液や気をめぐらせる）を控え目にするし，相互制約して，宣しながら肺気を消耗しないようにする．斂しながら，肺気の壅滞が起きないようにする．平喘の効果が強い．

［適応症］痰熱壅肺，喘息．

［代表処方］定喘湯（ていぜんとう）『摂生衆妙方』

［解説］白果は収斂性があるので，虚で，久しく喘咳して，なかなか治らない症状に多く使われる．この薬対だけを使うのは多くないが，症状の寒熱虚実に応じて，他の薬物を配合して使うことが多い．黄芩，桑白皮，半夏などの清肺化痰の薬と合わせて，痰熱壅肺，喘息を治す．

白前—百部
（びゃくぜん—びゃくぶ）

［単味の効能］

【白前】微温，不燥熱，粛肺降気して袪痰する．

【百部】甘苦，平，潤肺，止咳，化痰する．

［組み合わせの効能］相須相輔の薬対で，肺経の薬で，止咳化痰する．互いに

助け，寒温が適宜して，化痰し，潤肺する．潤肺しながら，袪痰を妨げない．強く化痰止咳するので，新久，虚実にも，すべて使える．

[適応症] 化痰止咳．

[解説] 白前の含有サポニンに袪痰効果があることが証明されている．小児百日咳に試しに使用したところ，著明な咳の緩解効果を認めた．百部の含有成分の塩基が，呼吸中枢の興奮性を降低する．

麻黄―射干

[単味の効能]

【麻黄】辛温で，宣肺平喘．

【射干】苦寒，肺経に入り，降逆袪痰，破結泄熱し，痰涎を消し，咽喉を利し，熱毒を解く．

[組み合わせの効能] 降気消痰，宣気平喘する．宣と降で，互いに調和して，ちょうど肺への対処法と合い，ともに消痰平喘する．

[適応症] 咳嗽喘息．

[代表処方] 射干麻黄湯『金匱要略』

[解説] 痰飲（粘稠なものや水様のもの）の上逆，肺が宣降を失った咳嗽喘息，喉に痰鳴がある（水鳥のような音）症状に適応する．偏寒，偏熱のいずれにも，この薬対を用いてよい．

[使用上の注意] 寒に対して細辛，生姜などと一緒に用いる．熱に対しては黄芩，石膏などを配合すればよい．

10 消散類

ここでは主に消導と散結を主な効用とする薬対を紹介する．八法の消法に属して，飲食積滞，癥瘕（腹部腫瘤）痞塊などで，腫瘍毒などの形のある実邪に主に使う．漸消緩散する．以下はこれらの薬対の効果に基づき，食積を消し，堅痞を散らし，癰膿を消すという3つの項目に分けている．

10-1 食積を消す

鶏内金（けいないきん）―白朮（びゃくじゅつ）

［単味の効能］

【鶏内金】消食強胃して，消積健脾，消穀助化する．

【白朮】苦甘，補脾健運，燥湿健脾でき，益胃消穀もできる．

［組み合わせの効能］消と補で，中洲運化の機制にちょうど合う．合わせて健脾寛中（中焦脾胃を益すること），消食磨堅（食積による脹満脹痛を消化すること）する．

［適応症］脾胃虚弱，食滞不化による脘腹脹満．

［代表処方］健脾化痰丸（けんぴかたんがん）『医学衷中参西録』

［解説］脾胃虚弱，食滞不化による脘腹脹満，ものを食べてもおいしくない，米穀が消化しない症状に用いて，食欲を増加する効果がある．しかも，久しく服用しても副作用がない．老人でも小児でも病後の調理に特に適応する．「白朮は健補脾胃，脾（土）が壅滞するので，白朮を多く，しかも久しく服用すれば壅滞の弊害がある．鶏内金は癥積を消すので，白朮を補佐すれば，補益と宣通を併用して中焦の気化を益し，流通を盛んにし，精髄が至るところに至って，痰の根を除くのである．また，この方は痰を治すのに効果があるだけではなく，病因が飲食にあるすべての症状は，これを飲んで食欲を増さないものはない．それに久しく服用して腹中の一切の積聚を消す．」とある．

●山査子（さんざし）―神麹（しんきく）

［単味の効能］

【山査子】酸甘，微温，脾胃に入り，破泄の力が強く，消食仕積，散瘀行滞する．

【神麹】甘辛，温で，杏仁，赤小豆など6つの薬を補佐料として，蒸して発酵させた麹剤であり，辛が散らしすぎず，甘が壅塞しすぎず，温が燥しすぎない．香が脾を醒まして運化するのを助けて，滞を導き，消食除満する効能があり，酒穀陳腐を消化するのを助ける．

［組み合わせの効能］消食除積，破滞除満する効果が増強する．

[適応症] 過度の暴飲暴食，胃脹腹痛，腐ったような臭いのげっぷ，放屁頻発．

[解説] 食積，痰と食が互結で気血に影響して起こした腹中痞（塊のできる症状）塊に対しては，堅を消して，積をなくす薬にこの薬対を入れて，補助させる．

[使用上の注意] 脾胃虚弱，食欲不振，宿食が消化しない場合，単独で破泄の力が大きいので，かえって脾胃を傷めるおそれがあり，健脾和胃の薬とともに使ったほうが胃によい．

● 神麹―蒼朮

[単味の効能]

【神麹】健脾和胃，消食下気，化滞調中により穀麦酒積を消化する良薬である．

【蒼朮】辛が烈しく，足陽明経の薬で，強胃健脾して，穀の気を発し，陽明の湿を疎泄する．

[組み合わせの効能] 脾胃をともに調理して，健脾燥湿，消食化滞する．

[適応症] 悪心嘔吐，満腹脹痛，暴瀉，食滞．

[代表処方] 越鞠丸『丹渓心法』

[解説] 飲食で傷つき，脾失健運，湿滞食積の胸膈痞満，心腹脹満，食欲不振，悪心嘔吐，下痢などを治す．夏に暑湿の邪による悪心嘔吐，満腹脹痛，暴瀉にも用いられる．この薬対は湿鬱，食滞を治療する基礎的な薬であり，香附子，川芎，山梔子を加えれば，気，血，痰，水，湿，食の六鬱を治す方剤となる．

[使用上の注意] 炒めた神麹，焼いた蒼朮を等しく粉末とし，麦の粉で梧桐の種子のような大きさの丸剤とし，30丸をお粥で飲み込む．

● 神麹―陳皮

[単味の効能]

【神麹】酒食を消し，陳腐の積滞を除き，滞気を導いて和胃調中し，消食導滞の良薬である．

【陳皮】辛開，苦降で，理気燥湿して，和中安胃する．

2. 薬対各論

[組み合わせの効能] 神麹は陳皮の助けを得て，消食和胃の効能が増強され，神麹の消食導滞の効果が発揮される．

[適応症] 飲食積滞，痰湿停滞，咳逆嘔悪（咳嗽上逆，悪心嘔吐のこと），胸脘脹悶．

[解説] 過食によって食積し，胃が和降する力を失い，気機が滞ることによって脘腹脹悶，拒食，悪心嘔吐，げっぷが臭く，酸いものを吐くなどがみられる際には，消食和中，理気化滞することにより改善する．飲食積滞，胃が和降する力を失った症状を治す薬対である．他に，燥湿化痰の効果もある．

神麹―半夏
しんきく　はんげ

[単味の効能]

【神麹】辛温，甘で，中焦（土）臓器（脾臓）を助け，健脾暖胃の効果が強く，消食化滞し，化痰除湿する．痰湿による症状は本が脾に，標が肺にあるが，食滞による症状は本が脾に，標が胃にある．

【半夏】辛温，燥で，脾肺に入り，燥湿化痰する．また，苦，降で，多くは胃に入って和胃降逆の効果が強い．

[組み合わせの効能] 助け合い，燥湿健脾でその本を治すが，化痰消食で標を治す．標本を併治して，脾，肺，胃三臓を調理するのであり，協力の中に兼治の妙がある．

[適応症] 脾虚不運，食積痞脹，咳嗽喘息，コレラ，嘔吐，舌苔厚膩の症状．

[使用上の注意] 神麹は発酵効果を借りて，消化の効果を促進するため，胃酸が多い場合にこの薬対の使用を避ける．

木香―莱服子
もっこう　らいふくし

[単味の効能]

【木香】辛香，散で，苦温，燥で，気が烈しく，味が厚く，行気通滞して，腸胃の滞気を流通させる．

【莱服子】辛甘，平で，理気除脹，消食化積ができる．『医学衷中参西録』には「莱服子は生でも炒めても順気開鬱，消脹除満することができる．これは化気の品で，破気の品ではない．すべての理気薬は単服しても，久服し

ても気を傷つけないものはないが，莱服子は炒めて粉にし，食後に少しずつ服用すると，消食順気して気を傷つけない．これは飲食を促進して気分を養う．」とある．

［組み合わせの効能］脾胃，大腸の経に入って，強い消食導滞，消脹除満する．

［適応症］消化不良，食積気滞による痞満脹痛，げっぷが臭い，腹脹腸鳴，おならの頻発．

［解説］一般的な脾胃気滞，脘腹脹痛の者にも使える．症状が軽く，病因の単純な者にこれを使って治す．寒熱，虚実，あるいは湿，痰の度合いによって，適当に配合して使うのが普通であり，効果もよい．

10-2 堅痞を散らす

海草（かいそう）—昆布（こんぶ）

［単味の効能］

【海草】鹹寒，鹹が軟堅散結，寒が清熱，消痰する．

【昆布】鹹寒，鹹が軟堅散結，寒が清熱，消痰する．

［組み合わせの効能］相須薬対．消痰軟堅の効果を増強し，治す効果が高い．

［適応症］ヨウ素欠損による甲状腺機能不足．

［代表処方］海藻玉壺湯（かいそうぎょくこ とう）『医宗金鑑』，昆布丸（こんぶがん）『外台秘要』，破結散（はけつさん）『三因方』

［解説］古くから，この両薬は瘦（瘤，こぶ）腫瘰癧を治す重要な薬とされている．両薬はヨウ素を豊富に含んでいるので，内服すれば，病理産物と炎症性滲出液の吸収を促進する．病理組織を崩壊，溶かす．ヨウ素は甲状腺の主要な成分なので，ヨウ素欠損による単純性，局在性の甲状腺腫大の治療に用い，甲状腺機能不全などを是正する．

●栝楼根（かろこん）—牡蛎（ぼれい）

［単味の効能］

【栝楼根】苦寒，肺胃を潤い，津液を生ずる．鬱結を開き，痰火を降ろす．

【牡蛎】鹹寒，虚熱を清め，熱を引いて下行する．化痰軟堅して虚熱を清

める．

［組み合わせの効能］清熱生津する．相互補完し，虚火を降ろし，堅結を散らす．

［適応症］百合病，痰火鬱結，瘰（こぶ）腫痰核．

［代表処方］栝楼牡蛎散（かろうぼれいさん）『金匱要略』

［解説］この方剤は百合病を治す．百合病は，元は陰虚内熱，久しく解けない，肺胃陰液の耗損による口渇である．甲状腺瘤，頸リンパ結核，頸リンパ節炎などを治すとき，この薬対を主薬として他の薬物を配合する．

栝楼仁（かろにん）—枳実（きじつ）

［単味の効能］

【栝楼仁】互結の痰濁を清化し，痰が取られれば気が動く．清熱化痰，寛胸散結する．清肺降火，潤腸通便する．

【枳実】苦，微寒，気結を破し，気行すれば痰行し，散積消痞する効果もある．古人は「沖墻倒壁」（壁を倒すほどの猛烈な効果がある）とした．寛腸下気して，導滞する．

［組み合わせの効能］両薬は相互補完の関係にあり，破気瀉痰，消痞開結する．

［適応症］腑気不通，腹脹便秘，腸胃積滞，脘腹脹満による大便不通．

［解説］気結不可，痰濁内阻（気が結んで溶けないこと，痰濁が内に阻む）による心下痞堅，胸腹満悶の疼痛偏熱に使用される．

●栝楼仁（かろにん）—半夏（はんげ）

［単味の効能］

【栝楼仁】清熱化痰でき，寛胸散結する．

【半夏】燥湿化痰，消痞散結する．『薬性本草』には「消痰下気，開胃健脾，嘔吐を止めて，胸中の痰満を取り除く．」とある．

［組み合わせの効能］相輔作用，化痰散結しかも寛胸散結する．

［適応症］痰熱互結，気鬱不通，痰熱壅肺による胸脘痞満，濁痰が膠のように結ぶ胸痺疼痛．

［解説］気逆咳喘，黄色濃性痰の症状にこの薬対を使用すると，清熱化痰，

下気寛胸する．

枳実—白朮

［単味の効能］

【枳実】破気瀉痰して消痞する．水湿痰飲と気と凝聚して積滞となった標を消す．

【白朮】健脾助運して袪湿する．

［組み合わせの効能］両薬は補瀉併用して緩急が適宜になり，標と本を兼ねて顧るので，補いながら滞らず，消しながら正気を傷つけない．確かに「大気がまわると，その気を散らす．」効果となる．

［代表処方］枳実湯『金匱要略』

［解説］健脾消痞の効果があり，脾胃虚弱，気機阻滞，水飲内停による「心下に堅く，大きさが皿のようで，周辺が旋盤の如く．」という症状に使用される．本症状は脾虚がその根本にあるため，補う必要がある．脾虚気滞，あるいは水停中焦，飲食滞胃を治し，具体的な病状によって両薬の用量を調整する．

［使用上の注意］白朮の用量が枳実より多い場合，虚を治し，補の中に消がある．枳実と白朮の用量が等しい場合，あるいは枳実が白朮より多い場合，実を治す．胃下垂と胃拡張を治す際に，この薬対が使用され，枳実を30 g，白朮を15 g，毎日煎じて服用することが多く，しかも効果があり，副作用はない．

玄参—牡蛎

［単味の効能］

【玄参】鹹で，軟堅散結，解毒軟堅，滋陰降火する．

【牡蛎】鹹で，軟堅散結，化痰軟堅，斂陰潜陽，虚血を清解する．

［組み合わせの効能］強い軟堅散結の効果があり，よい滋陰潜陽，降火解毒をする．陰虧火盛で津を焼いて，痰と化し，痰火が凝結する瘰癧（頸部リンパ節の結核）に主に使い，痰火鬱血の標も，陰虧（欠損する）火盛の本も治す．

［適応症］瘰癧．

[代表処方] 消瘰丸『医学心悟』

[解説] 他に滋陰育陽，降火解毒の力によって，陰虚火旺（陰虚が長く続き熱化）による頭痛，咽痛，めまい，耳鳴り，盗汗遺精の症状を治す．

貝母—連翹

[単味の効能]

【貝母】清熱化痰，開鬱下気する．

【連翹】清熱瀉火，消腫散結する効能がある．『薬品化義』には「三焦諸経の火を総治する．すべての血結気聚は調達して通暢しないものがない．」とある．

[組み合わせの効能] 相須薬対．熱毒を清め，痰濁を化し，鬱滞を開き，結腫を散らす．

[適応症] 瘰癧瘻腫，肺熱痰喘．

[解説] 一般的な清熱化痰薬として痰熱鬱肺の咳嗽喘息に使うほかは，痰火鬱結による瘰癧瘻腫に対して，貝母で開鬱消痰，清火散結することができるが，連翹と薬対にすると，解毒散結，散血消腫することもできる．一般的に，瘰癧瘻腫を治す際に浙貝母を配合して使う．浙貝母は清火散結する効果が著しい．肺熱痰喘の症状にも使われる．

[使用上の注意] 肺虚有熱には，川貝母と配合して使う．川貝母には潤肺化痰の効果があり，しかも肺気を傷つけない．

鼈甲—牡蛎

[単味の効能]

【鼈甲】滋陰潜陽，滋陰理血．

【牡蛎】収斂固渋．

[組み合わせの効能] 滋陰潜陽と軟堅消癥の両方の効果がある．軟堅散結もする．

[適応症] 四肢の痙攣，婦人の紅崩経漏．

[解説] ①潜陽の力が強くなり，陰虚陽亢による頭目眩暈（クラクラしてめまいがすること），煩躁不安（いらだって不安になる），心悸失眠に応用できるし，熱病陰傷（熱病によって陰が傷つく），肝風内動による四肢の痙攣など

の症状にも応用できる．②協力効果になり，癥瘕積聚を治す．肝脾の腫大に対して，肝脾を軟縮する．婦人の紅崩経漏にも用いる．

［使用上の注意］両薬の炮制方法によって，効果に影響があることを注意すべきである．滋陰潜陽するとき両薬を生で使ったほうがよいが，軟堅散結するとき，鼈甲は醋で焼いて，牡蛎は生で使うのが適している．滋陰固渋するとき，牡蛎は焼いて，鼈甲は生で使ったほうがよい．

10-3 癰膿を消す

栝楼仁―穿山甲

［単味の効能］

【栝楼仁】清熱散結して腫を消す．

【穿山甲】祛痰散結して排膿する．

［組み合わせの効能］相使相助．清熱排膿，消腫散痛し，癰腫を治す．

［適応症］癰腫．

［解説］癰腫の多くは熱毒が内に集まって気血が壅滞して起こるものであり，薬対において助け合って，著明な効果を奏する．初期で，まだ膿のできていない癰腫瘡毒に対して，消散させるが，膿ができた段階では，崩して膿を排除させる．癰を消すために，皂莢子，(生)黄耆，当帰などを配合することが多い．乳癰をよく治す．

栝楼仁―乳香

［単味の効能］

【栝楼仁】甘寒で，清熱化痰，寛胸散結する．『食療本草』には「乳汁を流す．しかも，癰腫を治す．」とある．

【乳香】『本草綱目』には「乳香は芳香で，心経に入って活血定痛するので，癰疽疼痛，心腹疼痛の重要な薬である．」とある．

［組み合わせの効能］気分と血分に入って，気血を併治して，行気活血，消腫散結，消癰定痛する．

［適応症］産後の乳房の症状．

［代表処方］栝楼散『医学心悟』

[解説] 産後の乳汁不通，壅滞腫痛，乳房の腫痛などの初期の乳癰に対して，効果がある．栝楼仁1個，乳香6gで組み合わせたものである．この薬対に，(生)甘草，当帰，没薬，夏枯草，蒲公英，連翹などと配合し，乳癰およびすべての癰疽の初期を治す．

栝楼仁—蒲公英
（かろにん ほこうえい）

[単味の効能]

【栝楼仁】胸中鬱熱を洗い清め，瘀濁の鬱結を化される．寛胸散結して胸膈の閉塞を疏通するのに長じている．

【蒲公英】足陽明，足厥陰二経に主に入るが，強い清熱解毒の効果があって，乳癰を治す重要な薬である．

[組み合わせの効能] 乳癰を治す効果が著しい．栝楼仁は寛胸理気して散結するが，蒲公英は清熱解毒して消癰する．

[適応症] 熱毒癰腫，乳癰に用いる．

[解説] 配対によって効果を奏する．熱毒による乳癰の早期に対して，内服しても，外用しても効果がよい．清，解，消散の効果がある．もし，乳癰で膿ができた際には，清熱排膿の穿山甲，桔梗などと配合して使うほうがよい．

● (生)甘草—桔梗
（かんぞう ききょう）

[単味の効能]

【(生)甘草】甘，平で，生で使うと瀉水解毒，潤肺化痰する．しかも，緩急止痛もする．

【桔梗】辛苦，平で，宣通肺気，祛痰排膿する．『薬徴』には「濁唾腫膿を主治する．咽喉痛を兼ねて治す．」とある．

[組み合わせの効能] 宣肺祛痰，解毒利咽，消腫排膿など，多種の効果になる．

[適応症] 咳嗽痰出，咽喉腫痛，肺癰吐膿，胸満脇痛．

[代表処方] 桔梗湯（ききょうとう）『傷寒論』，『金匱要略』

[解説] 肺失宣降（肺が宣降する力を失うこと）による咳嗽痰出（咳をして痰を出す），咽喉腫痛（咽喉が脹れて痛い），肺癰吐膿（肺癰で膿痰を吐くこと），

胸満脇痛の症状を治す．桔梗湯(ききょうとう)は少陰病の熱の残った咽痛症状のための処方で，肺中鬱水の重い症状に山豆根，射干，牛蒡子などの利咽の生薬を加えることが多い．『金匱要略』の桔梗湯(ききょうとう)は咳して胸満し，寒くて振り，脈数，咽が乾いても渇しない，ときどき生臭い濁唾を出し，おかゆのような膿を吐く肺癰を治すが，これを『備急千金要方』の葦茎湯(いけいとう)とともに使うと，効果がもっとよくなる．

●金銀花(きんぎんか)—当帰(とうき)

[単味の効能]

【金銀花】甘，寒で，清熱解毒の効能が強く，疔瘡（黄色ブドウ球菌によって起こる蜂窩織炎を伴ったできもの）を治す重要な生薬である．

【当帰】活血和血の生薬であり，散瘀消腫，止痛できる．

[組み合わせの効能] 気分と血分に入って相輔相助（相互補完）の関係にあって，ともに解毒散瘀，泄壅通滞する．

[適応症] 血脈に熱毒が壅滞する初期の腫痛，腫脹．

[解説] 内癰（よう）でも外癰でも使える．消炎止痛の効果がある．

穿山甲(せんざんこう)—皂角刺(そうかくし)

[単味の効能]

【穿山甲】消腫潰癰（腫を消し，癰を潰すこと）の品である．『医学衷中参西録』には「穿山甲は淡，平で，臓腑を宣通し，経絡を貫き，関竅を透達する．すべて血凝，血聚（腹内に結塊があって腫れや痛みをともなう病状）は，穿山甲で消散でき，癰を治す．大胆に使えば，すぐ効果が出てくる．」とある．

【皂角刺】穿山甲と似て辛散温通で，散結消腫できるし，托毒排膿もできる（固まって結んだ癰膿を消え散らすこと，膿毒を癰腫から引いて排出すること）．『本草彙言』には「抜毒祛風（毒を抜く，風を取り去る）で，およそ痛疽が出来ていない場合，引いて消散するし，もう少しで崩れる段階であれば，それを引いて表面に出す．また，もう潰した場合，膿を取り除く．」とある．

[組み合わせの効能] 相須薬対．協力効果となり，消腫排膿が大いに増加し，

疔瘡癰瘍を治す効果が大いに増加する．

［適応症］疔瘡癰瘍．

［代表処方］透膿散『外科正宗』，托裏透膿湯『医宗金鑑』．

［解説］外科に繁用され，疔瘡を治す方剤の中にはみなこの薬対を含んでいる．瘡癰の膿はできたが，まだ潰れていない，あるいは初期でまだ膿ができていない瘡癰に使える．これは膿のできた瘡癰を早く崩れさせて，まだできていない瘡癰を消散させる効果がある．

［使用上の注意］潰れて膿が出てこない瘡癰，あるいは膿ができる内癰には慎重に使うこと．

冬瓜子―薏苡仁

［単味の効能］

【冬瓜子】甘淡，微寒で，除湿排膿する．

【薏苡仁】甘淡，微寒で，除湿排膿する．

［組み合わせの効能］それぞれ単独で使えば効果が緩和で弱いので，薬対として使うことが多い．排膿の効果が増加するからである．

［適応症］腸癰肺癰．

［解説］膿のできる腸癰を治すとき，この薬対を敗醤草，連翹，牡丹皮などと組み合わせて方剤とするが，膿のできる肺癰を治すとき，芦根，桃仁，桔梗などの清肺逐瘀薬を配合することが多い．

［使用上の注意］この薬対は，用量を多くしなければならない．一般には20～30gを使うが，症状の重いときは60gほど使う．

11 補益類

補益正気（正気を補って益する），虚弱を助けて虚症状を治す効果を主とする薬対を紹介する．虚症状の原因は多く，先天的な体質の虚弱と後天的に補養を失うという2つの面がある．しかし，先天でも後天でも五臓が関与し，五臓は気，血，陰，陽にほかならない．虚弱を気虚，陽虚，血虚，陰虚の4種類に分ける．人体の気血陰陽が互いに依存し，互いに転換する関係があるので，陽虚のものが気虚を兼ねることが多く，気虚のものが陽虚になりやすい．陰虚のも

のが血虚を兼ねることが多く，血虚のものは陰虚になりやすい．また，気虚から血虚，血虚から気虚，陰虚から陽虚，陽虚から陰虚へと複雑な状況が出る可能性があるので，この種類の薬対は，異なった補益作用に基づいて，補気補陽と補血補陰および気血陰陽を兼ねて補う3つに分けられる．

11-1 補気補陽

●黄耆—甘草

[単味の効能]

【黄耆】甘温で，脾肺を補い，清陽を昇り，補気の重要な生薬である．（生）黄耆はまた瘡を治す重要な薬であり，托毒排膿（毒を引いて膿を排除すること），斂瘡収口（瘡口を収斂して愈着すること）する．

【甘草】甘平で，脾胃を補って中気を益する．（生）甘草は清熱瀉火，補虚解毒する．

[組み合わせの効能] ①相須薬対．補中益気の効果が増強される．諸虚不足に用い，四肢倦怠，顔色の萎黄，食欲不振の症状を治す．特に中気虚熱による．②（生）黄耆を主とし，（生）甘草がそれを補助して，補虚托毒（気虚体弱で毒膿が久しく排出されないこと），排膿解毒する．

[適応症] ①胸中の動悸，いらだち，唇口が乾燥，咳嗽，膿血を吐く症状．②瘡瘍が表面に出てこないで内に陥る，あるいは膿が流れ出て久しく愈着しない症状．

[代表処方] 黄耆六一湯『和剤局方』

[解説] ①虚と同時に熱のある口唇乾燥，咳嗽，膿血痰にも応用でき，「甘温除熱」の効果がある．②外科の症状に常用される．気血不足による瘡瘍内陥，収斂できない症状に適応する．例えば黄耆六一湯がそれにあたる．

●黄耆—升麻

[単味の効能]

【黄耆】黄耆は益気補中の重要な薬であり，昇陽挙陥の効果がある．『本草正義』には「黄耆は甘，中（土）を補益して脾胃を温養する．中気〔脳出血後に残る（後遺症の）麻痺状態〕不振，脾（土）虚弱，清気が陥下するのに

最も適する.」とある.

【升麻】升麻の発散上昇力が主に陽気を上昇させ,透疹解毒の効能もある.

[組み合わせの効能]升麻が黄耆の昇挙の力を助け,脾元を鼓舞して清陽の気を上昇し,濁陰の気を降下させて培中挙陥する.

[適応症]脾(土)虚弱,清気下陥によって息切れがして,力が足りない,便溏久痢,脱肛,子宮脱垂,腹が沈んで落ちる感じ,紅崩経漏.

[代表処方]挙元煎（きょげんせん）『景岳全書』

[使用上の注意]人参と升麻の薬対と比べると,配合の機結と効果が同じであっても,この薬対の効果は弱い.この薬対を主として,他の益気健脾の薬,党参,白朮,甘草などを加えて使うのが適している.

黄耆（おうぎ）—桑螵蛸（そうひょうしょう）

[単味の効能]

【黄耆】甘,微温で,脾経に入り,補気昇陽する.

【桑螵蛸】甘鹹,平で,脾腎二経に入って補腎助陽,固精(精液を収めること),縮尿(尿を濃縮すること)する.

[組み合わせの効能]黄耆は健脾して,後天の本を支えて,桑螵蛸は益腎して先天の本を助けるが,ともに補腎益気,助陽昇清,固摂腎関〔(腎は前後二陰を統轄する効能をもつ.腎虚で腎関が固まらなくて,頻尿になる.固摂(体液が漏出するのを防ぐ)腎関(腎の開閉の関を固めること))〕の効果がある.

[適応症]腎虧気弱,収摂無権(収斂する功を失ったこと)による遺精,滑泄(夢精でなくても精液を流すのを滑泄と呼ぶ),遺尿,あるいは小便清長(尿が清くて多いこと),頻尿.

●黄耆（おうぎ）—人参（にんじん）

[単味の効能]

【黄耆】甘,温で,補気をして陽を支え,走で守らず.

【人参】甘,微苦,平で,補気して養陰を兼ね,守で走らず.

[組み合わせの効能]相須薬対.強大な補気助元の効果がある.両薬は走と守で,陰陽を兼ねて顧み,裏,外を補って瀉しない.中気を鼓舞し,補気固衛し,心虚気怯のものに使うと,補心助脈する.この薬対だけでも効果が

ある.

［適応症］すべての気虚不足の症状，脾胃虚弱，肺虚衛弱，心虚気怯．

［代表処方］李東垣の補中益気湯『脾胃論』は中虚下陥の症状を治した．清暑益気湯『医学六要』は益気固表に用いた．

［解説］他に『永類鈐方』にはこの両薬を粉末にし，大根，蜂蜜を付け合わせて，痛くて耐えられない尿血砂淋を治した．これは腎虚脾弱で，精と血が統轄できていないので，この薬対でないと補虚できない．源を措置して本を治す．

［使用上の注意］実際には，人参の代わりに党参と黄耆とを配合することが多く，党参の補気効果が弱いので，人参と比べて大きな差がある．しかも，薬性は気虚偏寒の者に適応する．

● 黄耆―白朮

［単味の効能］

【黄耆】補肺する．

【白朮】補脾する．

［組み合わせの効能］相須薬対．健脾補中もできるし，補肺益気もできる．補虚益気の効果を増強すると同時に，治す範囲も拡大される．

［適応症］脾気虚，肺気虚，脾肺気虚．

［代表処方］玉屏風散『丹渓心法』，補中益気湯『脾胃論』

［解説］両薬は常用な補気の薬であり，薬対として使うことが多く，玉屏風散では，益気固表して，気虚衛弱の自汗を治し，補中益気湯では，健脾扶中して脾気陥を治す．この他に，黄耆と白朮は托毒排膿し，虚寒性の崩れない癰腫，あるいは崩れたが久しく治らない症状にも使える．

［使用上の注意］両薬の生のものを使ったほうがよい．

● 黄耆―茯苓

［単味の効能］

【黄耆】益気健脾，昇清降濁，利水消腫する．蛋白尿を取り除く効果がある．

【茯苓】健脾助運，利水滲湿する．

［組み合わせの効能］相使薬対．薬対において，黄耆の益気昇陽，健脾利水を

主として，茯苓を配合して，健脾益気の効果が増強される．強い利水消腫の効果もある．

［適応症］気弱脾虚の症状．脾虚による水腫，白濁，白帯下．急性・慢性腎炎．

黄耆—附子

［単味の効能］

【黄耆】甘温で，気を益する．肺，裏に入って補肺健脾でき，外に行って実衛固表（衛気を充実して表を強くする）もできる．また脾にも入って，中州を扶えて水湿を利する．

【附子】辛熱で，陽を助ける効果がいちばん強い．また腎にも入って，元陽を補って陰水を溶かす．

［組み合わせの効能］脾腎を併治する．

［適応症］脾腎陽虚，水湿を運化する効果がなくなった水湿停滞の症状．陽虚衛弱，虚汗倦怠，汗出形寒の症状．

［解説］この薬対は心脾を両補するから，温陽益気，助衛固表する．

［使用上の注意］この薬対に利水滲湿の薬，例えば茯苓，沢瀉，車前子などを加えれば，虚寒陰水の症状を治す．

●黄耆—防風

［単味の効能］

【黄耆】脾肺を益して，三焦を補って，衛気を固めて，元府の風を御する要である．しかも，汗のないものを発汗させ，発汗のあるものを止める補剤となる風薬である．

【防風】全身に行きわたって肌腠（筋肉と皮膚）の間の風を取り除いて，風薬の中の潤剤である．

［組み合わせの効能］衛を固めて風を散らし，風を散らして固表する．

［適応症］表虚不固（表が虚して堅固ではないこと），あるいは風を挟む自汗悪風．

［解説］『脾胃論』には「防風は黄耆を抑えるが，黄耆は防風を得てその効果がもっと大きくなり，相畏相使する．」とある．普通の扶正固表と違って，

両者相まってますます良い効果となる．体虚衛弱で風邪を引きやすいものの予防に用いてもよい．

甘草—桂枝

［単味の効能］

【甘草】甘平で，心，脾，肺，胃経に入る．その甘味は，桂枝の辛味と組み合わせると心陽も助ける．

【桂枝】辛甘，温で，気営の間に出入りする．

［組み合わせの効能］営分に入って裏に至り，化陽する力がある．営気を補して養血し，陽気を運び，心気を益し，心陽を通じる効果が著しい．

［適応症］発汗しすぎや，心下悸動．

［代表処方］桂枝甘草湯『傷寒論』

［解説］この両薬を含む桂枝甘草湯は，発汗しすぎや，心下悸動で抑制しすぎである症状を治す．徐大椿は「過多な発汗は心気を虚にする．二味が扶陽補中する．これは陽虚の軽症である．」とした．

［使用上の注意］心陽虚による動悸を治す場合は，桂枝を主とし，桂枝の用量を甘草より多くすること，心陽だけでなく心陰も虚する場合は，甘草を主とし，甘草の用量を多くする．

●甘草—山薬

［単味の効能］

【甘草】甘平で，脾肺に入って補養，生津止渇する．

【山薬】甘平で，脾肺に入って補養，滋陰する．

［組み合わせの効能］補脾益肺しながら，激しくないが，養陰生津しながら滋膩しない，滋養の性のある平補の効果がある．

［解説］病の久しい人が脾肺気傷の状態になっても大補することができない，あるいは熱病の後期で気陰不足のものに，この薬対に粳を適当に加えて，おもゆのように煎じて頻繁に飲むと，効果がよい．また健脾益気の方剤に，この薬対を加えて主要な薬の薬効の発揮に役立つ．

2. 薬対各論

●甘草—大棗

[単味の効能]

【甘草】甘平で，調和脾胃し，中気を益し，営衛を和し，陰陽を和合させて諸薬性を緩和にする．甘草を命とする方剤は諸薬の首位で，君薬である．

【大棗】甘平で，調和脾胃し，中気を益し，営衛を和し，陰陽を和合させて諸薬性を緩和にする．方剤の中には大棗を30例も使っている．このような用剤数は甘草に次いで臣薬として，養心復脈（心気を養って弱脈を常脈へ回復すること）する．

[組み合わせの効能] 相須薬対．両薬は薬効が同じ位で，組み合わせて使うことが多く，その補益の薬力が黄耆—甘草ほどではないが，補って邪を残す弊害がない．緩和な調補効果があるので，祛邪の剤でも扶正の方でも多く使われている．

[代表処方] 桂枝湯・大青竜湯・小柴胡湯・小建中湯・炙甘草湯『傷寒論』，八珍湯『正体類要』，帰脾湯『済生方』

[解説] 桂枝湯，大青竜湯，小柴胡湯ではこの薬対を使って扶正祛邪するが，八珍湯，帰脾湯，小建中湯ではこの薬対は益気養血，補脾健中，扶正消痞する．炙甘草湯の応用が特に重要である．旧書の中にはこの両薬をただ佐使として使い，君臣として使わないと書いてあったが，検討する必要がある．

●甘草—白朮

[単味の効能]

【甘草】甘，平で，中和の性をもち，直接に脾胃に入って調補する．

【白朮】苦甘，温で，燥湿健脾でき，緩脾生津もできる．

[組み合わせの効能] 甘草は補中して，白朮の健脾効果の発揮を促進するだけでなく，剛燥の性を緩和する．白朮の健脾の効果が，甘草の補中益気の効果を助けて，平和的に健脾和中する．

[適応症] 一般的な脾胃虚弱の症状を除いて，肝脾不調，腹中痙攣などの症状．

[解説] この薬対はまた，緩脾止痛の効果がある．日頃の脾胃虚弱で生じた胃脘の激しい疼痛に対して，他の理気止痛薬を使って効果がない場合，単

にこの薬対だけを使って煎じて，一日何回か飲むと効果がある．

金桜子―仙茅

[単味の効能]

【金桜子】酸渋収斂で，補腎益気して精関（精液を排泄し，腎によってコントロールされる）を固渋（固渋は補腎の方法で精関を強くする）することができる．滑脱を固め，腎精を収斂して症状の標を治す．

【仙茅】腎経に入り，助陽暖精（腎陽を助けて精液を暖める）する．『海薬本草』には「男子の七傷を主に耳目を敏くし，筋骨の力を益し，骨髄をうめて腎陽を益する．」とある．命門を補い，陽道を起こして症状の本を治す．

[組み合わせの効能] 標本を兼ねて顧みて，壮陽，益腎，固精する薬対になっている．

[適応症] 腎虧火衰，下元虚寒（下焦元陽の不足で虚寒を呈する）による陰痿，精冷（精液が温かくない），遺精が無節制である症状．

[解説]（火）を盛んにし，気を旺盛にさせて，精を暖め，関が固まるようにして，本を治す．精を内臓へ収斂して，気を化して，陽を助け，標を治す．

桂枝―人参

[単味の効能]

【桂枝】辛甘，温で，散寒祛風できるし，温経通陽もできる．

【人参】『本草彙言』には「人参は補気生血，助精養神の薬であり，真気衰弱，気虚で息切れすれば，これで補え，もし，営衛空虚（営気，衛気が虚すること）であれば，これを使って治せる．」とある．

[組み合わせの効能] 桂枝は人参によって，気血が足りて百骸（人体を構成している多数の骨）を理する．人参は桂枝によって営陰を補って衛陽を益する．

[代表処方] 桂枝人参湯・炙甘草湯『傷寒論』

[解説] 桂枝人参湯は「太陽病がまだ外症状を取り除いていなく，下痢を数回繰り返し，熱を挟んで下痢させる．下痢が止まらず，心下に痞硬をする表裏不解」を治す．これは汗補両法である．炙甘草湯は「傷寒，脈結代

〔不整脈，脈拍が途切れる（または脈が飛ぶ）〕，心動悸」を治す．陽気虚弱，外感風寒の症状に対して，益気固衛（気を益して衛表の気を強くする），解表散寒する．他に陽虚気弱，気血凝滞の症状に対して，補虚通陽，調暢気血の効果となる．

玄参―蒼朮

[単味の効能]

【玄参】苦鹹，涼で，柔潤，滋陰瀉火する．

【蒼朮】苦辛，温で，燥湿健脾する．

[組み合わせの効能] 相互補完の関係にあって，燥湿をしても脾陰を傷つけない，また益脾をしても祛湿するのを妨げない．緩和な脾気を益し，脾を欽し，漏濁を止める．

[解説] 中気の虚弱，清濁不別（脾は清を昇り，濁を降する作用があるが，脾虚で清濁を区別して昇降する効能が弱くなる，あるいは失う），尿濁膏淋（尿が濁っておもゆのようで，膏淋と呼ぶ）の症状．糖尿病．

[解説] そのメカニズムをさらに研究する必要がある．他に，玄参は腎（水）を益し，肝（木）を滋するが，蒼朮は健脾して清を昇り，上へ目に注いで（豊富なビタミンAを含む）夜盲症を治す．

蛤蚧―人参

[単味の効能]

【蛤蚧】補虚，強壮し，温腎納気（気を納める）する．

【人参】補虚，強壮し，肺を補う効能がいちばん強く，益腎填精もできる．

[組み合わせの効能] 納気と補気する．しかも，（金）と（水）が互いに肺腎を両補する．他に，この薬対はまた補腎壮陽する．人参に含まれる単体グリコシドが性腺刺激ホルモン様の効果を示し，蛤蚧の採取液に男性ホルモン様の効果がある．

[適応症] 気管支喘息，肺気腫，心源性喘息，性効能の減る陰痿，早漏．

[代表処方] 人参蛤蚧散『衛生宝鑑』

[解説]『本草綱目』には「蛤蚧は肺気を補い，喘咳を鎮める効果は人参と同じであるが，助精扶贏（精気，精髄を生ずること，扶贏は贏弱を扶える）す

る効果は羊肉と同じである．」とある．虚喘は肺腎に属することが多い．肺は気を主に呼吸を司るが，腎は気の根で，納気を司る．肺気が虚すれば，呼吸も無力になり，咳喘して息が続かない．腎気が虚すれば，摂納（腎は肺の取り入れた空気を受け止め，呼吸を調節する）も権がなく，呼が多いが吸が少ない．動けば喘息が重くなる．肺腎両虚による虚性の咳に確かに効果がある．『普済方』には「この両薬を使って，咳による顔面の浮腫，四肢水腫を治す．」とある．

［使用上の注意］この両薬を主として，貝母，知母，杏仁，桑白皮，茯苓を加えて，久病体弱（病が久しくて体が弱い）に肺熱喘息を兼ねる者を治す．

胡桃肉—補骨脂

［単味の効能］

【胡桃肉】陰柔で，肉が潤で皮が渋である．潤は強い養血益気，補腎填精，強筋健胃（筋骨を強くして健やかにすること）できるが，渋は虚気を斂して喘息を安定させる．

【補骨脂】激しく，専ら臓を益して命門を暖める効果がある．補腎暖脾，固腸止泄することができ，温腎納気して平喘する．

［組み合わせの効能］（水）（火）相生の妙がある．

［適応症］肺腎不足，気を吸って納めることができない虚喘に多く使われ，下焦虚寒，足腰がぐったりして筋骨が痛い，陰痿早漏の症状．

［解説］『本草綱目』には「補骨脂は胡桃肉がなければ，まるでエビのいないクラゲのようなものである（エビとクラゲは共生関係にある）．」とある．この薬対は強く補腎壮陽，納気平喘，強筋健骨する．

●柴胡—升麻

［単味の効能］

【柴胡】気軽，薄で，昇るのを主に，陽気を発する．少陽の清気を上げ，透表退熱して，少陽の半表半裏の邪を宣発する．

【升麻】気軽，薄で，昇るのを主に，陽気を発する．陽明の清気を上げ，清熱解毒で陽明腠理（汗腺の元）の邪を宣発する．

［組み合わせの効能］相須薬対．清気を引いて，陽道を歩き，昇陽して陥下を

上げる．

[適応症] 中気下陥（中焦脾胃の気が下へ陥ること）による久瀉脱肛（久しく下痢して脱肛したこと），胃下垂，子宮下垂．頭痛，咽痛．

[代表処方] 補中益気湯（ほちゅうえっきとう）『脾胃論』

[解説]『名医方論』には「補中の剤は発表の品を得て，中が自ら安定される．補気の剤は清気の品に頼って気が倍に増す．これは「相須」の妙である．」とある．この他に，両薬は辛涼解表の類に属し，薬対において，解肌清熱する．

[使用上の注意] 益気補中の薬と配合しなければ効果を発揮できない．大量の益気健脾の薬を用いると同時に，升麻，柴胡の両薬を加えて，脾気を鼓舞して陽気を昇らせる．疏風解表，清熱解毒の薬と配合して外感風熱，肌腠に邪が鬱結して熱が解かない頭痛，咽痛などの症状を治す．

●山薬―茯苓（さんやく―ぶくりょう）

[単味の効能]

【山薬】甘平で，健脾益気，固腎益精する．

【茯苓】甘淡で，利水滲湿，益気健脾する．利水滲湿，益気健脾するが，補のほうが少なく，利のほうが多い．

[組み合わせの効能] 茯苓は山薬によって利湿しても陰を傷つけないが，山薬は茯苓によって，補脾しても湿を残さない．この他に，茯苓が尿の滞を通じさせ，山薬を合わせて益腎固精できて，脾腎不足による頻尿にも使える．

[適応症] 老人の病後気弱，あるいは老人，小児の保養．頻尿．

[解説] 薬対において，平補緩利（平和的に補う，緩やかに利する）となり，脾虚に湿を挟んで，峻補峻利（強く補うことと激しく利すること）に堪えない者に適する．

[使用上の注意] 健脾益気の方剤の中に入れると，主とする薬物の効果を増加する．『儒門事親』にはこの両薬を粉末にして，うすいお粥で調理して服用し，尿の多い滑数不禁（尿が制御されないで頻尿となる，あるいは残尿すること）に使用される．

●山薬―扁豆
さんやく へんず

[単味の効能]

【山薬】平，不燥で，脾気を補して，胃陰を益するうえに，効果が緩和で，補っても滞らない．

【扁豆】甘，微黄色，温和，気清，脾性に最も合う．健脾益気の中に，和中化湿し，脾を補って脾の運化を妨げないし，化湿しても胃陰を傷つけない．

[組み合わせの効能]両薬は同じく，補気健脾である．ともに調補脾胃，和中化湿する．

[適応症]脾胃虚弱による下痢，便軟，食少倦怠，あるいは婦人白帯下が止まらない症状．

[解説]この薬対は平補の剤に属し，大病後の脾胃虚弱に補剤で保養する場合，虚弱で補養を受けられない者に適応する．

磁石―人参
じせき にんじん

[単味の効能]

【磁石】重墜（重苦しい）なものであり，潜陽納気する．気虚の症状に補気する．

【人参】補気の第一に重要な薬である．もし，気虚上浮であれば，人参だけでは治せない．

[組み合わせの効能]肺腎の気虚を補い，腎気を潜んで収め，気を降して丹田に帰す．これは「損傷した肺に気を益すが，虚した腎に重墜なもので鎮める．」の論である．

[適応症]肺腎気虚，気を潜んで納められない咳喘，呼が多く，吸が少ない，動くと咳喘がひどくなる症状．心気不足，心神不安，驚き恐れて失眠し，心慌耳鳴りの症状．

[解説]咳喘は実証なら脾に，虚証なら腎に原因がある．

[使用上の注意]胡桃肉，蛤蚧を加えれば，もっと効果がよい．他にこの薬対はまた，益気寧神の効果があって，朱砂，遠志，茯神，竜歯などと一緒に使うことが多い．

2. 薬対各論

● 生姜—人参

[単味の効能]

【生姜】辛甘，大熱で，脾胃を大いに温暖して寒を袪する．しかし，生姜単独で使えば，袪寒できるが，補力が弱く，長く使うと，耗散させる．

【人参】甘，微温で，脾気を健やかにし，胃気を支え，多くの脾胃虚弱の症状に使われ，中焦を強く補う．人参は脾気を健やかにし，胃気を支え，多くの脾胃虚弱の症状に使われるが，胃中冷痼（久しく治らない）に人参単独で，補益しても温力が足りず，補っても受けないことになる．

[組み合わせの効能] 陽を支えるうえに，人参は生姜によって補も行もでき，生姜は人参によって行しても過ぎることはない．中気を暢達させる補助効果がある．

[解説] 両薬とも中焦脾胃に入る．脾胃虚寒の久しい者，あるいは病後胃気尽き，形衰気弱，脘腹冷痛，嘔吐，下痢，舌淡脈弱の症状に多く使用される．

[使用上の注意] 重症でない場合，党参を人参の代わりに用いてもよい．効力は弱いが，効果は同じであるから，長く使って効果を上げる．

● 升麻—人参

[単味の効能]

【升麻】辛甘，微寒で，引経の効果．

【人参】益気補虚の力があって，心脾肺を統補する．

[組み合わせの効能] 升麻は引経の効果によって，人参を直接に脾胃中焦に入らせるが，また人参は升麻の昇挙の性質によって，脾胃陽気を昇挙する効果の発揮を補助する．

[代表処方] 補中益気湯『脾胃論』

[解説] すべての気虚症状にこの薬対を使ってよい．単独で使う際，補力が十分でも昇挙の力が弱いので，脾胃気弱，中気下陥などの症状に升麻を合わせて使うことが多い．李時珍は「脾胃の経へ引く重要な薬である．」とした．李東垣は「胃中の清気を昇らせる．」とした．『医学啓源』には「人参は短気（息切れがする）を治すが，升麻に助けられないと，上昇の気を補えない．」とある．

［適応症］脾胃気弱，中気下陥による食少便溏，倦怠，無力，脈虚無力および久痢脱肛（下痢が久しく脱肛すること），子宮下垂．

［使用上の注意］人参9g，升麻3gを別々に煎じて合わせて飲む．

仙茅―仙霊脾

［単味の効能］

- 【仙茅】補腎壮陽し，腎陽不足を治す．性質が猛烈で，補化助陽の効果が強く，しかも脾胃を暖め，運化を助ける．
- 【仙霊脾】補腎壮陽の効果があり，腎陽不足を治す薬である．仙霊脾は命門を補い，腎陽を助ける効果を除いて，筋骨を強め，風湿を祛する効果も兼ねる．

［組み合わせの効能］相須，協力効果によって温腎助陽できる．

［適応症］腎陽不足，命門火衰による，寒に弱くて肢体が冷たい，精寒（精液が少ない）陰痿，足腰冷痛．

［解説］更年期，高血圧，更年期統合失調症，更年期総合症に試しに使って滋陰瀉火の薬を配合すれば，症状を改善する効果となる．

●蒼朮―白朮

［単味の効能］

- 【蒼朮】脾胃経の重要な薬であり，燥湿の効能が強く，運脾する．
- 【白朮】脾胃経の重要な薬であり，健脾の効能が強く，補脾する．

［組み合わせの効能］蒼朮は白朮によって，脾湿の余りを瀉して脾の不足に益する．白朮は蒼朮によって，脾の不足を補って湿濁の余りを瀉する．このようにして健脾燥湿の両面が増加する．

［解説］『本経』には朮と総称するが，『別録』には赤白の2種に分けている．すなわち，赤は蒼朮のことで，白は白朮のことである．後世の人々が蒼朮と白朮に分けたのである．脾を補して初めて益気となるが，脾を運して初めて燥湿の効果となる．そのため，脾虚が明らかで，内湿が混ざっている症状や，外湿困脾，脾失健運（外湿が脾に閉じ込められると，脾の健運が効能を失うこと）の症状でも使用できるが，脾虚と湿停の重さによって，両薬の用量を比較して判断する必要がある．『本草崇原』には「およそ補脾

しようとすれば，白朮を使うが，運脾しようとすれば，蒼朮が多く使われる．補運を兼ねようとすれば，兼ねて用いてもいいが，補が多く，運が少ない場合，白朮の用量を多く，蒼朮は少なくする．運が多く，補が少ない場合，蒼朮を多く，白朮を少なくする．」とある．経験則に基づいている．

●当帰#―人参

[単味の効能]

【当帰】血分の薬で，養血活血する．

【人参】気分の薬で，補気の力がいちばん激しい．

[組み合わせの効能] 補心益気して心血を養い，心脈を通して瘀滞を化する．

[適応症] 心気不足，心血瘀滞による心悸（動悸），心前に悶痛し，あるいは顔，唇，指の爪が青紫になる胸痺（胸がつまったように痛む，心臓，胸膜などの疾患ばかりでなく，胃の病でもこのような症状を呈する）症状．

[解説] 薬対において，人参の益気固脱を主として，少し当帰を補佐して血分に引き込んで益気摂血の効果となる．これはちょうど「有形の血はにわかに造血できないし，無形の気は急いで固まらなければならない．」という意に合うのである．古人は「気は血の将帥．」，「気は行血できる．」とした．救急回陽，益気化瘀の効能を上げられる．

[使用上の注意] 人参の代わりに党参を用いて当帰と組み合わせると，一般的な気血両虚の症状を治し，その薬効は薬対の黄耆―当帰#に近い．

党参―茯苓

[単味の効能]

【党参】党参は健脾益気に最も強い．

【茯苓】茯苓は利水滲湿の効果がよい．しかも緩和に健脾助運する．

[組み合わせの効能] 補気健脾の薬対．健脾益気の効果を増加させる．また，茯苓の利湿によって，党参による壅滞の弊害を妨げ，補っても壅滞しない，補の中に利がある．両者が相まって，ますますよい効果になる妙がある．

[適応症] 脾胃虚弱で起こすめまい，だるい，息切れがして力が足りない，食欲不振，消化不良，腹中虚満，便溏下痢．

[解説] 古人は「脾胃気弱に必ず参苓を入れる.」とした.

肉蓯蓉―巴戟天
にくじゅよう　はげきてん

[単味の効能]

【肉蓯蓉】甘鹹, 温で, 温腎助陽である. 柔潤, 不燥である. 補腎壮陽の中には潤燥益精の効果も兼ねる.

【巴戟天】辛甘, 温で, 温腎助陽である. 燥, 不柔である. 温陽助火の力が強く, しかも, 祛風除湿もする.

[組み合わせの効能] 相須薬対. 温腎壮陽の効果を強める. もっと意義深いのは, 両薬が潤燥適宜で, 補火しても燥水しない妙がある.

[適応症] 腎陽虚衰, 陰痿遺精, 足腰酸冷, 筋骨痿弱などの症状.

[使用上の注意] 他にこの薬対に扶陽通便の効果があって, 老人気衰, 陽虚便秘の症状に用いる場合, 肉蓯蓉の用量を適宜増加すると効果がよい.

肉豆蔲―補骨脂
にくずく　ほこつし

[単味の効能]

【肉豆蔲】脾胃を温めて調整する重要な薬で, 温中固腸し, 渋腸止瀉する.

【補骨脂】陽熱で, 温腎助陽して, 命門の（火）を助ける.『本草経疏』には「（水）臓を暖め, 陰の中に陽を生ずる壮（火）益（土）の重要な薬である.」とある. 補（火）生（土）（命門の火を補って脾土を助ける）する.

[組み合わせの効能] 相使相輔の薬対. ともに温陽散寒, 健脾止瀉する. 脾腎虚寒による腹瀉を治す.

[適応症] 慢性痢疾（しぶり腹のある感染性下痢）, 慢性腸炎, 腸結核および腸の機能紊乱（乱れ）.

[代表処方] 二神丸『本事方』
にしんがん

[解説]『本経逢源』に許学士は「補脾は補腎に及ばない. 腎気が虚弱になると, 陽気が衰えて, 脾胃を燻蒸することができず, 痞満少食になる. 釜の下に火がないように, 一日中熱くなく, 陽衰で飲食も消化できない.」とした.

[使用上の注意] 症状やその程度によって, 単独で使うか, あるいは配合して使うかを決め, 良い効果を上げられる.

2. 薬対各論

●人参―附子

[単味の効能]

【人参】甘温で，脾胃の元気を大補して，後天の本を固める．危篤に陥っている状態から，力強く迅速に陽虚を救い，虚邪をたちまち取り除くことができる．

【附子】大辛，大熱で，温壮元陽して，先天を支え，補気の薬を十二経に通じる．

[組み合わせの効能] 相使薬対．助陽で，上には心陽を助け，下には命門を補い，中には脾（土）を益する効果がある．瞬く間に化気し，たちまち命門の中に生陽し，強心利尿し，心力衰竭（尽きる）を治す．

[適応症] 正気大虧（欠ける），陽気暴脱による四肢厥冷，呼吸微弱，汗が出て皮膚が冷たい，脈が弱くて，危篤寸前，ショック．心腎陽虚型の心原性心機能不全．

[代表処方] 参附湯『校注婦人良方』

[使用上の注意]（生）附子と人参を配合すれば，力が雄猛で，危篤症状に使えるが，（熟）附子は力が弱くて緩やかで，久虚の症状にも緩やかにその効果が出る．これらの違いに注意する必要がある．

●人参―木香

[単味の効能]

【人参】人参は峻補で，純虚で実がないのものに使用する．虚で起きた実にこれを用いると，実を強くする弊害がある．あるいは虚しながら補を受けられない者に使用しても，効果を得るのが難しい．

【木香】辛苦，温通の効能があり，芳香燥烈の気で，全身の気機（人体内を動く気のめぐり）を疏通することができる．

[組み合わせの効能] 滋膩呆滞（生気がない，鈍い）を取り除く効果がある．また，人参の効能範囲が広がり，気滞を兼ねる気虚に使用してもよい．

[適応症] 老人の気虚，脾胃不健による怯弱倦怠，食欲不振，食後脹満，あるいは便秘不通．

[解説] 人参が補虚を主とし，木香が少し補佐することが多い．

[使用上の注意] 人参9ｇ（代わりに党参を使ってもよい），広木香1.5ｇを用い

ると効果がよい．

●人参—蓮子

[単味の効能]

【人参】甘平，峻補であり，補益の効果があるので，すべての肺脾心の気虚に使える．

【蓮子】甘平で，補益，健脾渋腸，養心気力を引き締める．

[組み合わせの効能]薬対は，健脾渋腸して止瀉し，益気養心して精神を引き締める．

[適応症]食欲不振，消化不良，久瀉便溏（久しく下痢，便軟のこと）．

[代表処方] 参苓白朮散『和剤局方』

[解説]脾虚気弱，食欲不振，消化不良，久瀉便溏に，健脾利湿薬，例えば茯苓，白朮，薏苡仁，扁豆などを配合して使用してもよい．心気虚弱，動悸，健忘失眠などの症状には，この薬対は，柏子仁，酸棗仁，竜眼肉などを配合して使うことが多い．

[症状の注意]古くは両薬を9gずつ用い，井華水（井戸水の最も清冷なもの）をさかずき2杯で煎じてゆっくり飲む．あるいは生姜汁で炒めた黄連を加えて，下痢噤口（食欲不振，下痢，赤痢）に用いる．この症状には，人参と石蓮子とともに使うことが多い．石蓮子は清熱止痢，開胃止嘔（食欲促進，止嘔すること）の効果がある．人参は石蓮子を得て，扶正祛邪の効果となる．

人参—鹿茸

[単味の効能]

【人参】元気を大補する．

【鹿茸】厚で，命門の（火）を温めて，生気となり，精髄を益し，筋骨を強める．

[組み合わせの効能]気血陰陽を兼ねて，益気壮陽を一番として，その効果が強く，比べるものがない．津を生じ，その源を尽くさない．

[適応症]先天不足，後天労絶，高齢（火）衰による身体の痩せ衰え，足腰酸軟，四肢が冷え，精神がくたびれる，耳聾眩暈，男性には陰痿精冷，女性

には宮寒不妊，すべての陽虚気損の症状．

［解説］柯韻伯は「命門の（火）は（水）中の陽である．（水）は本来，静で，絶え間なく流れる．気の動，（水）の用である．有形のものではないが，（火）が少なければ，生気となり，（火）が盛んになると気を食うので，（火）は盛んでないほうがよいが，衰えてもいけない．（火）が（土）を生じ，腎に（火）が行き渡る．脾胃の陽を暖めるには，まず命門の（火）を温めること…」とした．命門の（火）が衰えれば，少（火）が消える状態に近くなる．歴代の医家は峻補の剤とした．

［使用上の注意］補精填髄（精を補って髄を充填すること）の論があり，陽の中に陰を求める意味であり，益陰の剤ではない．陽虚精虧（欠ける）の人は服用してもよいが，急に大量に服用してはいけない．清代の曹炳章は「人参，鹿茸を少し食べて，久しければ，益気養血で，得が合って損がない．余熱があっても弊害がない．陽虚陰燥の人は急に大量にこれを飲めば，助燥灼陰の弊害がある．」とした．

● 白朮—茯苓
（びゃくじゅつ　ぶくりょう）

［単味の効能］

【白朮】甘で，益脾し，燥湿する．

【茯苓】甘で，扶脾し，淡で利湿し，滲湿益脾する．

［組み合わせの効能］相須薬対．両薬とも健脾除湿の薬であり，薬対において，脾虚湿停を治す．

［適応症］四肢倦怠，脘腹脹満，口淡不渇（口が味気なく，喉が渇かない），食欲不振，下痢便軟，あるいは婦人の白帯下が清くて，薄い症状．

［解説］脾は乾燥を好み湿気を嫌うが，効果は健脾燥湿する．薬対において，燥と滲で，運化と利湿と結合し，水湿を除き，脾気を健やかにする．そして脾気を益して水湿を運化する．ともに平補平利の薬である．脾気虚弱で，内湿を生ずる者，あるいは外湿困中（外湿が入って中焦脾土に閉じ込めること）による脾虚不健に使用できる．

11-2 補血補陰

阿膠―桑白皮

［単味の効能］

【阿膠】甘平，柔潤，粘膩で，『本草求真』には，「養血潤燥，養陰除熱の重要な薬」とある．潤肺滋燥する効果が強いが，斂肺壅気（気をふさぐ）のおそれがある．

【桑白皮】辛甘，補虚し，肺気の余りを瀉し，止咳する．

［組み合わせの効能］補血滋陰，潤燥清肺，降気止咳する．相互補助の関係にあって，効果が増加し，互いの弊害を制約する益がある．

［適応症］肺陰虧損，陰傷液燥，秋燥傷肺による咳をして，痰が少なく，血痰がある症状．

［解説］桑白皮は阿膠による斂肺壅気の弊害を抑える．阿膠はまた補肺して，桑白皮が瀉肺しすぎるのを防ぐ．『薬鑒』には「阿膠が補血する禁忌は斂肺である．桑白皮は補血するが斂しないので，阿膠を制する妙剤である．」とある．肺陰虧損，陰傷液燥，秋燥傷肺による咳をして，痰が少なく，血痰がある症状を治す．久しく服用しても問題がない．

阿膠―天門冬

［単味の効能］

【阿膠】甘平，滋膩で，陰にも入って補血寧絡ができる．

【天門冬】甘寒，多汁で，陰に入って清熱降火する．

［組み合わせの効能］両薬はいずれも滋陰潤燥の薬である．補と清にともに使われ，肺腎火燥によって起きたすべての症状に用いられる．

［適応症］肺腎陰虚による痩せこけ，午後の発熱，空咳，咽燥，血痰の症状．肺結核，気管支拡張症．

［使用上の注意］『医学正伝』には「天門冬は痰を消し，嗽を止め，肺を保ち，熱の侵しを防ぐ…血が出るのを阻止する…50ｇの阿膠を入れて血痰を治し，よく効く．」とある．また，燥邪が肺を侵す症状にも杏仁，栝楼仁，象貝母，桑葉などの軽宣潤燥の薬を配合して使える．

烏梅―甘草

[単味の効能]

【烏梅】最酸で，虚火を斂して津液を救う．

【甘草】甘，脾気を益して，津液を生じ，貯える．（生）甘草は涼．

[組み合わせの効能] 酸甘で，化陰し，強い生津止渇の効能がある．

[適応症] 口渇，糖尿病．

[解説] 虚火上炎，津液不足，気陰両虚，脾陰不足，暑熱傷気による喉の渇き，飲みたくて，苛立ち不安になる症状に使ってもよい．

[使用上の注意] 他の薬と配合して，脾胃火盛，陰液が消耗し，傷ついて起きた糖尿病を治す．

烏梅―（生）地黄

[単味の効能]

【烏梅】酸，平で，収斂酸渋の品で，虚火（鑑鑒虚証の状態における発熱，炎症，充血）を斂し，津液を生じる．

【(生)地黄】甘苦，寒で，清熱養陰する．

[組み合わせの効能] 相輔相成．酸甘が化陰し，強い養陰生津する．それに斂と清で，虚火を斂し，内熱を清め，助け合い，制約し合う．

[適応症] 糖尿病，尿崩症と胃酸欠乏症（補助的）．

[解説] 陰虚内熱による口渇，多飲のものにいちばん適宜する．温熱病の後期の陰傷津耗あるいは暑熱傷陰の者にも使える．

[使用上の注意] 烏梅は温熱の初期に邪熱充盛を兼ねる陰傷，あるいは暑熱に湿を挟み，脾（土）が失運し，邪がなかなか離れず長患いになり，湿を残すおそれがある．

烏梅―麦門冬

[単味の効能]

【烏梅】酸で収斂ができ，斂虚（火），化津液，固腸脱，渋腸固脱（慢性の下痢や失禁を止める）ができ，下痢を止める．

【麦門冬】甘寒清潤，専ら潤燥養陰，生津ができる．

[組み合わせの効能] 酸甘で，陰を化し，生津止渇の力がもっと著しくなる．

外感による肺胃津傷あるいは内傷による胃熱津傷の糖尿病にも使用できる．また，烏梅は麦門冬を配合すると，陰を助け，燥を潤す．

［適応症］長時間の下痢や大腸の津脱，虚火上炎による唾液の吐出，口渇，多飲．

［解説］孟洗の『必効方』にあるように，両薬を取って煎じて少しずつ飲んで，下痢と煩渇をともに治す．

［使用上の注意］熱毒が盛んで生じた発熱，口渇，下痢などに，普通使ってはいけないが，あるいは症状に応じて，清熱解毒，止痢の処方に入れて使用すれば，熱が下がり，下痢が止まって，津液が傷つかないですむ．

● 黄耆―当帰 #

［単味の効能］

【黄耆】甘薄で，補気して，血を生じる．

【当帰】甘厚，補血して，気を載せる．

［組み合わせの効能］気血双補の薬対の一つである．古人は「血は気を生じ，気の母である．」とした．気血が互いに生じて，気を盛んにし，血を旺盛にする．

［適応症］月経期および産後の血虚発熱，崩れ，久しく治らない瘡瘍．

［解説］李東垣は当帰補血湯を設け，黄耆の用量を当帰の5倍にした．当帰補血湯は「形がある血液は自分で生じないので，形がない気により生じる．」との意味から名づけられた．これは黄耆を君薬として，脾肺の気を大補して血を生ずるのを助けるのである．当帰を臣薬として養血和営して血を補う．陽生陰長〔春夏の季節が変化する時期に，陽が徐々に（生）じ，陰が徐々に（長）になる〕に使う．補気養血，扶正托毒（正気を支えて，毒を引き出す），生肌収口（筋肉の成長を促進して瘡瘍口を収める）の効果がある．

［使用上の注意］気血両虚によって面色が虚浮で白く，あるいは萎黄，動悸，失眠，息切れして話しにくい，四肢倦怠，過労による内傷，血虚気弱による肌熱面赤，煩渇，脈が洪大で虚する．この場合，両薬の用量をだいたい等しくする．

黄柏―亀板

[単味の効能]

【黄柏】苦，寒，潤降，腎水を潤させる．『本草求真』には「黄柏は至陰（腎臓の働きを活発にする冷え性の特効ツボ）で，冬の粛殺（秋の気が草木を枯らすこと）を降ろし，少陰（手少陰心経と足少陰腎経）に入り，瀉火する．」とある．

【亀板】鹹，微甘，涼で，肝腎二経に入って，滋腎陰と益腎水ができ，滋陰潜陽することによって，虚火を抑える．

[組み合わせの効能]清と補を合用する薬対である．滋陰降火を目的に標本をともに治し，養陰は邪気をとどめず，清利は陰を傷つけない．滋の中に降があり，清の中に補がある．

[適応症]長期にわたる難病や熱病の後期の肝腎不足によって起きた骨蒸労熱（結核性の熱），午後の潮熱盗汗や，腰と膝が怠く，舌が赤く苔が少ない症状．

[解説]真陰が不足すれば，相火が盛んになり，虚火が内に亢盛して，真陰を傷つける．

[使用上の注意]真陰がまだ傷ついておらず，津液が少ない熱象（津虚により熱邪が上昇し咽喉痛・黄色の痰など）が出る症状では，この薬対を使ってはいけない．

黄柏―（生）地黄

[単味の効能]

【黄柏】苦寒で，瀉化堅陰の力が勝っている．『主治秘決』は「膀胱の龍火を瀉し，小便を利して，…腎水の不足を補う．」とした．腎の陰火を清める．

【（生）地黄】甘寒で，養陰清熱の力が強い．『本草経疏』には「腎家を補う重要な薬で，陰液を益する上品である．」とある．滋腎壮水する．

[組み合わせの効能]この薬対は瀉の中に補があり，補の中に瀉もある．ともに瀉火滋陰する．これは下焦の火熱を内に清め，真陰を養う．

[適応症]腎陰不足，虚火内熾（盛ん）による持続的な低熱，骨蒸汗出，不消の多尿症．

[解説]黄柏によって，火は清められて，水が堅凝となる．堅が補となり，

補わざることが補となる．「腎が堅を欲し，急に食が苦になり，堅となる．」(生)地黄によって，水が足りて，火が血から臓に帰って平息（鎮まる）する．滋が清となり，清でない状態が清となる．

旱蓮草―女貞子

[単味の効能]

【旱蓮草】甘寒で，汁が黒く腎に入って精を補うので，益下，栄上，強陰黒髪となる．

【女貞子】甘平で，少陰の精を冬でも涸れないように益肝補腎する．

[組み合わせの効能] 補肝益腎する効果が大きい．

[適応症] 肝腎不足，足腰酸軟，頭髪早白，目暗不明，失眠多夢，耳鳴遺精．

[解説] この薬対を二至丸と呼ぶ．『医方集解』には「二至丸は補腎で，足腰を補い，筋骨を盛んにし，陰腎を強め，鬚頭髪を黒くする．値段が安く効能が大きい．」とある．『広嗣益寿類方』にも，「これを使って補腎強精し」，『調経（生理を調整する）子類方』の中では，「益肝養血する．」とある．両薬は滋陰であっても温和で，(生)地黄や(熟)地黄のように脂ぎって滞ることなく，長く服用しても緩和に補う．

[使用上の注意] 両薬を煎するより，丸薬のほうが効果がよい．煎じると有効成分が損なわれる．

●菊花―枸杞子

[単味の効能]

【菊花】甘苦，涼で，疏風解毒の薬で，清肝明目できるので，眼科の大切な薬である．『本草正義』には「菊花だけが清苦泄降で虚陽を収め，眼科の病を治す薬である．」とした．

【枸杞子】甘平で，滋補肝腎と益精（精を補充する）明目する．『本草匯言』には「枸杞子は目をよく治す．目を治すのではなく，壮精益神ができるから，目を治す効果になる．」とした．

[組み合わせの効能] 枸杞子が補肝益精で本を治し，菊花の清肝平肝で標を治し，両者は，清と補で，標本ともに重視して，益肝明目する．

[適応症] 肝腎不足で，精血ができず，目系まで栄養が届かず，あるいは肝

陽上亢，肝風上撹によって，目が霞んで，物がはっきり見えず，めまい．
[代表処方] 枸菊地黄丸『医級』
[解説] この薬対を六味丸に配合し，肝腎不足による目の乾き，物がはっきり見えない，目が痛いなどの症状を治す．

亀板—芍薬

[単味の効能]
【亀板】甘鹹で，補虚，益腎，壮（水）涵（木）〔肝木を養う〕の薬で，平肝潜陽できる．
【芍薬】苦酸，補陰で，斂肝平肝，養血補肝の第一選択薬である．
[組み合わせの効能] 滋腎養肝と補血填精ができる．腰と膝が怠くて，胸脇がシクシク痛くて，遺精，月経不調などを治す．
[適応症] 遺精，月経不調．陰虚陽亢で，めまい，耳鳴り，耳遠い，煩躁，怒りっぽいなどの症状．
[解説] 肝腎は母子の関係で，精と血は相互に化生し合う．肝腎同源，精血同源という説もある．精が不足すれば血も少なくなり，血が不足すれば精も虚になる．肝腎がともに治れば，精と血がともに滋養される．

亀板—鼈甲

[単味の効能]
【亀板】鹹寒（原著では平），至陰で，助腎養肝，滋陰清熱する．
【鼈甲】甘鹹寒（原著では平），至陰で，助腎養肝，滋陰潜陽（原著にはない）する．
[組み合わせの効能] 相須薬対．滋陰清熱の効果が強まり，平肝潜陽，熄風（肝経に入って肝陽を平定して内風を平熄する）の効果がよい．
[適応症] 肝腎不足，水虧火旺（陰不足で陽過剰）の陰虚発熱，骨蒸潮熱，遺精盗汗．陰虚陽亢，虚風内動によるめまい，耳鳴り，頭痛，いらだち，あるいは温病の後期に現れる手足抽搐，攣動．
[代表処方] 大定風珠・三甲復脈湯『温病条弁』
[解説] 両薬を使って，他の滋陰養液薬を配合して虚風内動を治す．

枸杞子—芍薬

［単味の効能］

【枸杞子】甘純，潤多液，滋養肝腎する．

【芍薬】酸寒，入肝し，斂肝液，益営し，養血柔肝する．

［組み合わせの効能］滋と斂で，肝腎を併補し，腎精を充填し，肝を養い，厥陰（陰が最も少なくなった状態，足の厥陰肝経）が肝気鬱結（肝気が滞り，気の流れが悪くなり精神症状が起こりやすくなる）し，陽気が亢進する．

［適応症］肝腎陰虚，陰虚陽亢によるめまい，口乾目渋，心悸失眠，月経過多，更年期総合症．

桂枝—地黄

［単味の効能］

【桂枝】辛温，通散，陽動．

【地黄】和平，陰静で，滋陰養血．

［組み合わせの効能］動静薬対．陰陽兼治し，「陰が陽を得て昇り，枯渇することがない．」．地黄の補精養血する効果を増加させ，平補陰陽する効果もある．

［適応症］陰血虧（欠ける）虚あるいは陰気不足．

［使用上の注意］『本草正義』には「地黄は，すべての臓器の不足に滋養されないものはない．」とあるが，長期に，大量に投与すると，陰虚の患者には弊害がある．桂枝を佐用すれば，陰凝を化し，胃を妨げるのを防ぐ．気道を塞ぐおそれがない．『本草匯言』には「すべて胸膈に痰が多く，気道不利，昇降停滞する症状には，通じて滞しない薬が適している．湯剤でも丸薬でも地黄を使ってはいけない．気の症状がなくても使用せざるを得ないものに桂心（桂枝の若いものか，品質のよい桂枝）を少し補佐してよい．」とある．

鶏子黄—百合

［単味の効能］

【鶏子黄】甘平，厚く，滋陰寧心する．

【百合】甘寒，涼潤で，心肺に入って養陰潤肺と寧心安神ができる．

［組み合わせの効能］相互に助け合い，滋陰潤燥もできるし，寧神定志もできる．心陰が養われ，心神を安定させて，心神が安定すれば，心陰が救われる．

［適応症］百合病のほか，認知症のような煩躁，不眠，笑ったり怒ったり，黙ったり喋ったり，婦人の臓躁（神経衰弱やヒステリーの一種）など，いろいろな情志病（外界からの刺激に対して，人の内面に生じる「こころ」の動きであって，心神によって調節されている）．熱病の後期，あるいは長く治りにくい症状によって正気が不足する症状．

［代表処方］百合鶏子黄湯（びゃくごうけいしおうとう）『金匱要略』

［解説］百合病（神経症・ヒステリーに類似し，熱病後期の衰弱時にもみられる）を吐法で誤って治した際に使用する処方である．

●粳米（こうべい）―麦門冬（ばくもんどう）

［単味の効能］

【粳米】胃気を補い，脾を益す．

【麦門冬】養陰生津し，清肺する．

［組み合わせの効能］この薬対は養胃生津する．

［適応症］肢体の水腫．

［代表処方］麦門冬湯（ばくもんどうとう）『医方集解』

［解説］緩和な清補効果があるため，胃陰を養って胃気を顧み，熱病の後や，慢性病による胃の気陰両傷症に適応する．

●牛膝（ごしつ）―（生）地黄（じおう）

［単味の効能］

【牛膝】酸平，肝腎二系に入り，補益肝腎する．

【（生）地黄】甘微苦，寒で，滋陰補腎，清熱生津，益胃，渇を癒す．上炎の虚火を降ろす．

［組み合わせの効能］滋陰補腎，清熱止渇する．

［適応症］腎虚陰虧，虚熱上炎による口渇，冷水を飲んでも渇が止まらない，多尿になる糖尿病．吐血，鼻血，歯茎の出血．

［解説］両薬を粉末とし，丸剤とし，長期に服用すると緩下効果がある．陰

虚内熱，灼傷血絡（血脈ともいう）による上部の出血に対して，清熱虚熱し，涼熱止血の効能がある．

胡麻―桑葉

［単味の効能］

【胡麻】甘平で，脂質，陰血を養い，肝腎を滋益し，腎陰を補い，肝を養い，大本を治す．

【桑葉】甘苦，寒で，清肝平肝する．肝火を清め，肝陽を平にし，標を治す．

［組み合わせの効能］補と清の配合で，標本を兼治する．肝腎不足，目疾にかかりやすい皮膚乾燥，大便秘結などを治す．

［適応症］肝腎陰虚，肝陽上亢で，頭がふらふらして，目がくらみ，物がはっきり見えない，口が苦い，目が赤い，大便乾燥を兼ねる症状に適応する．

［代表処方］桑麻丸『医級』

［使用上の注意］降霜期の後に採取した桑葉，炒めた胡麻などを等しく粉にして，もち米を突き砕いたもので丸剤とする．一日に12～15ｇを服用する．

細辛―（熟）地黄

［単味の効能］

【細辛】少陰経の薬で，温通辛散と除湿止痛ができる．

【（熟）地黄】滋腎補髄，強腰利膝ができる．

［組み合わせの効能］細辛の辛散で，（熟）地黄の停滞を取り除き，補いながら滞しない．（熟）地黄の滋膩が細辛の燥散を防ぐ．両薬が潤燥併用する．ともに補散し，補腎強腰，袪寒止痛する．養血袪風の効果もある．

［適応症］腎虚や寒に侵される腰痛や血虚頭痛．

［解説］腰痛症は腎に病因があることが多い．腎虚による精髄不足，寒邪が内に侵襲し，経絡には気血の運行が悪く，腰痛を起こす．回転運動が不利で，雨や曇りの天候や過労の際に重くなる．

(熟)地黄—(生)地黄

[単味の効能]

【(熟)地黄】補血填精する．

【(生)地黄】涼血生津する．

[組み合わせの効能] (熟)地黄と(生)地黄は同じ生薬由来であるが，加工精製法が異なり，その性質は寒熱の別があるだけでなく，その効能も異なる．補血，涼血，滋陰生津して，治療の範囲が拡大する．

[適応症] 産後の津傷，喉の渇き，あるいは血熱を兼ねる血虚による月経過多．

[解説] 血虚また血熱を兼ねるものにいちばん適応するが，陰虧津亡のものにも用いてよい．津血虧損で，腸を潤すことができない老年性習慣的な便秘にこの薬対を用いて，潤腸通便の薬，例えば麻子仁，鬱李仁を配合すれば，良い効果を上げられる．

(熟)地黄—芍薬

[単味の効能]

【芍薬】柔潤で，肝に入って養血補血する．

【(熟)地黄】滋膩で，補腎填精する．

[組み合わせの効能] 滋肝補腎する．肝腎を併治して養血補血する効果が著しい．肝血不足，肝体が養われない，肝腎虧虚，陰血衰少などに多く使用され，特に婦人科に最も広く応用される．

[適応症] 肝腎不足，陰血ともに弱く，月経不順，量が多く色が薄い症状．

[解説] 肝は血の臓器で，腎は精の臓器であり，精血が互いに生じて互いに化するので，「精血同源」(精と血がともに下焦肝腎を源とする)，「乙癸同源」(乙は肝のことで，癸は腎のことで，肝腎同源の意味)という．肝が血を保存する機能は腎水に頼る．陰血を補う効能は肝腎から得ることが多い．本薬対を，血虚による瘀があり，あるいは脾胃の弱い者に使う際に，行血和胃の薬を配合する．

(熟)地黄—縮砂

[単味の効能]

- 【(熟)地黄】甘温，厚い，填精補血する．精血虧虚の症状に必ず(熟)地黄を使う．多量に長期間使用して効果が得られる．
- 【縮砂】補佐であって，多量に用いる必要はないが，功能は佐であり，使でもある．

[組み合わせの効能] 縮砂の調理脾胃の効果によって，(熟)地黄の滋補効果をよりよく発揮させる．一方，縮砂の行気で(熟)地黄を腎に入らせる．(熟)地黄の湯剤中は，「縮砂が(熟)地黄をかき混ぜる．」とされ，これはちょうど『本草綱目』の「諸薬を引いて丹田に帰す．」の意味である．

[適応症] 精枯血少，脱汗失精および失血後，産後血虚がまだ回復していない症状．

[解説]『本草正義』には「陰性が緩やかで，(熟)地黄を多量に使用しなければ，奏効し難い．」とある．しかし，この薬性は滞胃障脾（胃にとどまり，脾を妨げる）の弊害となる．

(鮮)(生)地黄—(鮮)石斛

[単味の効能]

- 【(鮮)(生)地黄】甘苦，寒，多汁で，清熱生津，涼血止血する．
- 【(鮮)石斛】甘淡，微寒で，肺胃の陰を滋養する．徐究仁は「肺胃は湿邪が必ず侵すところで，熱が鬱して津が焼かれ，胃液は減じる．清胃散津しようとすると，石斛の甘滋軽清の品を使わないと効果がない．」とした．

[組み合わせの効能] 相須薬対．潤多液，滋陰養液，清熱生津の効能がある．

[適応症] 肺胃火熾，胃陰不足による胃脘疼痛，吐き出せない，吐き気，あるいは胃熱による口腔のびらん，歯茎の腫痛，鼻血．

[解説] 熱病傷陰，喉がカラカラに渇き，あるいは症状が長引き陰虚になり，虚熱内灼の諸症状によく使われる．

(熟)地黄—当帰#

[単味の効能]

- 【(熟)地黄】地黄を酒で蒸したもので，味が苦から甘くなり，陰精を滋して

養血する.

【当帰】辛香潤で，中焦営分の気に透入して新血を生じて血を補う.

[組み合わせの効能] 両薬とも補血の主要な薬である．薬対において，新血を生じ，陰精を滋して，精血をともに滋して血を養う力が特によい.

[適応症] 広く血虚精少による各種の症状，例えば，めまいをし，動悸，失眠，月経不順，紅崩経漏.

[代表処方] 万病丸（まんびょうがん）『鶏峰普済方』

[解説] 万病丸（まんびょうがん）は（熟）地黄，当帰を粉末にして丸剤としたものである．血を失って気が少ない，月経病などの諸虚不足に使用される.

刺蒺藜（ししつり）―潼蒺藜（どうしつり）

[単味の効能]

【刺蒺藜】『本草述鈎元』には「刺蒺藜は風臓血剤で，沙苑蒺藜は腎臓気剤で下を補う効果がある.」とある.

【潼蒺藜】平肝明目し，補益の効能はない．腎に作用し，虚を補うが，一方，肝に作用する.

[組み合わせの効能] 両薬は1字違いであるが，性質も薬効も異なる．薬対において，肝腎併治する.

[適応症] 肝腎不足，肝鬱風動による足腰酸痛，めまいがし，物がはっきり見えない症状.

[解説] 腎虚肝鬱，肝陽偏亢による目疾を治すのに多く応用する.

● 芍薬（しゃくやく）―当帰（とうき）#

[単味の効能]

【芍薬】酸収で，補血斂陰の作用がある．肝を柔らかくして和営止痛する.

【当帰】辛香で，補血養血の作用がある．肝を和して活血止痛する.

[組み合わせの効能] 辛でも散らしすぎないし，酸でも収斂しすぎない．開と閉で，動静が適宜で，養血補血の効能がよい．和血止痛の効果もある.

[適応症] 胸脇がかすかに痛い，めまいがして痛い，腹中痙攣.

[代表処方] 四物湯（しもつとう）『仙授理傷続断秘方』

[解説] 養血の薬対である，四物湯（しもつとう）は当帰を君薬，芍薬を臣薬，（熟）地黄と

川芎を使薬とし，合わせて血虚を治す方剤である．心肝の血虚，血脈の不和による各種の痛みに使える．

沙参—麦門冬

［単味の効能］

【沙参】上焦に入って肺中の邪火を清め，肺の陰液を養う．

【麦門冬】甘寒，多汁，中焦に入って，清胃生津する力がよい．

［組み合わせの効能］両薬は同じく養陰生津の品であり，帰経も似ている．薬対において，助け合い，肺胃を併治し，清肺涼胃，養陰生津の効果がある．

［適応症］空咳，痰が少なく，喉が渇く，大便干燥，舌紅少苔の症状．

［代表処方］沙参麦門冬湯・益胃湯『温病条弁』

［解説］陰虚肺燥，あるいは熱傷肺陰による症状を治す場合，両薬を主として桑葉，栝楼根を加えるのが普通である（沙参麦門冬湯）．温熱の邪が胃陰を傷つけ，久しく治らない陰虚津虧の症状を治す場合，両薬に玉竹，（生）地黄，氷砂糖を加える（益胃湯）．

桑寄生—当帰#

［単味の効能］

【桑寄生】桑の木に寄生し，『薬性本草』には「妊娠の漏血不止を主として胎を固める．」とある．補肝益腎して，胎孕の発育を促す．そして精血虚損，胎動不安のおそれがなくなる．

【当帰】婦人科の重要な薬で，血を自分の所へ帰させる効果があることから，この名前がついた．当帰は補血養血して血を盛んにして胎児を養う．それに血を和する効果がある．血を生じ，血を運ぶ．

［組み合わせの効能］養血安胎する．

［解説］肝腎不足，精血虚損，胎元不固（胎を養う力が弱く，胎児を固摂できない）症状に有効である．

2. 薬対各論

●天門冬—麦門冬
（てんもんどう—ばくもんどう）

[単味の効能]

【天門冬】甘寒濡潤，腎気を通じ，滋腎清熱する効果が強い．

【麦門冬】甘寒濡潤，肺気を定めて，潤肺化痰する．

[組み合わせの効能] 薬対において，助け合って養陰清肺に協力するだけでなく，潤肺滋腎，清金益水して，肺腎とも調整する．薬対において，補肺して腎が傷つくのを妨げ，滋腎して，肺を助け，両方とも安定化する．

[適応症] 陰虚肺燥の咳痰が少なく，喉が渇き，絡が傷ついて，喀血，あるいは腎陰虚損による骨蒸潮熱（更年期女性に多いホットフラッシュ），寝汗，遺精などの症状．温病後期の津傷液損，口乾舌燥，腸燥便秘．

[解説] 肺と腎は経脈が互いに絡属して，（金）（水）相生といわれる．肺虚の不足でしばしば腎陰に及び，腎（水）の不足で，肺陰を損なう．この薬対は肺腎両虧，虚労肺痿に適応する．その他に両薬は，新鮮なものを使うと，温病後期の津傷液損，口乾舌燥，腸燥便秘が治る．

天門冬—百合
（てんもんどう—びゃくごう）

[単味の効能]

【天門冬】甘寒，柔潤の薬，養陰潤燥する．

【百合】甘寒，柔潤の薬，養陰潤燥する．潤肺と咳止め，斂肺する．

[組み合わせの効能] 滋腎潤燥を兼ねる．

[解説] 陰傷肺燥，肺腎陰虚，肺陰不足で肺気損傷を兼ねる者にも使える．古くは肺痿（慢性閉塞性肺疾患）の治療に多く使われたが，虚寒，虚熱かを調べる必要がある．虚熱と虚寒とはまったく異なる．

[使用上の注意] この薬対は虚熱を治すが，虚寒の場合，生姜，甘草を使わねばならない．

当帰#—柏子仁
（とうき—はくしにん）

[単味の効能]

【当帰】甘，重く，養血補血し，行血和血もできる．

【柏子仁】気香，体潤，養血潤燥する．

[組み合わせの効能] 相使薬対．当帰を主とし，柏子仁は補助として養営補血

の効能が強まる．しかも行血袪風，行血潤燥して，皮膚，毛髪を潤す効果がある．

［適応症］一般的な陰血虚弱による面色萎黄，心悸心慌（動悸），失眠，腸燥便秘．血虚生風による毛髪の乾燥，脱落症状．

●南沙参—北沙参
（なんしゃじん　ほくしゃじん）

［単味の効能］

【南沙参】体軽，緩，苦寒で，養陰清熱，生津潤燥する．肺陰を益し，肺火を清める効果が北沙参より優れるうえに，袪痰の効果もある．久咳肺虚，熱傷肺陰（肺陰が熱によって傷つく）症状を治す．

【北沙参】体重，堅，甘涼柔潤，養陰清熱，生津潤燥の効果がある．胃陰を養い，津液を益する効果が南沙参より強い．胃陰耗傷（胃陰が消耗すること），津液が少なく，喉の渇く症状を治す．

［組み合わせの効能］肺胃を併治する．肺陰を養って潤肺止咳することができるし，胃陰を益して生津解渇（津液を生じて渇を癒す）もできる．

［適応症］喉がカラカラに渇いてかゆい，空咳，痰が少ない，吐き気がするが吐き出せない，舌質が偏紅で苔が少ない，あるいは地図のようである症状．

［解説］沙参には南，北の別があり，清代『本草綱目拾遺』と『本経逢源』の両書に初めて記載がある．南沙参と北沙参とは効能が似て，ともに養陰清熱，生津潤燥する効果がある．古くは「沙参は五臓の陰を補う．」とある．熱病が津を傷つけ，陰を消耗する．そして肺胃に及びやすい．これは肺が燥（金）の臓であり，胃が滋潤を好み，燥乾を嫌うためである．

11-3　気血陰陽兼補

●阿膠—人参
（あきょう　にんじん）

［単味の効能］

【阿膠】潤柔，滋陰，益腎，養血柔肝で，肝虚脾弱の症状にも適応する．『本草求真』には「阿膠は肺経に入って養血し，腎経に入って滋水ができる．」とある．

2. 薬対各論

【人参】益気保肺で，扶脾健中する．

［組み合わせの効能］滋（水）生（金）である．

［適応症］肺腎陰虚は肺気不足を兼ねて咳や喘が無力で，血痰，顔色が赤くて，寝汗，腰と膝が怠くて，舌が紅で苔が少ないなどの症状．

［解説］その他，昔の薬書に両薬を使って，小児が驚いた後の斜視を治す記載がある．李時珍は「小児驚風後の斜視には阿膠と，それより多量に人参を煎じ，内服するのがよい．阿膠は精神を育み，人参は気を補助する．気虚血弱あるいは気弱精虧（欠損する），諸虚労損（労働によって体の不調が現れること）などの症状にも使える．」とした．

阿膠—鹿角膠
あきょう ろっかくきょう

［単味の効能］

【阿膠】甘膩，純厚で，純陰，滋陰補血の効果が著しい．填精助陰ができる．

【鹿角膠】鹹温，純陽で，填精益血，壮陽正気ができる．

［組み合わせの効能］両薬は動物性生薬である．

［適応症］腎の精気虚損，命門不足で，気と血がいずれも虚弱で，痩せこけ，腰膝酸軟冷痛，男子の精少，陽萎，女子の宮冷不妊と月経量少，経閉，血崩経漏，尿血．

［解説］その他，両薬は止血効果があって，いろいろな虚寒性の出血を治し，単独，あるいは収斂止血の薬，当帰（炭），蒲黄（炭），（煅）竜骨を加えて使う．

黄精—枸杞子
おうせい くこし

［単味の効能］

【黄精】甘平，補中益気の薬とされている．しかし，『滇南本草』には「補虚填精」とあり，『本草便読』には「甘くて飴のようで，脾陰を補助する薬である．」とあるので，黄精は益気だけでなく，補陰もできる．

【枸杞子】甘平，滋腎補肝し，補精だけでなく，助陽もできる．

［組み合わせの効能］補陰の中に助陽し，補気の中に填精する．そして，黄精は脾経に入って，後天を助け，枸杞子は腎経に入って先天を補う．それゆえ先天と後天，陰と陽がともに重視されている．

［適応症］諸虚虧損，老人で体が弱く，精気がいずれも虚弱になる症状．糖尿病．

［解説］穏やかな調節補益の効果がある．また，両薬に血糖下降効果があって，軽度の糖尿病患者に長期間服用させると，症状が改善され，病気を安定化させる効果がある．

［使用上の注意］同じ用量の両薬を粉にして蜂蜜を入れて丸薬にし，一日2回，10～15gずつ，長期に服用する．

亀板膠―鹿角膠

［単味の効能］

【亀板膠】純陰のもので，任脈（経絡の一つ）に入り，滋陰益腎ができる．

【鹿角膠】純陽のもので，督脈（経絡の一つ）に入り，元陽を大いに補う．

［組み合わせの効能］亀板と鹿角を膠にして使うのは，専ら任督二脈に入って，陰と陽，水と火，滋水填精，益火壮陽もでき，強い滋養強壮の効能となる．

［適応症］再生不良性貧血あるいは血小板減少性紫斑症．先天不足あるいは後天虧損による元陽虚衰，精血不足で出現した小児五遅，男子の精少，陽萎，早泄，女子の血少経閉，不妊．

［代表処方］亀鹿二仙膏『摂生秘剖』

［解説］張景岳は「よく陽を補うものは，必ず陰中に陽を求め，陽は陰に助けられ，生化が長くなる．よく陰を補うものは，陽中に陰を求め，陰は陽を上昇させ，源が尽きないようにする．」とした．両薬を主として，人参，枸杞子からなる処方は，寿命を長くする神方と認められている．

枸杞子―竜眼肉

［単味の効能］

【枸杞子】甘平で，補益肝腎，滋腎養肝，益腎陽の効果がある．

【竜眼肉】甘温で，心脾二経に入って，補益心脾と滋養営血ができる．

［組み合わせの効能］両薬はともに強い補虚強壮の効果がある．相補相助する薬対で，真陰を益し，営血を養い，著しい滋陰養血の効能があって，気血兼顧と陰陽併蓄の特性がある．安神養血，滋陰壮陽，智力を高め，筋骨を

強め，肌膚を潤す効果がある．

［適応症］老人で体が弱く，あるいは病後の心悸，健忘，不眠，煩躁，めまい，怠くて力がない，腰酸（腰が怠い），腿軟などの症状．

［代表処方］杞圓膏（ごえんこう）『摂生秘剖』

［使用上の注意］両薬を膏薬にする．

牛膝（ごしつ）―杜仲（とちゅう）

［単味の効能］

【牛膝】下部の血分の益血通脈ができる．

【杜仲】下部の気分の補益腎気ができる．

［組み合わせの効能］相須薬対．両薬はともに補益肝腎し，協同で補肝腎を増強し，筋骨を強め，腰膝を助ける．

［適応症］肝腎不足による腰や肢体が痛く，足が怠い症状．

［解説］腎が正常であれば骨が強くなり，肝が正常であれば筋肉が健康になる．

（熟）地黄（じおう）―人参（にんじん）

［単味の効能］

【（熟）地黄】甘微寒，静，陰で，養血する．

【人参】甘平，動，陽で，益気する．

［組み合わせの効能］両薬は補益の薬で，薬対は，血気両補，陰陽兼治，静動である．気が足りて血を生じ運行させ，血が足りて気を助け，化気し，相輔相助で，よりよい補気養血し，気血両虚の症状を治す効果がある．

［適応症］気陰両虚，気血両虚の症状．

［解説］『本草正義』には「人には気血がある．気は陽で動き，血は陰で静になり，補気は人参を主として，黄耆，朮はその補佐で，補血は（熟）地黄を主として川芎，当帰はその補助である．黄耆，朮，川芎，当帰は使わない場合もあるが，人参，（熟）地黄は気血に不可欠な薬である．そのため，諸経の陽気虚には人参を，諸経の陰血虚には（熟）地黄を使う必要がある．」とある．

(熟)地黄—附子

[単味の効能]

【(熟)地黄】五臓の陰血を補う．

【附子】辛熱，五臓の陽をよく補う．

[組み合わせの効能] 両薬は剛柔相済，動と静が結ばれ，補陽の中に陰も補われ，益陰の中に陽が助けられ，陰陽がともに補われ，よい薬対になる．

[適応症] 元陽元陰が虚になって，顔色が白くてつやがなく，めまい，耳鳴り，腰膝酸痛（力がなく，しびれて痛い），陽萎，遺精，脈は細く弱い症状．

[代表処方] 腎気丸『金匱要略』（原著では八味丸）

[解説] 両薬を組み合わせると，陰陽併補になる．(熟)地黄は，単独に使うと陽が傷つけられる．附子は，単独では陰を消耗するおそれがある．陰虚で陽動になるものは(熟)地黄でなければ抑制できないし，陽虚で陰凝になるものは附子でなければ取り除けない．附子の燥烈は(熟)地黄でなければ緩和できず，粘っている(熟)地黄は，附子でなければ動かせない．

● 芍薬—附子

[単味の効能]

【芍薬】苦酸，微寒，柔潤，静で，養血斂陰，柔肝ができる．和営緩急，止痛ができる．滋養陰血，陽を生じる源を助ける．温陽配陰し，養陰配陽する．養血和営，寒滞の血を発散させ，緩急止痛ができる．

【附子】辛大熱，剛燥が行き渡り，温陽散寒の力が強く，回陽救逆の効果が速い．腎中の真陽を温め，臓腑の気血を増長する．寒凝を温散する．

[組み合わせの効能] 相反相成の薬対．陰と陽，寒と熱，収と散，剛の中に柔があり，動の中に静があって，助け合い，制約し合う．芍薬の酸収斂陰が，附子の辛散燥烈を緩和し，温陽散寒し，養陰和陰の効能となり，陰血を傷つけない．

[適応症] 寒邪が胞絡に凝って，あるいは血虚で寒があって経絡が滞った四肢の痺れ，関節疼痛．

桑寄生―続断
そうきせい ぞくだん

[単味の効能]

【桑寄生】甘苦平で，補肝益腎の外，益血脈，袪風湿ができる．

【続断】苦温，肝腎を補い，筋骨を強め，血脈を通し，利関節（関節の屈伸をよくする）の効果が多い．

[組み合わせの効能] 相須薬対．よりよい補益肝腎と袪風除湿と通利関節の効果がある．

[適応症] 腰膝疼痛，筋骨酸楚，関節不利，胎動不安．

[解説] 昔は「疏利気血筋骨の第一の薬」とされた．常に腎虚あるいは腎虚で風湿による症状を治す．長期間続く風湿で腰痛のある症状に効果がある．また，両薬は補腎安胎の効果があるので，薬対は肝腎不足による沖任（衝脈と任脈）の症状を治す．

続断―杜仲
ぞくだん とちゅう

[単味の効能]

【続断】苦，重で，腎経，血分に入って，活血通絡する．

【杜仲】甘温，腎経，気分に入って補養の効果がよい．

[組み合わせの効能] 相須薬対．両薬はともに肝腎二経に入って肝腎を補い，筋骨を強め，安胎する．腰膝を利し，沖任（衝脈と任脈）を固める．効果は倍増する．

[代表処方] 杜仲丸『証治準縄』
とちゅうがん

[適応症] 肝腎不足によって起きた腰膝酸痛（力がなく，しびれて痛い），四肢が怠くて歩けない症状．肝腎虧虚（不足）で，沖任不固による胎動不安，座るときの腰痛の症状．

丹参―人参
たんじん にんじん

[単味の効能]

【丹参】養血，補血，そして活血ができる．

【人参】脾胃の気を補い，補気によって行血生血ができる．

[組み合わせの効能] 気血が相互に働く薬対で，補気養血，補気，生血，養血，和血の効果がある．丹参は人参を配合されると，補血の力が強くな

り，人参は助気行血となる．

［適応症］血虚と気血がともに不足し，気虚で血の運行が流暢でなく，顔色が萎黄で体がだるく，不眠，めまい，甚だしいときは，心悸，怔忡（重症の動悸）の症状．

［解説］『婦人明理論』には「丹参一味だけで，その機能は四物湯に相当する．」とある．血液は気を得て初めて産生し，陽が生長すれば陰も生長し，気が旺盛になると血も十分である．両薬を主として，桃仁，紅花，生山査，茯神木を入れて，冠状動脈硬化性心臓病の治療，特に気虚血瘀に適応する．

当帰（とうき）—附子（ぶし）

［単味の効能］

【当帰】滋陰補血，活血潤燥．

【附子】辛熱燥烈，温腎助陽．

［組み合わせの効能］当帰は附子と組み合わせて，滋陰と強陽ができる．附子は当帰を得て血分に入って，当帰は附子によって温運の力が強まり，陰陽兼顧と剛柔相済となる．

［適応症］脾土が虚弱で血が固摂できず，血が祛って，陰が傷つき，陽はそれによって傷つくという難治の症状，陽虚で失血と瘀血を兼ねる症状．

［解説］虚冷症状は，陽気が必ず弱くなって，血虚陰傷のものは，いわゆる陰中陽虚の症状である．当帰は不可欠な薬であるが，辛熱燥烈で温中助陽の附子と配合して，はじめて効果が現れる．

［使用上の注意］祛瘀止血の薬を加えるほうがよく，これは張仲景の側柏葉湯（そくはくようとう）が生姜を加えることで吐血を治すのに類似している．

12 固渋類

収斂固渋を主要な効能とする薬対を示す．この種類の薬対は気，血，精，液の消耗を治すためのもので，常に自汗，寝汗，遺精，滑精，尿失禁，血崩，経漏，帯下，長時間にわたる下痢などを治す．その効能の特徴と臨床応用に基づいて，固表止汗，固精止帯，渋腸固脱の３つに分類できる．

12-1 固表止汗

黄耆―浮小麦

[単味の効能]

【黄耆】甘温，中焦に入って益気ができ，肌表に入って止汗する．

【浮小麦】甘涼，軽浮で，心経に入って心液を収め，固表止汗する．

[組み合わせの効能] 相輔相助の薬対．両薬は協力し，標本をともに重視して，益気固表，斂液止汗する．

[適応症] 気虚自汗．

[解説] 諸虚労損（労働によって体の不調が現れること），衛気（血管の外に巡っている気）の固渋（慢性の汗・咳・下痢・帯下・遺精・出血などを止める方法）を失った自汗によく適応する．寝汗が気虚に属するものに使ってもよい．加工された黄耆は内部に，（生）黄耆は外部に入り，よく配合される．黄耆皮と浮小麦を配合して使う場合，益気の効果が弱いので，自汗（何もしていないのに汗をかく）の軽い者に使う．

黄耆―麻黄根

[単味の効能]

【黄耆】甘温，補気昇陽，利水消腫のほか固表止汗ができる．『本草正義』には「それぞれ人の皮膚，筋肉に，衛陽を固めて，肌表を充実させる特徴があるので，表虚である諸症状にはよく効く．」とある．『湯液本草』には黄耆を「皮表の薬である．」としている．

【麻黄根】甘平，肌表を通って衛を固め，汗を止め，気虚の自汗でも，陰虚の寝汗でも，ともに使用できる．

[組み合わせの効能] 止汗だけでなく，肌表を通じて，ともに益気固表の効果を発揮し，止汗の効果を強める．

[適応症] 気損衛弱による自汗．

[代表処方] 浮麦湯『保嬰撮要』

[使用上の注意]『談野翁試験方』は黄耆と麻黄根を同用量にして飲んで，過度の自汗を治す．

酸棗仁―浮小麦
<small>さんそうにん ふしょうばく</small>

[単味の効能]

【酸棗仁】甘散,平で,心血を養い,心神を安定化させるだけでなく,心液を収斂し,虚汗を止める.『薬品化義』には「すべての情志の異常で血を痛め,神経を損じて,心虚不足で精神異常,驚悸,怔忡(動悸の持続),恍惚,健忘,虚汗,煩渇などの症状に使用できる.」とある.

【浮小麦】甘涼で,表に入って止汗し,しかも虚熱骨蒸が除ける.

[組み合わせの効能]養血斂汗の効能がさらに顕著になる.

[適応症]心陰血の不足あるいは虚熱は内に生じて,心液が外に出た虚煩,失眠(不眠や睡眠障害),自汗,寝汗.

[解説]両薬の薬性は穏やかなので,心気不足で体がだるく,汗が出る症状にも適応する.

[使用上の注意]益気養心の茯苓,黄耆,五味子と配合して使用することが多い.

麻黄根―(煅)竜骨
<small>まおうこん りゅうこつ</small>

[単味の効能]

【麻黄根】甘平,肺経に入って収斂止汗によく効く.『本草綱目』には「麻黄は発汗ができ,その根は止汗ができる.自汗には風湿,傷風,風温,気虚,血虚,脾虚,胃熱,痰飲,中暑,亡陽,柔痙などの症状があって,それに応じて加減して使われる.」とある.

【(煅)竜骨】(生)竜骨は平肝潜陽と鎮静安神ができ,(煅)竜骨は収斂固渋の効果がある.

[組み合わせの効能]協力して津液を収め,止汗の効果がもっと著しくなる.

[適応症]自汗.

[解説]自汗は営(汗)衛(体表を防衛する陽気)不和,気血失調,臓腑の機能が乱れることによって生じる.

[使用上の注意]この薬対は斂渋の効果が強く,邪実の症状に断じて使ってはいけない.慎重に使わなければ,邪気を残すおそれがある.

12-2 固精止帯

烏薬―益智仁

[単味の効能]

【烏薬】辛温，利気の薬として使われ，しかも温腎散寒と，膀胱の中の冷気を取り除く力がある．

【益智仁】『本草求真』には「益智仁は辛熱で，燥脾温胃ができ，逆行している脾腎の気を収め，元に戻し，補心補命の薬とされた．」とある．

[組み合わせの効能] 相輔相助の薬対．益智仁には腎気を温め，摂する効果があるので，腎気（腎臓の機能活動，もしくは成長，発育および性機能の活動）を正常に戻す．烏薬による，祛寒，膀胱を温め，気化を助けるのを補佐として，両薬は協力して温腎縮尿の効果がもっと強くなる．

[適応症] 下元虚冷，頻尿，尿後余瀝（小便の切れが悪い），遺尿（第一選択薬）．

[代表処方] 縮泉丸『婦人良方』

[解説] 頻尿は虚寒性に属し，尿赤，尿熱，尿痛を伴わなく，寒冷や夜に顕著になる症状である．

[使用上の注意] 湿熱下注（下焦に注ぐ）による頻尿には使ってはいけない．

海螵蛸―桑螵蛸

[単味の効能]

【海螵蛸】鹹渋，微温で，血分に入って専ら収斂して，止血，止帯（下り物を止める）の方が期待できる．ほとんど補益の力がない．

【桑螵蛸】甘鹹，寒で，気分に入って補腎益気，固精縮尿ができる．

[組み合わせの効能] 相使薬対．肝腎二経に入って，固渋作用がある．桑螵蛸を主として，海螵蛸を補助として，ともに補腎益気と縮尿止帯と摂血固精の効果がある．

[適応症] 腎虚不固で収摂できないことによって起きた遺精，早泄，尿多，尿失禁，小児遺尿および婦人の崩漏，赤白帯下．

海螵蛸—白芷

［単味の効能］

【海螵蛸】鹹渋，微温で，収斂の特性があって，生肌ができる．固精止帯の効果が強い．湿を去って膿を外に出し，腫れを消し，止痛ができる．

【白芷】辛温で，解表散寒の効果があって，燥になり，燥湿止帯もできる．

［組み合わせの効能］裏に入ることができ，温散寒湿の力が強くなって，ともに除湿止帯の効果を発揮する．

［適応症］瘡瘍（膿をもつ腫物）癰腫（皮膚や皮下にできる急性の腫物），皮膚湿疹．

［解説］この薬対は除湿祛邪もできれば，固渋止帯もでき，邪気をとどめない．消腫排膿，除湿生肌の効果が出てくる．

［使用上の注意］同じ用量の両薬を粉にして外用する．

金桜子—桑螵蛸

［単味の効能］

【金桜子】酸斂収渋し，助腎固気と渋精止遺ができる．

【桑螵蛸】補益の効果が強く，補腎助陽と固精縮尿ができる．

［組み合わせの効能］両薬はともに腎経に入って補腎固渋する．協力して補益と固渋の効果がもっと強くなる．

［適応症］遺精，滑泄多尿，尿失禁．

［解説］主に腎気虚弱で収摂ができないことによって起きた症状を治す．小児遺尿には常に両薬を山薬，烏薬，益智仁，山萸肉，鶏内金と配合して使い，よい効果が得られる．

［使用上の注意］老人の腎気が次第に衰えてきた尿失禁などの患者に，同じ用量の両薬を丸薬にして，長時間にわたって服用すれば，ゆっくりと効果が現れる．

金桜子—芡実

［単味の効能］

【金桜子】酸渋，温で，気を収斂，固脱し，補腎固気，摂精止遺の薬である．

【芡実】甘渋，平で，『本草綱目』では「渇を止めて益腎ができ，尿失禁，遺

精，白濁帯下を治す．」とした．

［組み合わせの効能］相須薬対．両薬は協力して収渋，益精斂精と固渋〔固脱（慢性の下痢や失禁を止める方法）収斂する〕下元ができる．

［適応症］遺精，滑泄，尿失禁，白濁白帯，長く続く難治性の下痢．

［解説］脾腎虧虚，下元不足によって起きる症状を治す．補腎益気あるいは補腎益精の方剤中にこの薬対が含まれる．

芡実―蓮子
けんじつ　れんし

［単味の効能］

【芡実】脾腎に入って，補脾固腎と渋精止遺ができる．

【蓮子】心脾に入って，養心健脾と渋腸止瀉ができる．『玉楸薬解』には「蓮子は甘平で，脾胃をよく補い，その固渋の性は滑泄（慢性下痢）に最も適応し，遺精と下痢にはよく効く．」とある．

［組み合わせの効能］相輔相助の薬対．心脾腎と３つの臓器を調節し，固渋の効果がもっと強くなる．

［適応症］遺精，早泄，遺尿など，慢性下痢，帯下，淋濁（混濁尿），白淫（精液が自然に出る）．

桑螵蛸―竜骨
そうひょうしょう　りゅうこつ

［単味の効能］

【桑螵蛸】鹹甘，平で，『本経逢原』で肝腎命門の薬としている．補腎助陽と固精縮尿する．

【竜骨】甘渋，平で，肝腎心に作用し，収斂元気と固渋滑脱する．

［組み合わせの効能］補腎と固摂（血や津液など，身体に必要な基本物質が漏れ出さないように引き締める）の効果が強くなる．

［適応症］腎陽虚衰，腎気不固による遺精，早泄，遺尿，帯下，頻尿の症状を治す．

［代表処方］桑螵蛸散『本草衍義』
そうひょうしょうさん

［解説］腎虚滑脱という症状は桑螵蛸だけで補益できるが，収斂の力が弱く，また，竜骨だけだと，斂性はあるが補腎ができない．薬対において，はじめて補腎と固摂の効能が強くなる．

［使用上の注意］病程が短く，病気が軽い場合，単独に用いても効果があるが，病気が長く重篤な者には，他の薬と一緒に使ったほうがよい．両薬の他に人参，当帰，茯神，遠志，菖蒲を加えて，調補心腎，固精止遺の効果を発揮する．

●牡蛎―竜骨

［単味の効能］

【牡蛎】斂陰潜陽，平肝（原著では鎮驚）定志と摂精固脱する．

【竜骨】斂陰潜陽，安神（原著では鎮驚）定志と摂精固脱する．

［組み合わせの効能］両薬はともに重で，沈降する薬で，収斂の薬である．調和と収斂陰陽の効果を発揮し，陰陽失調による症状を治す．

［適応症］陰が陽を守らないことによる驚悸，狂癇（痙攣して発狂するもの．またてんかんのこと），うわごと，自汗，寝汗．あるいは，陽が陰を固摂できないことによる慢性下痢，大便の回数が多く，脱肛，尿血，便血，崩漏（子宮不正出血），帯下，また両者による煩躁，不眠，多夢，遺精などの症状．

［解説］薬対において，外用もでき，婦人の出産後の多汗，あるいは切り傷の出血，あるいは難治な潰瘍は両薬を粉末にして塗布する．その他，「痰が治せる」とする医者もいる．『本草経読』には「竜骨は正常でない水や火を元の場所に導き，牡蛎を配合すれば，痰を治す．」とある．しかし，痰を治す例は現在，少なくなっている．

［使用上の注意］鎮驚安神と平肝潜陽に使われる場合は生のままで，収斂固脱の場合は焼いたものを使用することが多い．

12-3 渋腸固脱

烏梅―罌粟殻

［単味の効能］

【烏梅】酸温で，肝，脾，肺，大腸経に入ってその効果の範囲が広く，肺経に入って虚咳を治し，腸経に入って慢性下痢を止め，気分に入って虚火を下降させ，津液を化生し，血分に入って陰血を保ち，止血する．これらの

症状を治せるのは烏梅に酸収斂の特性があるからである．

【罌粟殻】酸で，収斂の薬で，肺，腎二経に入って，収斂肺気，腎に入って固摂（血や津液など，身体に必要な基本物質が漏れ出さないように引き締める）腎気ができる．

［組み合わせの効能］相須薬対．両薬は性味と機能が似ていて，配合すると固渋の効能が強まる．

［適応症］咳と喘息，怠くて，長期の咳．

［解説］益肺補気の薬を加えて，効果が確かになる．脾腎陽虚で，（火）が（土）を生じなくて起こる慢性下痢に対して，両薬を温腎益脾の薬に加えて，渋腸止痢の効果となる．

［使用上の注意］罌粟殻を酢で炒めて使用すると，効果がもっとよくなり，吐き気をもよおすことがない．

禹余粮―赤石脂

［単味の効能］

【禹余粮】重く，渋く，渋腸止瀉し，清熱の効果を兼ねる．

【赤石脂】甘酸，温で，渋腸止瀉し，止血作用がある．

［組み合わせの効能］相須薬対．両薬の効果は類似しており，固渋収斂の効果は一層著しくなる一方，両薬が互いに制約しあって，寒あるいは熱のおそれがなくなる．

［適応症］慢性下痢，脱肛，虚寒性の赤痢，止瀉，止血．

［代表処方］赤石脂禹余粮湯『傷寒論』

［解説］他の渋腸止瀉薬と異なり，両薬は固脱（精気を収斂し滑脱させない）の効能があり，標を治し，本を固める補剤を配合すると，効果が長く持続する．

訶子―人参

［単味の効能］

【訶子】酸苦，平で，斂肺下気と渋腸固脱する．

【人参】甘平，大いに元気を補い，益肺補脾する．

［組み合わせの効能］相使薬対．協力して，補益正気と収斂虚気の効果と

なる.

[適応症] 難治の慢性下痢.

[代表処方] **真人養臓湯**『和剤局方』

[解説] 肺気虚で力がない咳，動くと息苦しく，長時間の咳で声がかれる症状を治し，人参を使って肺気の不足を補い，生訶子を使って虚逆の気を下降させ，肺（金）の気を盛んにし，宣粛を規律正しく行わせる．脾虚滑泄（難治の慢性下痢），久瀉（長期の軟便），あるいは気虚下陥で脱肛を治し，人参を使って健脾益気で，加工された訶子で渋腸固脱ができ，脾（土）を正常に働かせ，規律的に昇降させる．

[使用上の注意] 両薬を主として，白朮，山薬，木香を加えて，久瀉久痢を治す．人参の代わりに党参を使うと，効能は似ているが，効果が弱くなる．

訶子―白礬

[単味の効能]

【訶子】酸渋，苦で，収固摂の効果が著しく，苦泄下気と調中消脹もできる．

【白礬】苦酸，寒で，脾経に入って収渋斂腸と同時に燥湿解毒の効果もある．

[組み合わせの効能] 渋腸固脱，収斂止瀉の力が一層強くなって，固脱と同時に祛邪ができる．

[適応症] 慢性腸炎，慢性赤痢．

[解説] 久瀉（長期の軟便）久痢，邪気がすでに衰えているが，難治な下痢症状に適応する．

[使用上の注意] 党参，白朮，茯苓，山薬など益気健脾の薬を加えて，本を固め，正を助ける．

訶子―益智仁

[単味の効能]

【訶子】苦酸，専ら斂渋で固腸止瀉のほうがよい．

【益智仁】辛温，香気で，脾を暖め，湿を燥し，摂涎止瀉ができる．温腎助陽と固精縮尿ができ，補益の中に収渋の効果がある．

[組み合わせの効能] 訶子は益智仁の収斂効能を強め，温脾，固腸止瀉する．

[適応症] 脾陽不振で運化が異常になって生じた久瀉（長期の軟便）久痢．

［解説］この薬対は著しく唾液を固摂する効能があって，脾虚によって唾液が出る症状に健脾燥湿の薬を加える．

五倍子（ごばいし）—五味子（ごみし）

［単味の効能］

【五倍子】寒で，斂肺降火による止咳，渋腸固脱で，久瀉（長期の軟便）久痢を治す．

【五味子】温で，斂肺益腎による止咳，補虚固摂で瀉痢を止める．

［組み合わせの効能］収斂の効能が強くなり，虚火を抑え，固斂止瀉の効能となる．

［適応症］肺腎両虚による乾咳，喘息，および長期にわたる難治の下痢．

［解説］朱丹渓は「夕暮れの咳は火気が肺にあり，涼薬を使ってはいけない．五倍子と五味子を使って，下降させる．」とした．

赤石脂（しゃくせきし）—生姜（しょうきょう）

［単味の効能］

【赤石脂】甘渋，温で，脾胃を温め，渋腸固脱と収斂止血する．

【生姜】辛，大熱，温中袪寒の効果が強い．

［組み合わせの効能］温脾散寒もできれば，渋腸止瀉もできる．

［適応症］長期にわたる難治な虚寒性のアメーバ赤痢．

［代表処方］桃花湯（とうかとう）『傷寒論』

［解説］この処方は，少陰病の下痢，血便，腹痛，小便不利（尿の出が悪い）を治す．主に脾胃陽虚で腸胃が固まらなくなって生じた長期の軟便下痢，あるいは黒い膿血便に使用される．

赤石脂（しゃくせきし）—伏竜肝（ぶくりゅうかん）

［単味の効能］

【赤石脂】甘酸，温，重で渋く，気分に入り，温渋止瀉もできれば，血分に入り，収斂止血もできる．

【伏竜肝】辛温，脾胃に入って，温経止血する．

［組み合わせの効能］赤石脂の渋腸固脱を主として，伏竜肝を補助として，収

敛し，止瀉止血の効果を強める．

［適応症］脾（土）虚寒で大腸滑脱による血便，腹中の冷痛．

［解説］長期の軟便下痢，腸虚で脱肛がある者に内服させると同時に，同用量の両薬を粉にして，一日数回ずつ，肛門に貼付すると，効果がもっとよくなる．

樗白皮―人参

［単味の効能］

【樗白皮】固渋の薬であり，清熱燥湿する．

【人参】補気固脱（多量の発汗，慢性病の虚脱状態）．

［組み合わせの効能］益気補益で本を治し，固渋止脱で標を治し，標本をともに固めて，補と渋をともに，病機（病気のメカニズム）に適応する．薬対において，益気固摂の中に袪邪の効能もある．それで虚中挟実の症状に使われることもある．

［適応症］脾胃気虚で起きた軟便，女性の薄い白帯，淋滴（数滴ずつの排出）不尽．

［代表処方］**人参樗白皮散**『医方集解』

［解説］『本草通玄』には「樗白皮は固摂（体液が漏出するのを防ぐ）で，軟便下痢，腸風，遺濁，崩帯を患う者に使用できる．必ず長く続いた症状で滑脱（治らない下痢）が出るものに適応する．」とある．滑脱という症状は，収渋を主として，その原因は虚から起きるので，補法を使うべきである．両薬を粉にして，お粥で飲んで臓毒久痢を治す．

13 その他

ここでは，熄風（内風を収める），安神，開竅（意識を取り戻す），駆虫，湧吐など異なった薬効をもった薬対を示す．

13-1 熄 風

夏枯草―決明子

[単味の効能]

【夏枯草】辛苦，寒で，肝（火）を瀉し，肝陽を抑制する．

【決明子】甘苦鹹，微寒で，清肝明目する．『別録』には「鹹が（水）気を，甘が（土）気を，苦が泄熱し，平が胃気を合わせ，寒が益陰泄熱し，足の厥陰肝経の薬である．」とある．

[組み合わせの効能] 相須薬対．ともに肝経に入って，清肝瀉火，明目の効能が強くなる．肝陽上亢による目痛，夜にひどくなる症状によく効く．

[適応症] 肝（火）上炎による目赤腫痛，日光がまばゆく，涙が出て，頭痛，めまいの症状．高血圧症．

[解説] 夏枯草と決明子には降圧作用があり，決明子はまた血清のコレステロールのレベルを下げる．

蜈蚣―全蝎

[単味の効能]

【蜈蚣】平肝熄風の主な薬で，強い鎮痙作用がある．捜風の効果が盛んで，四肢痙攣，項強，角弓反張などに強い効果がある．

【全蝎】平肝熄風の主な薬で，強い鎮痙作用がある．熄風の効果が強く，繰り返す抽搐（四肢・顔面などがピクピクひきつる，痙攣する）の発作，手足の震え，舌強語塞（舌がこわばり，言葉がつかえる），頭項強直，角弓反張などの症状に対して効果がある．

[組み合わせの効能] 相須薬対．肺の経路に入り，協力して熄風止痙の効能を強める．解毒散結の効能があって，瘡瘍腫毒，瘰癧結核などの症状に使える．また，両薬には強い通路散結，鎮痛の効果がある．

[適応症] 破傷風，小児の慢脾風，てんかん，頑固な片頭痛や風湿痺痛．

[解説] 治療範囲は広く，例えば，高熱でひきつけを治すため羚羊角，黄蓮を配剤し，破傷風を治すため僵蚕，南星，白附子を加味し，小児の慢脾風を治すため白朮，釣藤，薄荷を配合し，てんかんを治すため天麻，天竺黄を配合する．

［使用上の注意］内服，外用にも使える．リンパ結核を治す際に，蜈蚣と全蝎を一つずつ，卵に入れてかき混ぜて食用油で炒めて内服する．一日に1回，約30回あまりで，効果がある．

● 芍薬—釣藤鈎

［単味の効能］

【芍薬】肝の経絡に入りやすく，柔肝，平肝，養肝体，斂肝気，平肝陽，それに気をやたらに運行させない．厥陰（陰が尽きた状態），肝（木）旺風動の症状によく適応し，根本治療する．

【釣藤鈎】甘，微寒で，平肝の力が強く，しかも清熱熄風を示す．肝陽偏亢の症状に使われ，標を固める．

［組み合わせの効能］両薬は，単独では肝虚の本を治し，肝陽の標を治す．薬対において，標本が重視され，相乗効果となり，養肝斂陰や平肝熄風の効能を強める．

［適応症］肝血肝陰の不足で，肝体失養，肝陽偏亢による頭痛，めまい，怒りっぽい，失眠，多夢などの症状．肝陽上亢による高血圧症．

朱砂—全蝎

［単味の効能］

【朱砂】心経に入り，重鎮安神の薬である．

【全蝎】肝経に入り，熄風鎮痙の薬である．

［組み合わせの効能］相輔相助の薬対．相乗して，心と肝の病気をともに治し，強い熄風解痙（痙攣やひきつけなどの症状を改善する方法），安神鎮静する．

［適応症］小児の天鈎驚風（ひきつけ）と破傷風．

［解説］四肢の抽搐，項強（うなじが凝った状態），高熱でひきつけ，煩躁不安などの急性，慢性の驚風（小児のひきつけ）に適応できる．

(鮮) 生姜 (汁)—竹瀝

［単味の効能］

【(鮮) 生姜 (汁)】豁痰（痰を除く）利竅（痰症状を改善し，意識障害を治す方

法) し，神明の閉塞を開かせる．

【竹瀝】甘，大寒で，清熱滑痰，鎮驚利竅ができる．『本草衍義』には「竹瀝は痰を除去し，体のいたるところに運行でき，例えば，頭にある痰を下行させ，胸膈にある痰を開き，四肢にある痰を散じ，臟腑経絡にある痰を除き，皮裏膜外にある痰を発散する．また，てんかん，狂乱，風熱発痙の症状を止め，意識昏迷，痰厥失音などの患者をよみがえらせ，痰患者のための聖なる剤である．」とある．

[組み合わせの効能] (鮮) 生姜 (汁) の動きやすい特性によって，竹瀝の作用を強め，また生姜 (汁) が竹瀝と協力して，消痰利竅の効能を強める．

[適応症] 中風昏迷，痰涎壅 (ふさぐ) 滞，口噤 (つぐむ) 不語など痰迷竅(きょう)(穴) 閉，あるいは風痰が経絡を阻滞し，半身不随などの症状．

[解説] 竹瀝は純陰のもので，陽薬を利用してはじめて効果を増加する．

全蝎（ぜんかつ）—蝉蛻（せんぜい）

[単味の効能]

【全蝎】辛甘，有毒で，足厥陰経の薬に属し，平肝熄風し，熄風止痙の効果がある．

【蝉蛻】鹹，寒で，風熱を発散して外風を除き，抽搐（四肢・顔面などがピクピクひきつる，痙攣する）を阻止して，止痙して，内風を抑える．

[組み合わせの効能] 相使薬対．内風を止め，平肝熄風の効果が強くなる．熄風解痙（痙攣やひきつけなどの症状を改善する方法）する．

[適応症] 肝風内動による驚癇，ひきつけなど，破傷風，小児驚風．

[解説] 常に肝風内動による驚癇，ひきつけなどの症状を治し，破傷風と小児驚風（小児のひきつけを起こす病気）に適応する．

[使用上の注意] 同用量の全蝎と蝉蛻を粉にして，小児では1回に0.5～1gずつ乳で飲ませ，成人では1回に1～5gずつお粥で食させる．破傷風の場合，用量は増量すべきである．

全蝎（ぜんかつ）— 釣藤鈎（ちょうとうこう）

[単味の効能]

【全蝎】辛で，肝経に入り，動きやすく，通絡捜風ができ，熄風解痙，袪風

止痛する.

【釣藤鈎】甘, 微寒で, 肝経, 心包経（胸の中心, 心包の臓に属し三焦の腑に絡む）の2つの経絡に入り, 清熱平肝, 熄風解痙ができる.

［組み合わせの効能］平肝の効能が強く, 熄風の効果がよい. 協力して平肝熄風, 祛風通絡, 解痙止痛の効果が強くなる.

［適応症］抽搐, ひきつけなどの風動の症状や, 中風の後遺症である半身不随, 肢体の痺れ, あるいは肝陽, 肝風による頑固な頭痛, 顔面部の痙攣的な痛みなどの症状.

川芎＃—天麻

［単味の効能］

【川芎】辛温で, 血分に入りながら気を調和させ, 血中の調気の薬である. 祛風止痛する.

【天麻】甘平, 肝の経路に入って, 熄風の主薬である. 甘で肝の急を緩め, 肝虚風動による頭痛, めまいに使用される. 昔の人は「風虚は内に発作し, 天麻なしには治療できず.」とした.

［組み合わせの効能］緩肝熄風によってめまいを治療し, 行血熄風, 止痛する.

［適応症］めまい, 片頭痛, 頭痛.

［解説］両薬は協力して, 平肝, 熄風, 治暈, 止通の効果があり, 視野が黒く見えて, 虚風上撹の症状に使用される薬対である.

［使用上の注意］風湿痺痛, 肢体が痺れる症状を治すとき, 他の祛風除湿, 通絡の薬を合用する.

釣藤鈎—天麻

［単味の効能］

【釣藤鈎】甘, 微寒で, 平肝熄風, 肝熱を清する効果が強く, 主に肝熱, 肝風による四肢抽搐（痙攣, ひきつけ）に適応する.

【天麻】甘平で, 熄風止痙の効能が強く, 昔からめまいを治す主薬とされている. 虚風内動, 風痰上撹, めまい, 肢体のしびれ, ひきつけなどの症状に適応する.

[組み合わせの効能] 相須薬対. 両薬はともに平肝熄風の薬で, 薬対においてその効果が強まる.

[適応症] 高血圧症, 肝陽上亢による症状.

[解説] 肝風内動, 風痰上擾による頭痛, めまい, 視野が黒く見える, 手足が痺れるなどの症状を治す場合には, 蒺藜子, 菊花, 川芎, 桑葉, 胆南星(天南星を牛胆汁で加工したもの)を配合し, 中風による半身不随, 言葉がつかえるなどの症状を治す場合には, 桑枝, 防風, 半夏を配合し, 小児のひきつけ, てんかん発作時の肢抽搐, 口がしっかり閉じて煩躁不安の場合には, 全蝎, 蜈蚣, 菖蒲, 鬱金, 天竺黄, 黄連を合用する.

てんじくおう はんげ
天竺黄—半夏

[単味の効能]

【天竺黄】甘寒で, 毒性なく, 清熱豁痰(痰を取り除く), 涼心定惊(驚愕を鎮める)の効果が強い.

【半夏】辛, 燥で, 辛が泄散し, 燥が湿を去り, 温燥化湿, 祛痰散結する.

[組み合わせの効能] 祛痰の力がもっと強くなり, ある程度の祛風定驚の効果もある.

[適応症] 痰涎が体内に溜まって, 中風不語, あるいは痰熱驚搐, てんかん, また痰熱による咳が多く, 胸内苦悶の症状.

てんなんしょう はんげ
●天南星—半夏

[単味の効能]

【天南星】辛温で, 燥湿化痰で風痰を治し, しかも祛風定驚(鎮静)もできる.『本草匯言』には「天南星は結閉を開き, 風痰を散らせる薬で, 風痰, 湿痰, 急に閉塞的な痰涎なら, 天南星でなければ発散できない.」とある. 開泄化痰で経絡中の風痰を除く.

【半夏】辛温で, 燥湿健脾で, 痰を生じる源を阻止し, 湿痰を主に治し, 和中降逆の効果もある.

[組み合わせの効能] 相須薬対. 薬対において, 痰を治す効能が増強され, 特に風痰を抑制する効果が大きくなる.

[適応症] めまい, 中風仆倒(前に倒れる), 口眼斜(顔面神経麻痺), 舌強(舌

が強直）語塞およびてんかん，驚風．その他，頑固な痰，湿による咳や，吐きにくい痰，胸膈苦悶．

天南星―防風

［単味の効能］

【天南星】苦温辛烈で，開泄，祛風化痰と解痙の力が強く，風痰眩暈（めまいは風，痰，虚によって起こると考える），てんかん，中風と破傷風による口噤硬直などの症状を治す．

【防風】祛風止痙の効果があるが，弱い．

［組み合わせの効能］相使相助．薬対において祛風解痙の効果が強くなって，しかも防風は天南星の毒性を解毒する．

［適応症］破傷風の際の口噤（つぐむ）硬直，歯関緊閉（歯を食いしばる），角弓反張．

［代表処方］玉真散『外科正宗』

［解説］『医宗金鑑』の玉真散はこの薬対に天麻，白附子，羌活，白芷を加味し，破傷風を治す．

［使用上の注意］上記処方は天南星，防風の同用量を粉末にして，破傷風と跌（つまずく）扑（軽く打つ）損傷，口噤項強などに使用され，内服や外用もできる．

●天麻―半夏

［単味の効能］

【天麻】甘平，熄風平肝をもって標を治療する．天麻や風痰を治療する主薬で熄風止暈に適応する．

【半夏】辛温，湿痰を治し，燥湿祛痰する．燥湿化痰によって本を治す．

［組み合わせの効能］助け合って仙痰熄風に使用され，めまいと頭痛を治す．昔から「痰なしに眩暈なし」とある．薬対において，標本いずれも重視する．

［適応症］風痰によるめまい，頭痛．

［代表処方］半夏白朮天麻湯『医学心悟』

［解説］『脾胃論』には，「足太陰，痰厥（痰で喉が詰まる）頭痛は半夏がなく

ては治せない．眼黒く頭旋り，眩暈，風虚が内に発作するとき，天麻なくしては除けない．」とある．天麻，半夏を主として白朮，茯苓，橘紅などを合用して，風痰によるめまいを治す．

13-2 安神

●黄連―桂皮

[単味の効能]

【黄連】苦寒で，心火を瀉し，陽気の興奮を抑制する．心陽を腎に下降させ，その亢盛を妨げる．

【桂皮】辛甘大熱で，腎陽を温める．

[組み合わせの効能] 両薬は寒と陰，また熱と陽に属し，薬対において，相乗して腎水と心火の関係を調節できる．その他，黄連は赤痢を治す主薬で，桂皮は脾陽を振舞い，血脈を運行させる．赤痢と脾虚湿盛または腸胃熱滞による下痢にも使用できる．

[適応症] 心悸，怔忡（動悸），夜の多夢，不眠，慢性虚弱，ノイローゼ．

[代表処方] 交泰丸『韓氏医通』

[解説] 腎水が上昇できなくて，心臓が潤わず，心陽が下降できずに腎臓を温めないといった，心腎の相互連関を妨げることによる症状を治す．

黄連―朱砂

[単味の効能]

【黄連】苦寒，清降心火の薬である．

【朱砂】甘寒，赤く重で，赤が入心し，重が驚を抑え，寒が熱を抑制し，甘が津液を生じる．少陰君火（陽気の源）を清瀉する薬で，清心瀉熱と定驚安神の効能がある．

[組み合わせの効能] 清心降火の効能がもっと強くなる．心火を下に降ろし，神明（精神状態）が自然に安定できる．また，黄連と朱砂はともに瀉火解毒の効果があって，両者を粉にして患部に外用して瘡瘍腫毒を治す．

[適応症] 心神不安，驚悸不眠，胸中煩熱など，瘡瘍腫毒（外用）．

[代表処方] 朱砂安神丸『東垣試効方』

［解説］心陰心血が不足するものには，当帰，生地，甘草などの養血滋陰の薬を加える．

［使用上の注意］朱砂は煎じることができないので，他の煎じ薬の湯で飲むことが多い．

合歓花—夜交藤

［単味の効能］

【合歓花】甘平で，開鬱解憂し，除煩安神ができる．

【夜交藤】甘平で，養血寧心ができ，陽を陰に入れて，安神ができる．

［組み合わせの効能］相須配対．両薬はともに寧心安神の効果がある．薬対において，養血解鬱，寧心安神の効果が強くなる．

［適応症］陰虚血虧〔陰血不足（血虚）のこと〕で，心神の栄養不足によって起きた憂鬱，虚煩不眠，多夢．

［解説］この薬対は効力が強くないので，他の処方に配合され，補助的な役割を果たすことが多い．

［使用上の注意］症状が軽い場合，単独での使用もできる．ただし用量は増量する必要がある．

合歓皮—芍薬

［単味の効能］

【合歓皮】甘平で，解鬱和血と寧心安神する．『本経』には「五臓を安定させ，心志を和らげ，人を喜ばせる．」とある．

【芍薬】酸で，肝に入り，養血柔肝の効能が強く，肝体は滋潤を得て，肝用は正常に戻って，肝気が条達（勢力が広く及ぶ）できる．

［組み合わせの効能］益血和血と柔肝養心し，精神不安の症状を静め，精神不安や心悸失眠（陽気がさわぎ，心悸・失眠・多夢・ひきつけ・煩躁・神経異常・驚きやすい症状）を治す．

［適応症］営（身体を維持するための基礎的な栄養）血の不足によって，肝（木）は滋潤を失って，心神は栄養を失い，肝気鬱血，心神不寧になって，憂鬱で，イライラして，不眠などの症状．

牛黄—朱砂
ごおう　しゅさ

[単味の効能]

【牛黄】牛の胆嚢の結石で，苦涼で，心経の熱がよく除け，肝（木）の風を抑制できる．熱盛擾心（熱盛により心を攻め，心神をかき乱す）による神昏，うわごと，驚癇，ひきつけなどの症状に適応する．清熱解毒と定驚止痙，豁痰開竅の効果がある．

【朱砂】心に入って，少陰君火（具体的な火，相火に対して，抽象的な火）を抑制し，火をやたらに上昇させずに，神明を安定にする．重鎮安神の薬である．

[組み合わせの効能] 清心鎮驚の効果が著しい．

[適応症] 温邪内陥で熱入心包（温病学説の中では外感熱病の一種）によって意識不明，うわごと，煩躁不安，あるいは中風，痰熱竅（細い穴）閉，あるいは小児，熱盛驚風（意識消失を伴う痙攣）の症状．

[解説]『本草匯言』には「牛黄は心の病気を治すよい薬であるが，必ず補佐されてはじめてその機能が発揮できる．朱砂は寧鎮の効能がある．」とある．

●山梔子—酸棗仁
さんしし　さんそうにん

[単味の効能]

【山梔子】標を治す薬である．清熱瀉火と涼血解毒ができる．山梔子はその核を薬として，よく心経に入り，清心透邪，除煩解鬱ができ，治りにくい心中懊悩，虚煩不眠の症状を治す．

【酸棗仁】甘酸平で，肝血を養い，心陰を益し，寧心安神ができる．心陰を収め，心血を養い，本を治し，心肝血虚による心煩不眠，驚悸，怔忡の症状に多く使用される．

[組み合わせの効能] 除煩安神の効果が強くなる．

[適応症] 血虚と陰の欠損と熱地神明による煩熱，盗汗（寝汗）*，不眠，多夢，心悸，怔忡（動悸）．

[解説] 標本を重視して，正確に使えば効果がすぐ出てくる．

●酸棗仁—知母

[単味の効能]

【酸棗仁】甘酸平で，酸が肝に入り，肝血を養い，肝虚が補われる．肝血が盛んなら，心血が十分であって，心神が安定する．

【知母】苦寒，潤で，清熱滋陰の効能が著しく，腎陰を潤って心火を下降させる．

[組み合わせの効能] 酸と苦で，心肝ともに治す．血が盛んであれば，心神が安定できる．心陰，肝血をともに養って神志を安定させる．また虚熱を解除して，煩躁が除け，虚煩不眠を治す．

[適応症] 肝血の不足による不眠や多夢．心血の虚火が内に動き，神が営養を失うことによる虚煩不眠，心悸，健忘．

[解説] 両薬を使って，神経衰弱や統合失調症の早期を治し，あるいは発作間欠の効果から，大脳皮質の過度の興奮をある程度抑制できて，精神を安定させる効能となり，その作用機序をもっと研究する必要がある．

●酸棗仁—柏子仁

[単味の効能]

【酸棗仁】甘酸，平で，甘が血に入り，酸が肝に入り，肝胆の気を補うことが多く，肝胆不足を治し，気分が落ちつかなく，気が小さく，眠れない症状を治す．

【柏子仁】甘辛，平で，寒でなく，燥でもなく，甘は補益し，辛は滋潤の特性があって，心気が補われ，心血が養われる．過度のストレスによる心脾両虚による心悸，不眠などの症状を治す．

[組み合わせの効能] 相乗的に養心安神の効果がある．益肝，安神定志の効果が強まる．斂陰潤燥の効果もある．

[適応症] 陰血不足で心肝失濡による驚悸，怔忡，虚煩不眠などの病気を治す．夜の寝汗，便秘．

●酸棗仁—竜眼肉

[単味の効能]

【酸棗仁】甘平で，陰血を養って寧心安神ができ，滋養作用がある安神薬で

ある.

【竜眼肉】甘温, 潤で, 補脾養心で, 知能によく補血寧心で安神ができる. 不足を補益して病気を治し, 健康な人に対しては体質が増強できる. 補正の薬である.

[組み合わせの効能] 補益心脾, 養血和営, 安神益智の効果が著しい.

[適応症] 過度の心労によって, 陰血が傷つけられ, 顔色が萎黄になり, 心悸, 怔忡, 健忘, 不眠, 多夢などの病状. 神経衰弱による失眠, 多夢を治す.

[代表処方] 帰脾湯（きひとう）『済生方』

[使用上の注意] 単独に使えば効果があり, 他の処方に入れて使うこともある.

磁石（じせき）—朱砂（しゅさ）

[単味の効能]

【磁石】辛, 寒で, 肝腎を補益して, 安志安神（知覚, 意識の安定化）する.

【朱砂】甘, 少し寒で, 血脈に入り, 鎮心安神する.

[組み合わせの効能] ともに天然鉱物で, 重鎮安神と交通心腎の効果がある. 相須配対で, それらの効果がもっと強くなる.

[適応症] 心腎不交と, 心肝火旺（精神的ストレスなどによって心や肝に熱が発生して起こる症状）による不安, 驚悸, 怔忡（動悸）, 耳鳴り, 耳が遠い, てんかん, ひきつけの症状.

[解説]『医宗金鑑』には「朱砂は南方の赤色, 心に入り, 安神明（精神状態の安定化）となる. 磁石は北方の黒色で, 腎に入り, 肺（金）の気を吸い, 精を生じ, 上昇した気を下降させ, 安志ができる. この薬対は重で, 下降し, 寒涼で, 陰に属し, 効果が期待できる.」とある.

秫米（じゅつべい）—半夏（はんげ）

[単味の効能]

【秫米】甘, 平で, 健脾益気と昇清安中の効果がある.

【半夏】苦, 温で, 燥湿化痰と降逆和胃の効果がある.

[組み合わせの効能] 秫米と半夏は, 昇と降, 瀉と補で, 脾胃を調和させ, 気

機を滑らかにする．

［適応症］暴飲暴食などによって脾胃の機能が乱れ，脾胃が虚弱して運納失常による胃が不調で眠れない，胃の痛みと飽脹，反胃呑酸（胃食道逆流症），あるいは嘈雑（胸やけ）して，よく腹が減る症状．

［代表処方］半夏秫米湯『霊枢・邪客』

［解説］昔から「胃が失調して眠れない」不眠症を治すとされている．

［使用上の注意］この薬対を主として，他の薬を配合して，和胃安眠の効果となる．

真珠母―竜歯

［単味の効能］

【真珠母】鹹，涼で，心肝に入る．清心除熱のほか，鎮心安神もできる．清肝火のほか，肝陽が抑えられる．

【竜歯】渋，涼で，心肝に入る．鎮驚安神の効果が大きい．

［組み合わせの効能］相輔相助．鎮心安神と平肝潜陽の2つの効果がともに増加する．特に安神の効果がもっと顕著になる．

［適応症］邪気が心に入り，心悸，怔忡，驚狂，失眠，健忘，煩躁，神昏（意識朦朧，人事不省），うわごとの症状．また，肝陽上亢によるめまい，目が赤く腫れて，耳鳴り，怒りっぽい症状．

［解説］両薬は単独に使用されるのはまれで，症状に応じて，配合されてはじめて効果が現れる．

茯神―茯苓

［単味の効能］

【茯神】木に寄生するので，（木）を利用して（火）を助ける意味をもたせた．心に入ることが多い．後世の医家は茯神を使って心の症状を治し，張潔古という医家は「風眩心虚は茯神なしには除けない．」とした．

【茯苓】脾腎に入る．

［組み合わせの効能］他の薬を心経に導く効果もあって，健脾益気，利水消腫の効能を強めるほか，心経に入って心神を慰める．

［解説］両薬は一つの生薬から作製したものである．『神農本草経』には茯苓

だけ示されていて，『名医別録』には初めて茯神が示される．両薬の性質と機能はほぼ同じで，腎（水）心（火）不済（腎水が不足すると，心火を抑制できなくなる）による心悸，少気懶言（口数が少ない），夜寝不寧（不眠症）の症状を治す処方の中に，両薬を加えて，その効果が大きくなる．目下，茯神を使わず，茯苓だけを使用することを主張する人がいるが，茯神は不可欠である．

13-3 開竅

鬱金—石菖蒲

［単味の効能］

- 【鬱金】辛苦，寒で，芳香が行気し，芳香が開泄し，苦寒が清降し，清心熱，開心竅もできる．活瘀血，化痰濁もできる．
- 【菖蒲】辛，温で，芳香，開通心竅，宣気除痰の効果がある．

［組み合わせの効能］鬱金の清心解鬱，利気活血の効果を発揮して，菖蒲による除痰導濁，清神開竅の効果を主として，芳化除湿と開竅醒脳の役割を果たす．

［適応症］湿温熱病で，熱入心包，あるいは意識不明，混迷不語，耳鳴り，健忘．

［代表処方］菖蒲鬱金湯『温病全書』

［解説］この薬対に，清心化痰の薬である竹葉，山梔子，連翹（心），竹瀝，生姜汁，玉枢などの薬を加え，内傷の中で，気鬱，血鬱，痰鬱によって起こった心悸，健忘，情緒不安定およびてんかん，ヒステリー，抑鬱性精神病，脳震盪が残った後遺症に有効なことがある．

鬱金—白礬

［単味の効能］

- 【鬱金】辛苦，寒で，行気解鬱，清心開竅の効果がある．
- 【白礬】酸，寒で，消痰燥湿の効果が強い．『長沙薬解』には「古い痰飲を排除させ，痰涎が塊って，体内の上下竅隧の間にたまって取り除きにくいものは白礬を使って治せる．」とある．

［組み合わせの効能］相輔相成の薬対．それぞれの長所を生かし，開鬱，豁痰（痰を取り除く），通竅ができる．

［適応症］痰濁鬱閉，蒙蔽心竅（脳の閉塞）による驚癇癲狂（不意の非常事態に遭遇して，精神上，驚きやすくなる）．痰蒙（痰が凝集）心竅．

［代表処方］白金丸（はっきんがん）『永類鈴方』

遠志（おんじ）—石菖蒲（せきしょうぶ）

［単味の効能］

【遠志】苦温で，祛痰開竅と安神益志ができる．『薬品化義』には「遠志は辛で，重く，心に入り開竅ができて，宣散の薬に属し，痰涎が心にあって心竅がふさがれ，心気実熱になり，痴呆，言葉がつかえて，不眠，恍惚，恐がって，健忘，多夢，小児の場合，客忤（驚き怯える），一応，豁痰利竅（痰症状がある意識障害を治す）の薬で，心気を通させ，神魂おのずから安定できる．」とある．

【石菖蒲】辛温で，利竅もできれば除痰もできて，心竅を通じさせる効果が強い．『重慶堂随筆』には「石菖蒲は心気を舒（緩やか）して，心神を暢（伸ばす）して，心情を恰（折よく）させて，心志（意志）を益す薬で，清解薬として痰の濁気が除け，滋養薬として心の鬱血を解いて神明を開通させる．」とある．

［組み合わせの効能］両薬はともに心に入って祛痰開竅の効果があり，石菖蒲は痰湿を化して，遠志は上逆された痰を下降させる．両薬は助け合って気を順暢させ，痰濁を消して神志（知覚と意識）が明瞭になる．

［適応症］心竅が塞がって意識不明，てんかん，狂，癇．痰気鬱血による心悸，健忘，不眠および耳が遠い症状．

［使用上の注意］他の処方に入れて寧心開竅，安神定志の効果を発揮する．

牛黄（ごおう）—真珠（しんじゅ）

［単味の効能］

【牛黄】甘苦，寒で，清熱解毒の効果が強く，清心定驚，豁痰開竅の効果がある．

【真珠】甘鹹，寒で，鎮心定驚のほかに，清熱，解毒，墜痰（痰を降ろす）

する．

[組み合わせの効能] 相須薬対．清熱解毒，定驚熄風，豁痰開竅の効能が強まる．

[適応症] 内服の場合，熱毒風痰，蒙蔽清竅による高熱，神昏（意識朦朧，人事不省），驚悸，抽搐（ひきつる，痙攣）．外用の場合，熱毒瘡癰（化膿性病変），喉痺，牙疳（壊血病），蝕（むしばむ）爛（ただれる）．

細辛—皂莢
さいしん　そうきょう

[単味の効能]

【細辛】辛，香りがあり，鬱結を発散させ，利気開竅ができる．

【皂莢】辛，散で，よく動き，滞った痰を化し，風痰閉塞による症状を治す．

[組み合わせの効能] 相輔相成の薬対．宣肺気，化痰涎，開清竅の効果がある．

[適応症] 中悪客忤（驚き怯える），中風あるいは痰厥で突然口噤気塞，意識不明，牙関緊閉（開口障害），口流痰涎．

[代表処方] **通関散**（つうかんさん）『丹渓心法』

[使用上の注意] 同じ用量の両薬を粉にして鼻に少し入れて，くしゃみをさせて意識が回復できる．他に，両薬を使って蜂蜜を加えて細長くし，肛門に入れ腸壁を刺激して排便を促すことによって，便秘や動力的なイレウスを治す．

皂莢—半夏
そうきょう　はんげ

[単味の効能]

【皂莢】辛温で，動き，毒性が少しあり，祛痰，捜風，開竅の効果があって，風痰壅盛，関竅阻閉の症状を治す．

【半夏】辛温で，毒性があり，燥湿化痰の効果がある．

[組み合わせの効能] 相使相助の薬対．祛痰や祛風痰，開関竅の効果が著しくなる．

[適応症] 中風（半身不随，片麻痺，言語障害，手足の痺れや麻痺）痰厥（痰で喉が詰まる）の症状．

[解説] 風痰という症状は滞っている痰が熱を生じ，気を上昇させて内風を動かし，痰が気の上昇につれて清竅（面部の眼耳鼻口の7個の孔竅）蒙蔽

（惑わす）になる．この薬は痰を取り除いて気を下降させ，痰が消え，風が消え，清竅が自然に開く．突然の昏迷，口噤不開，咽喉の中に痰の音が聞こえる中風痰厥の症状を治す．

［使用上の注意］同じ用量の両薬を粉にして，鼻腔で吹いて，くしゃみをさせて，開関通竅，清神醒脳の効果が得られる．現在，内服にも応用される．その他，痰湿壅滞，胸悶咳喘，白くて粘った痰が吐きにくい症状に，温化痰湿の効果がある．

天南星―氷片
てんなんしょう　ひょうへん

［単味の効能］

【天南星】辛で守らず，経絡を動き，結閉を開き，風痰を散らす．昔の人は「風痰を治す薬」とした．

【氷片】大辛，芳香で，百薬の長といわれ，よく走り，陽中の陽であり，昇散し，通竅（きょう．穴）開閉の効果がある．

［組み合わせの効能］相使薬対．醒脳通竅（脳血管障害の治療）と祛風開閉の効能がある．

［適応症］中風内閉，牙関緊閉，口噤不開．

［使用上の注意］同じ用量の両薬を粉にして歯に吹いて，救急措置する．烏梅を加えれば開竅の効果がもっと強くなる．他の薬と組み合わせ，内服もできれば，単独に外用もできる．

13-4 駆虫

牽牛子―檳榔子
けんごし　びんろうじ

［単味の効能］

【牽牛子】瀉下，体内に溜まった水を取り除くほか，殺虫効果もある．

【檳榔子】虫を殺し，積を除く効能があって『別録』には「三虫を殺し，寸白（条虫・回虫などの寄生虫によって起こる症状）を治す．」とある．条虫，姜片虫，回虫，鉤虫，蟯虫を殺虫する効果がある．

［組み合わせの効能］相須薬対．殺虫の力が一層強くなる．両薬の利気，消積（食積を取り除く），破滞（気結・鬱滞を散開する）効果を利用して，虫を体

外に排出する.

[適応症] 回虫,蟯虫などの腸腔内の寄生虫を殺虫し,虫が塊って起きた腹痛,腹脹,便秘を治す.

[代表処方] 牛榔方(ぎゅうろうほう)『普済方』

使君子(しくんし)—芦薈(ろかい)

[単味の効能]

【使君子】甘温で,殺虫消積,益胃治痔の効果がある.

【芦薈】苦寒で,攻下通便の薬で,瀉熱通便もできるし,また腸腔にある寄生虫を殺す効果もある.

[組み合わせの効能] 殺虫の力が強くなって,瀉熱消積,駆虫の効果がある.

[適応症] 寄生虫が腸腔に集まり,熱結で便秘の症状.

[使用上の注意] 芦薈には悪臭があり,吐き気をもよおすため,小児の虫痒(神経症)を治す際には,芦薈の用量を減量すべきである.

蛇床子(じゃしょうし)—白礬(はくばん)

[単味の効能]

【蛇床子】辛苦,温燥で,脾腎二経に入り,内服なら腎陽を振い,子宮を暖める.外用なら,燥湿殺虫,袪風止痛する.『本草正義』には「外傷,湿熱痛痒,浸淫などいろいろな瘡がこの薬を煎じ薬にして,洗って,あるいは粉にして外用し,すぐに効果が現れ,軽視するべからず.」とある.

【白礬】酸寒で,収渋ができ,内服が痰を切って,下痢を止め,外用は燥湿解毒,止痒殺虫する.

[組み合わせの効能] 外用の場合,殺虫止痒が著しくなる.

[適応症] 婦人の陰痒の滴虫症(トリコモナス),湿疹掻痒,陰嚢湿疹,痔瘡疥癬などの症状.

[使用上の注意] 両薬を煎じて,洗って,あるいは坐浴する.

13-5 湧吐

鬱金―藜芦

［単味の効能］

【鬱金】辛苦，寒で，行気開鬱，疏泄破瘀ができ，化痰開竅する．

【藜芦】辛苦，散で，毒性があり，催吐の効果が強く，宣壅導滞，蕩滌痰積ができ，風痰を涌吐させる．主に風痰が盛んになる中風不語，てんかん．

［組み合わせの効能］痰を外に出し，開鬱化痰できる．互いに助け合って，体内に溜まった痰を取り除く．

［適応症］風痰が盛んで清竅が閉塞している症状．

瓜蒂―赤小豆

［単味の効能］

【瓜蒂】強い苦，陽明経に属する薬で，強い催吐の効果がある．横隔膜の上にある痰涎と宿食を取り除く．毒性も少しあり，胃気を傷めやすい．

【赤小豆】酸甘で，穀類の薬で，腐ったものを外に出す効果がある．

［組み合わせの効能］酸苦が湧泄し，催吐の効果がさらに著しくなる．

［適応症］痰涎が胸中に溜まって，あるいは宿食が上脘に溜まって，瀉利できない症状．毒物を誤って食べてまだ胃にとどまっているときに，この薬対を使って毒物を外に吐き出させて，吸収を妨げ，中毒になるのを防ぐ．

［解説］赤小豆は胃気を保護し，病人に嘔吐させても正気を傷つけさせない．

皂莢―白礬

［単味の効能］

【皂莢】辛温で，気を浮かして散らし，風痰を取り除き，通竅ができる．

【白礬】酸苦で，湧泄し，風熱の痰涎を去らせる．

［組み合わせの効能］相須薬対．風痰を去って，開閉通竅する．

［適応］痰涎が上昇して，諸竅が閉塞され，気が流通できない中風暴仆（突然昏倒），形体昏悶，四肢弛緩，口角流涎．

［使用上の注意］薬を服用させ，少し痰を吐かせ，その閉塞を開き，ゆっくり治して後，他の薬を飲ませる．その他，痰涎が盛んで，喘が多く出る症状

に処方し，痰を除き，効果が出るときもある．

13-6 外 用

硫黄—石灰

［単味の効能］

【硫黄】酸温で，毒性があって，内服して助陽益火ができる．明らかな解毒，殺虫，燥湿止痒し，外用に使う．

【石灰】強い解毒効果があるが，『本経』には「疽（背中にできる腫物）瘍疥癬（はたけがさ），熱気悪瘡を治す．」とある．

［組み合わせの効能］両薬を外用して皮膚からの分泌液に触れると，硫化物を形成し，表皮を軟化させ，寄生虫を殺す効果がもっと強くなる．

［適応症］疥癬，瘡癘，特に疥瘡．

［解説］同じ用量の両薬を，適当量の植物油を加えて，かき混ぜて外用する．

黄柏—滑石

［単味の効能］

【黄柏】清熱燥湿，瀉火解毒の効果が強い．抗菌，消炎し，外用すると局部の出血を減少し，皮下の滲血の吸収を促進する．膀胱湿熱が取り除かれる．

【滑石】外用して，清熱祛湿と滑潤肌膚し，中医外科に常用される薬である．利湿通淋する．滑石の粉末は炎症を起こした皮膚や組織に貼付すると，膜をつくり保護する．

［組み合わせの効能］両薬を粉末にして外用し，湿熱邪毒によって起きた各種の皮膚炎を治す．

［適応症］湿疹，湿瘡，足趾のかゆみ，皮膚炎．

［解説］祛湿解毒，清熱潤膚の効果がある．薬対は，各種の皮膚病を治す伝統的な方法だが，薬理学的根拠がある．利湿通淋の作用があって，両薬は内服によって膀胱湿熱による熱淋を治す．

黄柏―氷片

[単味の効能]

【黄柏】辛苦，微寒で，清熱燥湿，瀉火解毒ができる．燥湿斂瘡が著しく，熱毒による瘡瘍，湿疹に外用できる．

【氷片】外用すれば消腫止痛，止痒生肌の効果がある．口腔炎による口腔粘膜の剥離，びらん，潰瘍などに癒合を速くし，止痛の効果がある．

[組み合わせの効能] 外用し，瀉火，解毒，消腫斂瘡，止痛止痒などの効果がある．

[解説] 口腔潰瘍，口舌生瘡，喉が赤く腫れて痛い症状を治す．両者を細かく磨き，症状の部位に吹きつけると効果がもっとよい．

甘草―芫花

[単味の効能]

【甘草】補中益気の薬に属する．

【芫花】瀉水逐飲の薬で，効果が強く毒性があって，喘咳，胸脇に引きつけられたような痛みを感じ，胃部が痞えて，水腫の症状に適応される．

[組み合わせの効能] 凍傷に外用すると著しい効果がみられる．

[適応症] 凍傷．

[解説] この薬対は古代の医者に「配合禁忌」とされた．「十八反」の内容に属する．しかし，両薬を他の薬と一緒に煎じて内服する記載もある．例えば『湯液本草』には「胡洽は痰癖，飲癖を治したのは，芫花，甘遂，大戟，大黄，甘草の5つの薬を煎じて，相反の意味をとって嘔吐をさせたからである．」とある．現代の医者はあまり使っていない．実験研究によれば，甘草と芫花をともに煎じると，芫花一味より毒性はもっと強くなる．薬対を凍傷に外用すれば，著しい効果がみられる．

[使用上の注意] 両薬を10gずつ取って，2Lの水を加えて煎じ，凍傷の部位を各剤ごとに3～5回洗い，一日に3回ずつ．異なった程度の凍瘡を治す効き目が明らかになり，副作用もない．

荊芥(穂)―赤小豆

［単味の効能］

【荊芥(穂)】行血散風ができ，皮膚のかゆみが治せる．

【赤小豆】清熱解毒，血を運行させて，瘡を治す．『朱氏集験方』には「あらゆる癰疽，瘡疥，赤い腫れ物など，治せないものはない．」とある．

［組み合わせの効能］相輔相成．清熱行血，解毒祛風，消疹止痒の効果がある．

［適応症］風疹，かゆみ，瘡瘍腫毒．

［解説］風疹，かゆみ，瘡瘍腫毒をよく治す．

［使用上の注意］煎じ薬にして内服でき，粉末にして卵の白身でかき混ぜて外用もできる．

血竭―枯礬

［単味の効能］

【血竭】血分に入って化瘀＊鎮痛，止血生肌の効果があり，いわゆる「古い血を取り除き，新しい血を生じる．」とある．

【枯礬】止血解毒する．

［組み合わせの効能］発散と収斂で，和血止痛は止血に障りがなく，止血生肌は散瘀に障りがないという特性をもつ．

［適応症］切り傷などの外傷による出血や疼痛．

［解説］外用され，例えば切り傷などの外傷による出血や疼痛などに，両薬を粉末にして切り傷口に塗貼して，すぐに効果がみられる．また，癰瘡の傷口が長く癒合しない患者にも，ある程度の祛瘀解毒，収斂生肌の効果がある．

朱砂―芒硝

［単味の効能］

【朱砂】内服で，鎮心安神ができ，外用はよい解毒防腐の効果があって，瘡毒癰腫を治すことが多い．

【芒硝】内服すると瀉熱通便ができ，外用すると清熱消腫ができる．

［組み合わせの効能］細かく磨き外用すると協力効果となり，清熱解毒，消腫

止痛ができる．

[解説] 癰腫の初期，両薬を湿し，敷いて，粉末にし，喉まで吹いて，口舌生瘡（口舌にできたできもの），喉の腫れ，痛みを治し，ある程度の効果が得られる．

（焼）石膏—白及
せっこう　びゃくぎゅう

[単味の効能]

【（焼）石膏】生のままで内服なら清熱瀉火ができ，（焼）石膏を外用すると清熱斂瘡，生肌ができる．

【白及】止血消腫，生肌斂瘡ができる．『本草綱目』には「白及は収斂でき，肺に入って止血，生肌ができ，瘡を治す．」とある．

[組み合わせの効能] 外用し，助け合って協力作用になり，生肌斂瘡の力がさらに強くなる．

[適応症] 切り傷，痔の出血，火傷．

[解説] ある程度の清熱止血作用もあり，切り傷で出血が止まらない，あるいは手足の皸（あかぎれ），血が滲み，あるいは瘡瘍腫毒が破れて癒合しにくいなどの症状を治し，痔の出血，お湯や火で火傷をした患者にも応用できる．両薬を粉末にして傷口に塗布し，ある程度の治す効果が得られる．

●蒼朮—白芷
そうじゅつ　びゃくし

[単味の効能]

【蒼朮】よい香りがあって，穢濁悪気（体内から排泄される汚濁の気）をよく除く．燥湿健脾する．

【白芷】香り高く，湿濁邪気を取り除く．燥湿止帯する．

[組み合わせの効能] 昔，疫病がはやったとき，室内で両薬を焼いて烟にし，伝染病を予防したという．その他，蒼朮は燥湿健脾ができ，白芷は燥湿止帯の効果があり，よく助け合って，煎じて内服し，婦人の湿濁帯下に使用される．

[適応症] 伝染病の予防，婦人の湿濁帯下．

大黄―(陳)石灰
だいおう　　　　せっかい

[単味の効能]

【大黄】強い涼血解毒の効果がある．

【(陳)石灰】毒性があって，よく外用に応用され，止血，鎮痛，解毒の効果がある．『本草綱目』には「止血剤の王者だ．」とあり，『唐本草』には「金瘡(刃物による傷)を治し，よく止血する．」とある．

[組み合わせの効能]切り傷の出血，火傷などの外科病に使われ，解毒，鎮痛，止血する．

[適応症]切り傷の出血，火傷など(外用)，胃熱による出血，あるいは腸熱による下痢(内服)．

[代表処方]桃花散『外科正宗』
とうかさん

[解説]大黄と(陳)石灰を桃色になるまで炒めて，大黄を取り除き，石灰を粉末にしたもので，創傷による出血を治し，外用して効果がある．その他，(陳)石灰は胃酸を抑え，収斂効果もあって，大黄と配合し，内服もでき，胃熱による出血あるいは腸熱による下痢などの症状を治す．

[使用上の注意]両薬の用量は少なくすべきで，(陳)石灰は0.5～1g，大黄は1～3gでよい．

補遺

1. 中医薬方と日本漢方における薬対の比較

　日本では，昔のように生薬をそのつど煎じる手間が省けるようになり，品質管理上，最近では漢方エキス製剤が患者に処方され，また市販されるようになった．便利になったのはよいが，反面，その処方がなぜ多種の生薬で構成されているのか，などの理由や根拠を知らなくてもすむようになった．しかし，それでは日本漢方や中医薬方を本当に理解したことにはならない．また，漢方方剤を2種類処方した場合，結果的に構成生薬が倍量になる場合があり，副作用が出現する危険性もある．

　中医薬や日本漢方の生薬製剤による臨床効果を説明するために，陳維華らは著書『薬対論』(安徽科学技術出版社，1984) において，中医薬方の臨床効果を，2種類の生薬の組み合わせ単位 (薬対：paired drugs) で経験や文献に基づき執筆した．その内容を翻訳すると同時に，原著者とは別に，翻訳者である木村らが中心となり，日本漢方の生薬製剤を陳らの薬対の組み合わせ効果で解析し，中医薬処方 (温病処方を含む) と比較検討した「補遺」を追記した．結果的に，いくつかの重要な問題点や相違点が浮き彫りになった．

1. 生薬名の異同性：
    別名の生薬が，同じ生薬である場合
    同名の生薬が，異なる生薬である場合
        異なる部位や形態 (新鮮，乾燥，修治)；例えば，桂枝，地黄，生姜
2. 方剤名にある生薬名 (通称名) とは異なる生薬が，実際上，使用されている (日本漢方)〔**表1**〕．
3. 同名の方剤であっても，構成生薬がまったく異なる方剤がある (中医薬方)．
4. 古典の方剤中にある一部の生薬が，含有成分の腎障害や発がん性のため，現在，使用が禁止されている (中医薬方)．

表1　方剤構成生薬の通称名と実際

通称名	日本漢方	中医薬方
甘草	甘草	(炙)甘草
桂枝	桂皮	桂枝
芍薬	芍薬	白芍
生姜		(鮮)生姜
生姜	生姜	乾姜
乾姜	乾姜	
蒼朮と白朮	区別せず	区別

5．英文論文に記載の方剤名：自国の音読みローマ字表記が主流になっているが，構成生薬の英語名を併記したほうがグローバル化に役立つ（日本漢方と中医薬方）．

　日本漢方においては生薬資源の確保上，生薬変更はやむを得ず，また品質管理上からエキス製剤にせざるを得ない現状になっている．しかし，古典の方剤名がそのまま通称名として慣用され続けると，教育上，また製剤上，混乱が生じる．通称名と実際上の違いを正確に認識する必要がある．

1　必要な予備知識

　日本漢方と中医薬方の薬対を比較するのに必要な予備知識をまとめたので，参考にされたい（表2〜6，図1〜3）．

1. 中医薬方と日本漢方における薬対の比較

表2 君,臣,佐,使(方剤配合の基本原則)

薬	概念	意義
君	主な病や症状に対して,主要な治療作用を示し,薬効は方剤中の主体をなす.	用量が比較的多い.
臣	君薬の補助作用として,主な病や症状に対する治療効果を高める作用がある.	薬効は君薬より弱い.
臣	合併症に対して,主な治療作用がある.	薬効は君薬より弱い.
佐	君,臣薬の治療作用に協力し,随伴症状を直接に治療する作用がある.	薬効は臣薬より弱く,一般的に少量を使用.
佐	君,臣薬がもつ猛烈性や毒性を消去あるいは減少させる作用がある.	薬効は臣薬より弱く,一般的に少量を使用.
佐	病気によって性味と効能が君薬と相反しているが,治療には相成作用(効能を補佐する作用)がある.	薬効は臣薬より弱く,一般的に少量を使用.
使	方剤中の薬が各薬物を病変部位に到達させたり,他の薬を調和したりする	薬効は比較的弱く,使用量も少ない.
使	方剤中の薬を調和する作用がある.	薬効は比較的弱く,使用量も少ない.

表3 薬対と方剤の相違点と共通点

		相違点	共通点
薬対	2つの生薬の組み合わせ	特定の組み合わせ,作用,適応の原則あり.組み合わせは治療法則:中医学の基礎理論に基づいた8つの治療法(八法).⇒単味生薬から方剤への理解に役立つ.	単味生薬の効果を高め,毒性,刺激性,副作用を軽減する.
方剤	1〜多種生薬の組み合わせ	君,臣,佐,使の組み合わせが原則.特定の製剤方法,分量,服用法がある.いくつかの薬対が含まれる,あるいは1つの薬対を主として配合することが多い.⇒薬対の分析・研究は,新しい方剤の案出,方剤の加減の応用に役立つ.	単味生薬の効果を高め,毒性,刺激性,副作用を軽減する.

表4 五行と対応する事項

季節[*1]	春	夏	長夏	秋	冬
気候	風	熱	湿	燥	冷
六気	風	熱・火	湿	燥	冷
三陰三陽	厥陰	少陰・少陽	太陰	陽明	太陽
五味	酸	苦	甘	辛	鹹
五臓(陰)[*2]	肝	心	脾	肺	腎
五行[*2]	木	火	土	金	水
六腑(陽)	胆	小腸	胃	大腸	膀胱
五情(感情)	怒	喜	思	悲	恐
五志	魂	神	意	魄(はく)	志
五官	目	舌	口	鼻	耳
形体	筋	動脈	筋肉	皮膚	骨格
五液	涙	汗	涎(よだれ)	鼻水	唾液
五色	緑	赤	黄	白	黒

[*1]: 翻訳者が重要と考えている事項.
[*2]: 原著者がよく対比させる事項.

〔岡村信幸:病態からみた漢方薬物ガイドライン,京都廣川書店,2011/漢方薬の基礎知識大事典〈http://www.ooai.com/kampou/〉を参考に著者作成〕

表5 生薬の帰経と十二経の関係

太陰経	手の太陰肺経	桔梗, 升麻, 葱白, 白芷
	足の太陰脾経	葛根, 升麻, 蒼朮, 白芍
少陰経	手の少陰心経	黄連, 細辛
	足の少陰腎経	桂枝, 細辛, 知母, 独活
厥陰経	手の厥陰心包経	柴胡, 牡丹皮
	足の厥陰肝経	呉茱萸, 柴胡, 青皮, 川芎
少陽経	手の少陽三焦経	(上焦)連翹, 柴胡/(中焦)青皮/(下焦)附子
	足の少陽胆経	柴胡, 青皮
陽明経	手の陽明大腸経	升麻, 石膏, 白芷
	足の陽明胃経	白芷, 升麻, 石膏, 葛根
太陽経	手の太陽小腸経	黄柏, 藁本
	足の太陽膀胱経	羌活

〔岡村信幸:病態からみた漢方薬物ガイドライン,京都廣川書店,2011を参考に著者作成〕

1. 中医薬方と日本漢方における薬対の比較

表6　中医薬学の古典

中医四大経典名著	著者	年代	内容	引用
黄帝内経	著者は1人ではない．長期間に多くの医学者の経験からできたもの．	中国，最古の医学書の一つ．前722～前221年（？）	春秋戦国時代以前の医療経験と理論，知識を総括したもの．『黄帝内経素問』『霊枢経』の2書を含む最古の中医学の理論書．全18巻．黄帝，岐伯と雪公（黄帝時期の名医）の対話，問答形式で書かれている．陰陽五行学説，脉象学説，臓象学説を含む．	○
神農本草経	著者は1人ではない．一説著作の起源が神農氏（中国上古の帝王，伝説中の人物であり，薬学・医学の創始者としても祭られる）から，代々伝わり，奏・漢時期に多くの医学家による薬物学の経験や結果を収集・整理されたものである．	著書も一時に書かれたものではない．奏・漢時代の書といわれている．	全3巻．中国，最も早い時期の薬物専門書．原書はすでに紛失し，『経史證類備急本草』の中に散見される．現存するのは清の孫星衍たちが編纂したものなど数種類である．365種の動・植・鉱物の生薬が薬効別に，上品，中品，下品に分類され，後漢以前の薬物学を集大成したもの．	○
傷寒雑病論 後に『傷寒論』と『金匱要略』として再記録された．	張機（張仲景）	219年，漢	全16巻．3世紀までの臨床経験を総括したもので，傷寒治療と雑病治療の2部に分かれ，'辦證施治'の面で優れた成果がある．公元219年に著者が亡くなってから原典は民間に流失し，西晋前にすでに散逸している．晋朝のときに，太医王叔和により民間に流失した傷寒の部を収集，整理，排列し，『傷寒論』と題した．著者が亡くなった800年後の来宋の王洙により『金匱玉函要略方』が発見された．上巻は傷寒の識別について，中巻は雑病について論じ，下巻ではその処方を記載するとともに，婦人病の治療について述べている．後に名医林億らにより『金匱玉函要略方』の雑病と関係のある附方を選んで，『金匱要略』を編纂，世間に発行された．	散逸

（次ページへ続く）

表6 中医薬学の古典 (つづき)

中医四大経典名著	著者	年代	内容	引用
傷寒論	張機（張仲景）	219年(晋朝で再編集), 漢	全10巻．六経によって急性熱病を識別し，治療する方法について六病位に分けて説明している．	○
金匱要略	張機（張仲景）	219年, 漢(北宋で再編集)	全3巻．内科雑病，婦人病，急救，飲食禁忌など25編，計262方からなっている．慢性疾患について病名別に治療法を記述している．	○

古典	著者	年代	内容	引用
諸病源候論	巣元方	610年, 隋	全50巻．67門，1,720節に分かれ，各科の疾病の病因，病状について詳述している．	×
千金要方	孫思邈	652年, 唐	全30巻．唐初以前の医薬書を集大成した大著で，総論，臨床各科，食治，平脉，針灸に分かれている．	○
千金翼方	孫思邈	682年, 唐	全30巻．『千金要方』の補充版で，薬物，傷害，婦人，小児，雑病，色脉，針灸に分かれている．傷害の部には張仲景の『傷害論』別本が追加されており，これはきわめて貴重である．	×
外台秘要	王燾	752年, 唐	全40巻．唐以前の多くの医薬書を収集し，1,104門に編纂し，6,000余の処方を記載しており，重要な中医学書の一つである．	○
太平恵民和剤局方	陳師文ら	選：1151年, 宋	全10巻．当時の医師や民間が常用していた効用のある方剤を収集している．剤形は一般に服用や保存に便利なように丸薬と散薬を用いており，当時の調合メモである．	○

(次ページへ続く)

1. 中医薬方と日本漢方における薬対の比較

表6　中医薬学の古典（つづき）

古典	著者	年代	内容	引用
本草綱目	李時珍（東璧，瀕湖）	1578年，明	全52巻．著者が30年近くをかけて編纂したもので，1,892種の薬物を収録し，さらに1,000余枚の薬図を付して，薬物の性味，主治，薬物使用の法則，生産地，形態，採集，調製の方法，方剤の組み合わせなどについて詳述し，1万余の処方も付してある．本書には，朝鮮語，日本語，英語，フランス語，ドイツ語などによる全訳本，あるいは省訳本がある．	○
万病回春	龔廷賢	1587年，明	全8巻．『内経』『難経』より金元四大家までの医学書を編纂したもの．上巻には総論，下巻には各論が記載され，病証の種類も比較的多く，弁証も詳細で，方剤の選択も多い．	×
温病条弁	呉瑭（鞠通）	1798年，清	全6巻．葉桂の温熱病学説に基づいて，温病が三焦に分かれて伝播することを明確にし，風温，温毒，暑温，湿温などの病証の治療について記述し，条理は明確である．	○

（表頭：金元四大家によって陰陽五行説を中心とした古典の整理）

注：中医四大経典名著は『黄帝内経』『難経』『傷寒雑病論』『神農本草経』であるという説もある．
○：原著書で引用されている文献．
×：原著書で引用されていない文献．

284

1 必要な予備知識

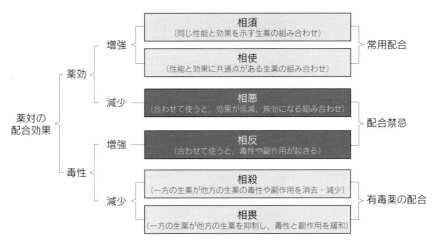

図1 薬対の配合効果

(中国サイト:薬対論-中薬学-中薬学専門科目の件〈http://wenku.baidu.com/link?url=y1RjpE3V6zG2sccUkq ix9U56aSAcwYl9sA0dTSShCErCZ3hZu-nR0RoNQrsLGahDSPpBZZV382LD1sg9M_2tGTeSmz8APDAWITA 3jyx3Xte#〉を参考に著者作成)

① 寒熱単行(基本):熱証には寒涼薬,寒証には温熱薬.
　生薬 ┌温熱薬 ⟶ 寒証に属する症状の治療に
　　　 └寒涼薬 ⟶ 熱証に属する症状の治療に
② 寒熱併用:寒熱混合証には温熱薬と寒涼薬を配合.
③ 寒熱互佐:熱証には温熱薬を,寒証には寒涼薬.

図2 薬対における生薬の寒熱と陰陽

1. 中医薬方と日本漢方における薬対の比較

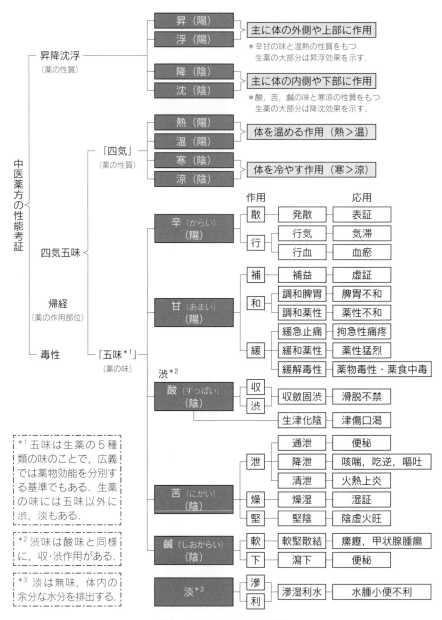

図3 中医薬方の性能考証

(中国サイト：薬対論-中薬学-中薬学専門科目の件〈http://wenku.baidu.com/link?url=y1RjpE3V6zG2sccUkqix9U56aSAcwYl9sA0dTSShCErCZ3hZu-nR0RoNQrsLGahDSPpBZZV382LD1sg9M_2tGTeSmz8APDAWITA3jyx3Xte#〉を参考に著者作成)

2　中医薬方と日本漢方における構成生薬の違い

　薬対の生薬名が A-B である場合，なぜ，B-A でないのかという疑問がわく．A が主体であるという意味か，単に言いやすいためか，または昔からの単なる慣習かもしれない．本書では薬対の生薬名は五十音順にした．慣習と合わないかもしれないが，検索しやすく，事典として役立つと思われる．

　原著書における薬対の掲載順序に関しても疑問がわく．重要性の高い順になっているとも思われない．そこで，薬対自体も五十音順に並べ変えた．その結果，索引も A あるいは B からも，目的とする薬対を調べやすくなった．

　中医薬学における薬対論を翻訳するにあたり，生薬名に関して，日本と中国で難しい問題が一つある．それは簡体字と日本の漢字の違いは別として，漢字で表すと同名でありながら，基原植物が異なる生薬の場合である．同じ薬効が期待される場合は問題ないかもしれないが，そうでない場合は区別する必要がある．また，異名であっても，単に別名にすぎない場合は日本で通用している生薬名に統一した．主に『漢方医学大辞典』（雄渾社・人民衛生出版社，1983）を参考にした．

2-1　同名異植物

黄連（おうれん） *Ranunculaceae* キンポウゲ科

　【日本】*Coptis japonica* Makino〔セリバオウレン *C. japonica* Makino var. dissecta（Yatabe）Nakai，キクバオウレン *C. japonica* var. *japonica* を含む〕，*C. chinensis* Franch, *C. deltoidea* C. Y. Cheng et Hsiao, *C. delteeta* C. Wall.

　【中国】*Coptis chinensis* Franch., *C. deltoidea* C. Y. Cheng et Hsiao, *C. delteeta* C. Wall.

　日本では中国薬典の基原種に加え，国内に産するセリバオウレンとキクバオウレンを含めて黄連としている．

柴胡（さいこ） *Umbelliferae* セリ科

　【日本】*Bupleurum falcatum* Linne ミシマサイコ

　【中国】*Bupleurum chinense* DC. または *Bupleurm scorzonerifolium* Wild.

　日本では基原種のミシマサイコに *B. chinense*, *B. scorzonifolium* を含めて，

柴胡としている．

川芎[#] *Umbelliferae* セリ科

　【日本】*Cnidium officiale* Makino

　【中国】*Ligusticum chuanxiong* Hort.

近年，いずれも *Ligusticum* 属に含むとの考え方があり，遺伝子解析の結果，両種とも *Ligusticum* 属に属し，互いの差は品種差との報告がある．栄養繁殖で種芋を栽培し，収穫する点でも両種類は共通する．

当帰[#] *Umbelliferae* セリ科

　【日本】*Angelica acutiloba* Kitagawa または var. *sugiyamae* Hikino

　【中国】*Angelica sinensis*（Oliv.）Diels

　【韓国】*Angelica gigas* Nakai

日本，中国，韓国の各国の薬局方において基原種が異なる．日本のトウキは国内に産するミヤマトウキ *A. acutiloba* var. *iwatensis* Kitag. を基に交配し作出したとされる．

防已[#] *Menisper maceae* ツヅラフジ科

　【日本】*Sinomenium acutum* Reder et Wilson オオツヅラフジ

　【中国】*Stephania tetrandra* S. Moore シマハスノハカズラ

中国ではシマハスノハカズラの根が防已として利用され，粉防已ともいう．かつてウマノスズクサ科ウマノスズクサ属の **Aristolochia fangchi* Wu の根が広防已と称され，防已として用いられたが，アリストロキア酸群による腎障害や発がん性の報告以来，2005 年以降の中国薬典には収載されていない．

木通[#] *Lardizabalaceae* アケビ科

　【日本】Akebia quinata Decaisme アケビ，または Akebia trifokiata Koidzumi ミツバアケビ

　【中国】関木通，Aristolochia manshuriensis Kom. キダチウマノスズクサが使用されることがある．

木香 *Compositae* キク科

　【日本】Saussurea lappa Clarke（＝*Aucklandia lappa* Decaisne）

[#]：本文で使用している生薬名は日本と基原植物が異なることを意味する．

[*]：アリストロキア酸含有生薬（腎障害を起こす）：広防已，関木通，青木香，馬兜鈴，尋骨風，天仙藤，朱砂蓮は医師による処方のみ可．

【中国】*Aucklandia lappa* Clarke

Aucklandia lappa と *Saussura lappa* は異名の関係で同じ植物である．本種の根由来の生薬は広木香とも称される．日本ではインド木香とも称される．かつてウマノスズクサ科ウマノスズクサ属の *Aristolocia contorta* Bunge マルバウマノスズクサや *Aristolochia debilis* Siebold et Zucc. ウマノスズクサの根を青木香として用いたが，防已と同様，アリストロキア酸群による腎障害や発がん性の報告以来，2005年以降の中国薬典には収載されていない．またキク科の *Inula helenium* L. オオグルマの根を土木香，*Vladimiria souliei* Ling の根を川木香と称し，木香の代用にされることがある．

2-2 同名異修治生薬

日本漢方で使用されている生薬名または通用名（本文で使用）と，中医薬方での別名を下記に示す．

日本漢方	中医薬方
地黄（じおう）	（乾）地黄（じおう）
（熟）地黄（じおう）	熟地（じゅくじ）
（生）地黄（じおう）	（鮮）生地（しょうじ），（鮮）地黄（じおう）
（鮮）生姜（しょうきょう）	生姜（しょうきょう）
生姜（しょうきょう）	乾姜（かんきょう）

2-3 異名同生薬

日本漢方で使用されている生薬名または通用名（本文で使用）と，中医薬方での別名を p.290 に示す．

2-4 同名異方剤

日本漢方では構成生薬がほぼ統一されているが，中医薬方では同名方剤でも，原典によってまったく異なるものがある．

1. 中医薬方と日本漢方における薬対の比較

日本漢方	中医薬方	日本漢方	中医薬方
亜麻仁, 胡麻子	亜麻子	縮砂	砂仁
茵蔯蒿	茵蔯, 綿茵蔯と呼ばれ, 日本と同じ基原種の幼苗を用いる.	朱砂	辰砂
		真珠	珍珠
		西瓜皮	西瓜翠衣
茴香	小茴香	石菖蒲	菖蒲
山椒	花椒, 川椒, 蜀椒とは同属異種.	蝉蛻	蝉退
		草果	草果仁
栝楼仁	栝楼実, 栝楼, 瓜蔞仁	皂莢	皂角
栝楼根	天花粉	皂莢子	皂角刺
甘草(梢)	生草(梢)	丁子	丁香
桔梗, 桔梗根	桔梗	釣藤鉤, 釣藤鈎	釣藤＝鈎藤
桂皮	肉桂, 官桂. 肉桂は樹皮, 桂心は樹皮を除去したもの, 桂枝は細い枝を指す.	冬瓜子	冬瓜仁
		桃仁	桃核仁
		貝母	浙貝母
決明子	草決明	麦芽糖	飴糖
香豉, 豆豉	淡豆豉, 豆豉	銀杏	白果
香附子	香附	白檀	白檀香＝檀香
氷砂糖	氷糖	白豆蔲	白蔲仁
胡麻	黒芝麻, 黒脂麻	檳榔子	檳榔
胡麻子	亜麻子	茯苓	白茯苓
蚕砂	蚕沙	扁豆	白扁豆
山査子, 山楂子	山査, 山楂	茅根	白茅根
山梔子	山梔, 梔子	芒硝 ($Na_2SO_4 \cdot 10H_2O$)	朴硝 ($MgSO_4 \cdot 7H_2O$)
紫蘇(子)	蘇子	牡丹皮	丹皮
紫蘇(葉)	蘇葉	麻子仁	火麻仁
蒺藜子	蒺藜, 刺蒺藜＝白蒺藜	木香#	広木香
地鼈虫	䗪虫	良姜	高良姜
芍薬	白芍	蓮子	蓮肉

例えば，海蛤丸，瀉白散，清暑益気湯，当帰湯，附子理中湯などがそれにあたる．

2-5 異名同方剤

例えば，応鐘散と芎黄散，加味逍遙散と丹梔逍遙散などがあり，次項を参照されたい．

3　中医薬方と日本漢方を構成する薬対

> 無印：中医薬方のみ．
> ●：中医薬方と日本漢方（医療用と一般用）を兼ねるもの．
> ＊：別名．
> ＊＊：日本漢方では中医薬方とは異なる生薬の部位または修治．
> ＃：日本漢方では中医薬方とは異なる生薬基原．
> 『漢方処方名ローマ字表記法』（津谷ら，2005）に記載のあるものはローマ字を併記した．

阿膠黄芩湯　『通俗傷寒論』
阿膠―桑白皮（補血補陰，p.223）
黄芩―芍薬（清熱瀉火，p.58）
黄芩―桑白皮（清熱瀉火，p.59）
甘蔗（梢），（生）甘草，杏仁（䴥），車前草

安宮牛黄丸　『温病条弁』
鬱金
黄芩―黄連（清熱瀉火，p.57）
黄芩―山梔子（清熱瀉火，p.58）
黄連―朱砂（安神，p.260）

1. 中医薬方と日本漢方における薬対の比較

牛黄—朱砂（安神，p. 262）
牛黄—真珠（開竅，p. 267）
犀角，麝香，氷片，雄黄

●**安中散** 『和剤局方』anchusan
茴香，延胡索，甘草，桂皮，縮砂，良姜，牡蛎

●**安中散加茯苓** 『和剤局方』
茴香，延胡索，甘草，桂皮，縮砂，茯苓，良姜，牡蛎

葦茎湯 『備急千金要方』
葦茎
冬瓜子—薏苡仁（癰膿を消す，p. 204）
桃仁

一加減正気散 『温病条弁』
茵蔯蒿
藿香（梗）—陳皮（化湿燥湿，p. 98）
杏仁—厚朴（降気，p. 144）
神麹—陳皮（食積を消す，p. 195）
大腹皮，麦芽，茯苓（皮）

●**胃風湯** 『和剤局方』ifuto
粟（中医薬方では含まれていない），桂皮
芍薬—川芎 #（活血，p. 154）
芍薬—白朮（調理肝脾，p. 171）
川芎 #—当帰 #（活血，p. 157）
当帰 #—人参（補気補陽，p. 218）
白朮—茯苓（補気補陽，p. 222）

3 中医薬方と日本漢方を構成する薬対

● **胃苓湯** 『丹渓心法』ireito
甘草―生姜（臓腑を温める，p. 45）
甘草―大棗（補気補陽，p. 210）
甘草―白朮（補気補陽，p. 210）
桂皮
厚朴―蒼朮（化湿燥湿，p. 100）
生姜―白朮（臓腑を温める，p. 49）
蒼朮―白朮（補気補陽，p. 217）
大棗
沢瀉―白朮（利水除湿，p. 112）
沢瀉―茯苓（利水除湿，p. 112）
猪苓―茯苓（利水除湿，p. 113）
陳皮―白朮（調和腸胃，p. 175）
白朮―茯苓（補気補陽，p. 222）

● **茵蔯蒿湯** 『傷寒論』inchinkoto
茵蔯蒿―山梔子（利水除湿，p. 103）
茵蔯蒿―大黄（利水除湿，p. 104）
山梔子―大黄（寒下，p. 122）

● **茵蔯五苓散** 『金匱要略』inchingoreisan
茵蔯蒿，桂皮
沢瀉―白朮（利水除湿，p. 112）
沢瀉―茯苓（利水除湿，p. 112）
猪苓―茯苓（利水除湿，p. 113）

● **茵蔯四逆湯** 『景岳全書』
茵蔯蒿―（炮）附子（利水除湿，p. 104）
（炙）甘草―（炮）生姜（臓腑を温める，p. 45）
（炮）生姜―（炮）附子（臓腑を温める，p. 49）

1. 中医薬方と日本漢方における薬対の比較

茵蔯朮附湯 『医学心悟』

茵蔯蒿―附子（利水除湿，p.104）
(炙)甘草―生姜（臓腑を温める，p.45）
桂皮―附子（臓腑を温める，p.46）
生姜―附子（臓腑を温める，p.49）
白朮―附子（臓腑を温める，p.52）

茵蔯附子乾姜湯 『衛生宝鑑』

茵蔯蒿―(炮)附子（利水除湿，p.104）
枳実，(煨)草豆蔲，(鮮)生姜
(炮)生姜―附子（臓腑を温める，p.49）
沢瀉―白朮（利水除湿，p.112）
沢瀉―茯苓（利水除湿，p.112）
陳皮―白朮（調和腸胃，p.175）
半夏―茯苓（化湿燥湿，p.102）

●烏薬順気散 『和剤局方』

烏薬
(炒)甘草―(炮)生姜（臓腑を温める，p.45）
(炒)甘草―大棗（補気補陽，p.210）
桔梗―枳殻（理気，p.135）
(炮)生姜―麻黄（止咳平喘類，p.191）
川芎#，陳皮
(炒)白僵蚕―白芷（袪風散寒，p.35）

烏苓通気散

烏薬―香附子（理気，p.134）
烏薬―当帰#（調理気血，p.176）
延胡索―香附子（調理気血，p.177）
甘草―生姜（臓器を温める，p.45）
橘皮，山査子

芍薬—当帰# （補血補陰, p.234)
芍薬—白朮 （調理肝脾, p.171)
沢瀉—白朮 （利水除湿, p.112)
沢瀉—茯苓 （利水除湿, p.112)
白朮—茯苓 （補気補陽, p.222)
檳榔子—木香# （行気, p.143)

●温経湯 『金匱要略』unkeito
甘草—芍薬 （調理肝脾, p.170)
桂皮
呉茱萸—当帰# （経絡を温める, p.54)
生姜—人参 （補気補陽, p.216)
芍薬—川芎# （活血, p.154)
川芎#—当帰# （活血, p.157)
麦門冬, 半夏, 牡丹皮

●温清飲（解毒四物湯*,**）『婦科玉尺』unseiin
黄芩—黄連 （清熱瀉火, p.57)
黄柏—黄連 （清熱瀉火, p.60)
山梔子, 地黄, 芍薬
芍薬—川芎# （活血, p.154)
川芎#—当帰# （活血, p.157)

●温胆湯 『備急千金要方』untanto
甘草—生姜 （臓腑を温める, p.45)
枳実—竹茹 （降気, p.143)
陳皮
半夏—茯苓 （化湿燥湿, p.102)

●温脾湯 『備急千金要方』
甘草—生姜 （臓腑を温める, p.45)

1. 中医薬方と日本漢方における薬対の比較

甘草―大黄（清熱解毒，p.86）
大黄―附子（温下，p.127）
人参―附子（補気補陽，p.220）

益胃湯 『温病条弁』
(炒) 玉竹，(生) 地黄
沙参―麦門冬（補血補陰，p.235）
氷糖

益元散 『宣明論方』
滑石―甘草（利水除湿，p.106）
朱砂

越鞠丸 『丹渓心法』
香附子―神麹（理気，p.136）
香附子―川芎 #（調理気血，p.179）
(炒) 山梔子，蒼朮

●越婢加朮湯 『金匱要略』
甘草―生姜（臓腑を温める，p.45）
甘草―石膏（清熱瀉火，p.68）
甘草―大棗（補気補陽，p.210）
甘草―白朮（補気補陽，p.210）
生姜―麻黄（止咳平喘類，p.191）
白朮―麻黄（袪風勝湿，p.121）

●越婢加朮附湯
甘草―生姜（臓腑を温める，p.45）
甘草―石膏（清熱瀉火，p.68）
甘草―大棗（補気補陽，p.210）
甘草―白朮（補気補陽，p.210）

生姜―附子（臓腑を温める，p.49）
白朮―麻黄（袪風勝湿，p.121）
附子―麻黄（袪風散寒，p.36）

●延年半夏湯　en'nenhangeto
桔梗
枳実―柴胡（調理肝脾，p.170）
呉茱萸
生姜―人参（補気補陽，p.216）
半夏，檳榔子，（土）鼈甲

●黄耆桂枝五物湯　『金匱要略』
黄耆
桂枝―(鮮)生姜（袪風散寒，p.27）
芍薬―(鮮)生姜（経絡を温める，p.56）
(鮮)生姜―大棗（調理気血，p.180）

●黄耆建中湯　『金匱要略』ogikenchuto
黄耆
甘草―芍薬（調理肝脾，p.170）
甘草―生姜（臓腑を温める，p.45）
甘草―大棗（補気補陽，p.210）
桂皮

●黄耆六一湯　『和剤局方』
黄耆―(炙)甘草（補気補陽，p.205）

●黄芩滑石湯　『温病条弁』
黄芩，滑石，大腹皮
猪苓―茯苓（皮）（利水除湿，p.113）
通草，白豆蔲（仁）

1. 中医薬方と日本漢方における薬対の比較

●黄芩湯　『傷寒論』ogonto
黄芩―芍薬（清熱瀉火, p.58）
（炙）甘草―芍薬（調理肝脾, p.170）
（炙）甘草―大棗（補気補陽, p.210）

黄芩湯加豆鼓玄参方　『温熱逢源』
黄芩―芍薬（清熱瀉火, p.58）
（炙）甘草―芍薬（調理肝脾, p.170）
（炙）甘草―大棗（補気補陽, p.210）
玄参, 香鼓

●応鐘散（芎黄散*,**）『楊氏家蔵方』oshosan
川芎#, 大黄

黄土湯　『金匱要略』
阿膠
黄芩―白朮（調理気血, p.177）
甘草,（生）地黄, 伏竜肝,（炮）附子

●黄連阿膠湯　『傷寒論』oren'akyoto
阿膠―黄連（清退虚熱, p.89）
黄芩―黄連（清熱瀉火, p.57）
黄芩―芍薬（清熱瀉火, p.58）
鶏子黄

黄連温胆湯　『六因条弁』
黄芩―黄連（清熱瀉火, p.57）
黄芩―知母（清熱瀉火, p.59）
黄連―竹茹（清熱瀉火, p.65）
甘草,（生）地黄

3 中医薬方と日本漢方を構成する薬対

黄連橘皮竹茹湯
黄連—竹茹（清熱瀉火，p.65）
黄連—人参（清熱瀉火，p.66）
甘草，橘皮
（鮮）生姜—大棗（調理気血，p.180）

●黄連解毒湯 『外台秘要』orengedokuto
黄芩—黄連（清熱瀉火，p.57）
黄芩—山梔子（清熱瀉火，p.58）
黄柏—黄連（清熱瀉火，p.60）
黄柏—山梔子（清熱瀉火，p.61）

黄連香薷飲 『傷寒類証活人書』
黄連—（炙）厚朴（化湿燥湿，p.97）
香薷，白扁豆

●黄連湯 『傷寒論』orento
黄連—生姜（調和腸胃，p.172）
黄連—人参（清熱瀉火，p.66）
黄連—半夏（調和腸胃，p.173）
甘草—生姜（臓腑を温める，p.45）
甘草—大棗（補気補陽，p.210）
桂皮
生姜—人参（補気補陽，p.216）

●乙字湯 otsujito
黄芩—柴胡（和解少陽，p.166）
甘草—大黄（清熱解毒，p.86）
柴胡—升麻（補気補陽，p.213）
当帰#

1. 中医薬方と日本漢方における薬対の比較

●乙字湯去大黄
黄芩―柴胡（和解少陽, p.166）
甘草
柴胡―升麻（補気補陽, p.213）
当帰 #

●解急蜀椒湯
甘草―生姜（臓腑を温める, p.45）
甘草―大棗（補気補陽, p.210）
粳米, 人参, 半夏
山椒―附子（臓腑を温める, p.48）

●槐芩丸
黄芩―槐花（止血, p.161）

●海蛤丸
海蛤殻―栝楼仁（止咳平喘類, p.182）

●回生散
藿香―陳皮（化湿燥湿, p.98）

●海藻玉壺湯 『外科正宗』
海草―昆布（堅痞を散らす, p.197）
海帯, 甘草
青皮―陳皮（行気, p.142）
川芎 #―当帰 #（活血, p.157）
独活
貝母―連翹（堅痞を散らす, p.200）
半夏

● 解労散
甘草—芍薬（調理肝脾, p.170）
甘草—生姜（臓腑を温める, p.45）
甘草—大棗（補気補陽, p.210）
枳実—柴胡（調理肝脾, p.170）
枳実—芍薬（調理気血, p.177）
茯苓, （土）鼈甲

加減復脈湯　『温病条弁』
阿膠, （炙）甘草, （生）地黄, （生）芍薬, 麦門冬, 麻子仁

加減涼膈散　『龔廷賢』
黄芩—黄連（清熱瀉火, p.57）
甘草—桔梗（癰膿を消す, p.202）
桔梗—枳殻（理気, p.135）
山梔子—連翹（清熱涼血, p.81）
地黄
芍薬—当帰#（補血補陰, p.234）
薄荷

● 化食養脾湯　kashokuyohito
甘草—生姜（臓腑を温める, p.45）
甘草—大棗（補気補陽, p.210）
甘草—白朮（補気補陽, p.210）
山査子—神麹（食積を消す, p.194）
神麹—半夏（食積を消す, p.196）
縮砂—陳皮（理気, p.138）
人参, 麦芽
半夏—茯苓（化湿燥湿, p.102）

1. 中医薬方と日本漢方における薬対の比較

何人飲 『景岳全書』

何首烏―人参（和解少陽, p. 167）
（煨）生姜, 陳皮
当帰#―人参（補気補陽, p. 218）

●**藿香正気散** 『和剤局方』kakkoshokisan

藿香―陳皮（化湿燥湿, p. 98）
藿香―半夏（化湿燥湿, p. 99）
甘草―桔梗（癰膿を消す, p. 202）
甘草―生姜（臓腑を温める, p. 45）
甘草―大棗（補気補陽, p. 210）
甘草―白朮（補気補陽, p. 210）
厚朴
大腹皮―白朮（利水除湿, p. 111）
陳皮―白朮（調和腸胃, p. 175）
白芷
白朮―茯苓（補気補陽, p. 222）

藿香半夏湯

藿香―半夏（化湿燥湿, p. 99）

●**葛根黄連黄芩湯** 『傷寒論』kakkon'oren'ogonto

黄芩―黄連（清熱瀉火, p. 57）
葛根,（炙）甘草,〔紫蘇（葉）〕

●**葛根紅花湯** kakkonkokato

黄連, 葛根, 甘草, 紅花, 山梔子, 地黄, 芍薬, 大黄

●**葛根湯** 『傷寒論』kakkonto

葛根―麻黄（祛風散寒, p. 25）
甘草―芍薬（調理肝脾, p. 170）

3 中医薬方と日本漢方を構成する薬対

甘草―生姜（臓腑を温める，p. 45）
甘草―大棗（補気補陽，p. 210）
桂皮
生姜―麻黄（止咳平喘類，p. 191）

●葛根湯加川芎辛夷　kakkontokasenkyushin'i
葛根―麻黄（祛風散寒，p. 25）
甘草―芍薬（調理肝脾，p. 170）
甘草―生姜（臓腑を温める，p. 45）
甘草―大棗（補気補陽，p. 210）
桂皮
生姜―麻黄（止咳平喘類，p. 191）
辛夷

藿朴夏苓湯　『医源』
藿香―半夏（化湿燥湿，p. 99）
杏仁―厚朴（降気，p. 144）
香豉
厚朴―半夏（化湿燥湿，p. 101）
沢瀉―(赤)茯苓（利水除湿，p. 112）
猪苓―(赤)茯苓（利水除湿，p. 113）
半夏―(赤)茯苓（化湿燥湿，p. 102）
白豆蔲，(生)薏苡仁

化斑湯　『温病条弁』
(生)甘草，玄参
(白)粳米―(生)石膏（清熱瀉火，p. 70）
犀角―(生)石膏（清熱涼血，p. 79）
(生)石膏―知母（清熱瀉火，p. 74）

303

1. 中医薬方と日本漢方における薬対の比較

●加味温胆湯　『医宗金鑑』kamiuntanto

遠志
甘草―大棗（補気補陽，p.210）
枳実―竹茹（降気，p.143）
玄参，酸棗仁，地黄
生姜―人参（補気補陽，p.216）
陳皮
半夏―茯苓（化湿燥湿，p.102）

●加味帰脾湯　『医宗金鑑』kamikihito

黄耆―当帰#（補血補陰，p.225）
黄耆―人参（補気補陽，p.206）
遠志
甘草―大棗（補気補陽，p.210）
柴胡
山梔子―酸棗仁（安神，p.262）
酸棗仁―竜眼肉（安神，p.263）
生姜―人参（補気補陽，p.216）
白朮―茯苓（補気補陽，p.222）
木香#

●加味解毒湯　『証治準縄』kamigedokuto

茵蔯蒿
（炒）黄耆―（炙）甘草（補気補陽，p.205）
（炒）黄耆―升麻（補気補陽，p.205）
（炒）黄耆―（酒）当帰#（補血補陰，p.225）
（炒）黄芩―（炒）黄連（清熱瀉火，p.57）
（炒）黄柏―（炒）黄連（清熱瀉火，p.60）
黄連―升麻（清熱解毒，p.84）
黄連―竜胆（清熱瀉火，p.68）
滑石―（炮）山梔子（仁）（利水除湿，p.106）

304

柴胡—升麻（補気補陽，p.213）
灯芯草—木通#（利水除湿，p.113）
連翹

● **加味四物湯**『医学正伝』
黄耆—人参（補気補陽，p.206）
黄柏—黄連（清熱瀉火，p.60）
黄柏—蒼朮（化湿燥湿，p.96）
黄柏—知母（清退虚熱，p.90）
黄連—知母（清熱瀉火，p.66）
牛膝—杜仲（気血陰陽兼補，p.237）
五味子，（熟）地黄，芍薬
川芎#—当帰#（活血，p.157）
黄連—人参（清熱瀉火，p.66）
麦門冬

● **加味逍遙散**（丹梔逍遙散*,**）『婦人良方』 kamisyoyosan
甘草—白朮（補気補陽，p.210）
柴胡—芍薬（調理気血，p.180）
山梔子—牡丹皮（清熱涼血，p.80）
山梔子—生姜（調和腸胃，p.174）
芍薬—当帰#（補血補陰，p.234）
薄荷
白朮—茯苓（補気補陽，p.222）

● **加味逍遙散加川芎地黄**（加味逍遙散合四物湯*） kamishoyosangoshimotsuto
甘草—白朮（補気補陽，p.210）
柴胡—芍薬（調理気血，p.180）
山梔子—牡丹皮（清熱涼血，p.80）
山梔子—生姜（調和腸胃，p.174）
地黄

1．中医薬方と日本漢方における薬対の比較

芍薬―当帰[#]（補血補陰，p.234）
芍薬―川芎[#]（活血，p.154）
川芎[#]―当帰[#]（活血，p.157）
薄荷
白朮―茯苓（補気補陽，p.222）

●**加味平胃散**　『寿世保元』kamiheiisan
甘草―大棗（補気補陽，p.210）
厚朴―蒼朮（化湿燥湿，p.100）
山査子―神麹（食積を消す，p.194）
生姜
神麹―蒼朮（食積を消す，p.195）
神麹―陳皮（食積を消す，p.195）
麦芽

栝楼薤白湯
薤白―栝楼仁（理気，p.135）

栝楼薤白白酒湯　『金匱要略』
薤白―栝楼仁（理気，p.135）
白酒

栝楼薤白半夏湯　『金匱要略』
薤白―栝楼仁（理気，p.135）
白酒，半夏

括楼散　『太平聖恵方』
栝楼仁―乳香（癰膿を消す，p.201）
（炙）甘草，款冬花，柴胡，（鮮）生姜，貝母，芦根

3 中医薬方と日本漢方を構成する薬対

括楼牡蛎散　『金匱要略』
栝楼根—（煅）牡蛎（堅痞を散らす，p.197）

乾姜黄連黄芩人参湯　『傷寒論』
黄芩—黄連（清熱瀉火，p.57）
黄連—生姜（調和腸胃，p.172）
黄連—人参（清熱瀉火，p.66）
生姜—人参（補気補陽，p.216）

●**乾姜人参半夏丸**　『金匱要略』kankyoninjinhangegan
生姜—人参（補気補陽，p.216）
半夏

乾姜附子湯　『傷寒論』
生姜—（生）附子（臓腑を温める，p.49）

甘遂半夏湯　『金匱要略』
甘遂—（炙）甘草（逐水，p.130）
芍薬，半夏

●**甘草乾姜湯**　『傷寒論』
（炙）甘草—生姜（臓腑を温める，p.45）

●**甘草瀉心湯**　『傷寒論』kanzoshashinto
黄芩—黄連（清熱瀉火，p.57）
黄芩—半夏（化湿燥湿，p.95）
黄連—生姜（調和腸胃，p.172）
黄連—半夏（調和腸胃，p.173）
甘草—生姜（臓腑を温める，p.45）
甘草—大棗（補気補陽，p.210）
生姜—人参（補気補陽，p.216）

1. 中医薬方と日本漢方における薬対の比較

●甘草湯　『傷寒論』kanzoto
甘草

甘草附子湯　『傷寒論』
（炙）甘草—桂枝（補気補陽, p.209）
（炙）甘草—白朮（補気補陽, p.210）
白朮—（炮）附子（臓腑を温める, p.52）

●甘麦大棗湯（甘草小麦大棗湯*,**）『金匱要略』kambakutaisoto
甘草—大棗（補気補陽, p.210）
小麦

●甘露飲　『和剤局方』
茵蔯蒿
黄芩—天門冬（清熱瀉火, p.59）
甘草, 枳実, 地黄
天門冬—麦門冬（補血補陰, p.236）
枇杷葉

甘露消毒丹　『温熱経緯』
茵蔯蒿, 黄芩, 藿香, 滑石, 石菖蒲
（川）貝母—連翹（堅痞を散らす, p.200）
薄荷, 白豆蔻, 木通#, 射干

●帰耆建中湯　kigikenchuto
黄耆—甘草（補気補陽, p.205）
甘草—芍薬（調理肝脾, p.170）
甘草—生姜（臓腑を温める, p.45）
甘草—大棗（補気補陽, p.210）
桂皮, 膠飴
芍薬—当帰#（補血補陰, p.234）

●桔梗石膏
桔梗，石膏

●桔梗湯 『傷寒論』kikyoto
甘草―桔梗（癰膿を消す，p. 202）

枳実薤白桂枝湯 『金匱要略』
薤白―栝楼仁（理気，p. 135）
枳実―厚朴（行気，p. 141）
桂枝

枳実芍薬散 『金匱要略』
枳実―芍薬（調理気血，p. 177）

枳実導滞湯 『通俗傷寒論』
黄連―厚朴（化湿燥湿，p. 97）
黄連―(生)大黄（清熱瀉火，p. 64）
(生)甘草―(生)大黄（清熱解毒，p. 86）
枳実―(生)大黄（寒下，p. 122）
山梔子(肉)―(生)大黄（寒下，p. 122）
山梔子(肉)―連翹（清熱涼血，p. 81）
紫草，神麹，檳榔子，木通#

●枳縮二陳湯
茴香
延胡索―香附子（調理気血，p. 177）
甘草―生姜（臓腑を温める，p. 45）
枳実―厚朴（行気，p. 141）
縮砂―陳皮（理気，p. 138）
草豆蔲
半夏―茯苓（化湿燥湿，p. 102）

1. 中医薬方と日本漢方における薬対の比較

香附子—木香[#]（行気，p.141）

枳朮丸　『内外傷弁惑論』
枳実—白朮（堅痞を散らす，p.199）

枳朮湯　『金匱要略』
枳実—白朮（堅痞を散らす，p.199）

稀涎散　『丹渓心法』
皂莢—白礬（湧吐，p.271）

橘核丸　『済生方』
(炒)延胡索—(炒)川楝子（行気，p.139）
海藻，海帯，(炒)橘核
枳実—厚朴（行気，p.141）
昆布，桂心，桃仁，木通[#]

●**帰脾湯**　『婦人良方』kihito
黄耆—当帰[#]（補血補陰，p.225）
黄耆—茯苓（補気補陽，p.207）
遠志
甘草—生姜（臓腑を温める，p.45）
甘草—大棗（補気補陽，p.210）
甘草—白朮（補気補陽，p.210）
酸棗仁—竜眼肉（安神，p.263）
大棗
当帰[#]—人参（補気補陽，p.218）
人参—木香[#]（補気補陽，p.220）

3 中医薬方と日本漢方を構成する薬対

● 芎帰膠艾湯(膠艾湯*,**, 膠艾四物湯*,**)『金匱要略』kyukikyogaito
阿膠―艾葉(止血, p.160)
甘草―芍薬(調理肝脾, p.170)
地黄
芍薬―当帰#(補血補陰, p.234)
川芎#―当帰#(活血, p.157)

● 芎帰調血飲 kyukichoketsuin
烏薬―香附子(理気, p.134)
烏薬―当帰#(調理気血, p.176)
甘草―生姜(臓腑を温める, p.45)
甘草―大棗(補気補陽, p.210)
甘草―白朮(補気補陽, p.210)
地黄
川芎#―当帰#(活血, p.157)
陳皮―白朮(調和腸胃, p.175)
白朮―茯苓(補気補陽, p.222)
牡丹皮, 益母草

● 芎帰調血飲第一加減 kyukichoketuindaiichikagen
烏薬―香附子(理気, p.134)
延胡索―香附子(調理気血, p.177)
甘草―生姜(臓腑を温める, p.45)
甘草―大棗(補気補陽, p.210)
甘草―白朮(補気補陽, p.210)
枳実―芍薬(調理気血, p.177)
桂皮
紅花―桃仁(活血, p.151)
香附子―木香#(行気, p.141)
牛膝, 地黄
芍薬―当帰#(補血補陰, p.234)

311

1. 中医薬方と日本漢方における薬対の比較

川芎#—当帰# (活血, p. 157)
陳皮—白朮 (調和腸胃, p. 175)
当帰#—桃仁 (活血, p. 158)
白朮—茯苓 (補気補陽, p. 222)
牡丹皮, 益母草

牛榔方

牽牛子—檳榔子 (駆虫, p. 269)

翹荷湯 『温病条弁』

甘草—桔梗 (癰膿を消す, p. 202)
甘草—緑豆 (皮) (清熱解毒, p. 87)
山梔子 (皮), 薄荷, 連翹

● 響声破笛丸 (大黄去) 〔原著書には掲載なし, 訳者追加〕『万病回春』 kyosei-hatekigan

阿仙薬, 訶子
甘草—桔梗 (癰膿を消す, p. 202)
縮砂, 川芎, 薄荷, 連翹

● 杏蘇散 『温病条弁』 kyososan

甘草—(苦)桔梗 (癰膿を消す, p. 202)
甘草—大棗 (補気補陽, p. 210)
(苦)桔梗—枳殻 (理気, p. 135)
杏仁
紫蘇(葉)—(鮮)生姜 (祛風散寒, p. 32)
(鮮)生姜—陳皮 (降気, p. 145)
(鮮)生姜—大棗 (調理気血, p. 180)
(鮮)生姜—半夏 (降気, p. 146)
前胡
半夏—茯苓 (化湿燥湿, p. 102)

3 中医薬方と日本漢方を構成する薬対

杏仁滑石湯 『温病条弁』
鬱金
黄芩—黄連（清熱瀉火, p.57）
滑石
杏仁—厚朴（降気, p.144）
橘紅
厚朴—半夏（化湿燥湿, p.101）
陳皮, 通草

玉女煎 『景岳全書』
牛膝,（生）地黄
（生）石膏—知母（清熱瀉火, p.74）
麦門冬

玉女煎去牛膝熟地加細生地玄参方（加減玉女煎*）『温病条弁』
玄参—（生）地黄（清熱涼血, p.78）
（生）石膏—知母（清熱瀉火, p.74）
麦門冬

玉真散 『外科正宗』
羌活—防風（袪風散寒, p.25）
天南星—防風（熄風, p.259）
天麻
白芷—防風（袪風散寒, p.35）
（白）附子

玉枢丹 『温熱経緯』,（紫金錠*）『婦人良方』
五倍子, 山慈姑, 麝香, 続随子（去油）,（焙）（紅芽）大戟

1. 中医薬方と日本漢方における薬対の比較

玉屏風散 『丹渓心法』
黄耆―白朮（補気補陽, p.207）
（鮮）生姜
白朮―防風（調理肝脾, p.172）

玉鑰匙 『三因極一病証方論』
硝石, 硼砂, 竜脳, 白僵蚕

挙元煎 『景岳全書』
（炙）黄耆―（炙）甘草（補気補陽, p.205）
（炙）黄耆―（炒）升麻（補気補陽, p.205）
（炙）黄耆―人参（補気補陽, p.206）
（炙）黄耆―（炒）白朮（補気補陽, p.207）

亀鹿二仙膠 『蘭台軌範』
（敗）亀板（膠）―鹿角（膠）（気血陰陽兼補, p.239）
枸杞子

銀花解毒湯
金銀花―連翹（清熱解毒, p.87）

銀翹散 『温病条弁』
甘草―桔梗（癰膿を消す, p.202）
甘草―金銀花（清熱解毒, p.85）
甘草―牛蒡子（疏風清熱, p.38）
金銀花―連翹（清熱解毒, p.87）
荊芥, 玄参, 香鼓
牛蒡子―連翹（清熱解毒, p.88）
竹葉, 薄荷

銀翹散去牛蒡子玄参芥穂加杏仁石膏黄芩方　『温病条弁』

黄芩，杏仁
甘草―桔梗　（癰膿を消す，p. 202）
甘草―金銀花　（清熱解毒，p. 85）
甘草―石膏　（清熱瀉火，p. 68）
金銀花―連翹　（清熱解毒，p. 87）
石膏―竹葉　（清熱瀉火，p. 74）
香鼓，薄荷

銀翹散去豆豉加細生地牡丹皮大青葉玄参方　『温病条弁』

甘草―桔梗　（癰膿を消す，p. 202）
甘草―金銀花　（清熱解毒，p. 85）
金銀花―連翹　（清熱解毒，p. 87）
荊芥，玄参，（生）地黄，大青葉，牡丹皮，竹葉，薄荷

金銀花酒方

甘草―金銀花　（清熱解毒，p. 85）

銀甲散

銀柴胡―鼈甲　（清退虚熱，p. 91）

苦参湯　『外科正宗』 kujinto

苦参，石菖蒲

●駆風解毒散　kufugedokusan

甘草―桔梗　（癰膿を消す，p. 202）
羌活―防風　（祛風散寒，p. 25）
荊芥―防風　（祛風散寒，p. 26）
牛蒡子―連翹　（清熱解毒，p. 88）
石膏

1. 中医薬方と日本漢方における薬対の比較

●桂枝加厚朴杏仁湯　『傷寒論』keishikakobokukyoninto
（炙）甘草—桂枝（補気補陽, p.209）
（炙）甘草—芍薬（調理肝脾, p.170）
（炙）甘草—大棗（補気補陽, p.210）
杏仁—（炙）厚朴（降気, p.144）
桂枝—（鮮）生姜（祛風散寒, p.27）
芍薬—（鮮）生姜（経絡を温める, p.56）
（鮮）生姜—大棗（調理気血, p.180）

●桂枝加芍薬生姜人参湯（桂枝新加湯*,**）『傷寒論』keishikashakuyaku-shokyoninjinto
（炙）甘草—桂枝（補気補陽, p.209）
（炙）甘草—芍薬（調理肝脾, p.170）
（炙）甘草—大棗（補気補陽, p.210）
桂枝—芍薬（調理気血, p.178）
桂枝—（鮮）生姜（祛風散寒, p.27）
桂枝—人参（補気補陽, p.211）
芍薬—（鮮）生姜（経絡を温める, p.56）
（鮮）生姜—大棗（調理気血, p.180）

●桂枝加芍薬大黄湯（桂枝加大黄湯*,**）『傷寒論』keishikashakuyakudaioto
甘草—芍薬（調理肝脾, p.170）
甘草—生姜（臓腑を温める, p.45）
甘草—大黄（清熱解毒, p.86）
甘草—大棗（補気補陽, p.210）
桂皮

●桂枝加芍薬湯　『傷寒論』keishikashakuyakuto
甘草—芍薬（調理肝脾, p.170）
甘草—生姜（臓腑を温める, p.45）
甘草—大棗（補気補陽, p.210）

318

桂皮

● 桂枝加朮附湯　keishikajutsubuto
甘草—芍薬（調理肝脾，p.170）
甘草—生姜（臓腑を温める，p.45）
甘草—大棗（補気補陽，p.210）
桂皮—附子（臓腑を温める，p.46）
蒼朮

● 桂枝加竜骨牡蛎湯　『金匱要略』keishikaryukotsuboreito
甘草—芍薬（調理肝脾，p.170）
甘草—生姜（臓腑を温める，p.45）
甘草—大棗（補気補陽，p.210）
桂皮
牡蛎—竜骨（固精止帯，p.249）

● 桂枝加苓朮附湯　keishikaryojutsubuto
甘草—芍薬（調理肝脾，p.170）
甘草—生姜（臓腑を温める，p.45）
甘草—大棗（補気補陽，p.210）
桂皮—附子（臓腑を温める，p.46）
蒼朮，茯苓

桂枝甘草湯　『傷寒論』
（炙）甘草—桂枝（補気補陽，p.209）

● 桂枝芍薬知母湯　（桂芍知母湯）『金匱要略』
甘草—芍薬（調理肝脾，p.170）
甘草—生姜（臓腑を温める，p.45）
甘草—白朮（補気補陽，p.210）
桂皮—附子（臓腑を温める，p.46）

1．中医薬方と日本漢方における薬対の比較

芍薬—白朮（調理肝脾，p.171）
生姜—麻黄（止咳平喘類，p.191）
知母
白朮—防風（調理肝脾，p.172）
白朮—麻黄（祛風勝湿，p.121）
白朮—附子（臓腑を温める，p.52）

● 桂枝湯 『傷寒論』keishito
甘草—芍薬（調理肝脾，p.170）
甘草—生姜（臓腑を温める，p.45）
甘草—大棗（補気補陽，p.210）
桂皮

● 桂枝二越婢一湯 『傷寒論』
（炙）甘草—桂枝（補気補陽，p.209）
（炙）甘草—芍薬（調理肝脾，p.170）
（炙）甘草—大棗（補気補陽，p.210）
桂枝—（鮮）生姜（祛風散寒，p.27）
桂枝—麻黄（祛風散寒，p.29）
芍薬—（鮮）生姜（経絡を温める，p.56）
石膏—麻黄（清熱瀉火，p.76）

● 桂枝二越婢一湯加朮附
（炙）甘草—桂枝（補気補陽，p.209）
（炙）甘草—芍薬（調理肝脾，p.170）
（炙）甘草—大棗（補気補陽，p.210）
（炙）甘草—白朮（補気補陽，p.210）
桂枝—（鮮）生姜（祛風散寒，p.27）
桂枝—白朮（祛風勝湿，p.117）
桂枝—麻黄（祛風散寒，p.29）
芍薬—（鮮）生姜（経絡を温める，p.56）

(鮮)生姜―大棗（調理気血, p.180）
石膏―麻黄（清熱瀉火, p.76）
白朮―(炮)附子（臓腑を温める, p.52）
白朮―麻黄（祛風勝湿, p.121）

● 桂枝人参湯　『傷寒論』keishininjinto
甘草―生姜（臓腑を温める, p.45）
甘草―白朮（補気補陽, p.210）
桂皮
生姜―人参（補気補陽, p.216）

● 桂枝茯苓丸　『金匱要略』keishibukuryogan
桂皮, 芍薬, 桃仁, 茯苓, 牡丹皮

● 桂枝茯苓丸料加薏苡仁　keishibukuryoganryokayokuinin
桂皮, 芍薬, 桃仁, 茯苓, 牡丹皮, 薏苡仁

● 啓脾湯　『医学入門』keihito
甘草―白朮（補気補陽, p.210）
山査子
山薬―茯苓（補気補陽, p.214）
沢瀉―白朮（利水除湿, p.112）
沢瀉―茯苓（利水除湿, p.112）
陳皮―白朮（調和腸胃, p.175）
人参, 蓮子

● 荊防敗毒散（荊芥敗毒散*,**）『外科理例』keibohaidokusan
甘草―桔梗（癰膿を消す, p.202）
甘草―金銀花（清熱解毒, p.85）
桔梗―枳殻（理気, p.135）
羌活―独活（祛風勝湿, p.117）

321

1. 中医薬方と日本漢方における薬対の比較

羌活—防風（祛風散寒，p.25）
金銀花—連翹（清熱解毒，p.87）
荊芥—防風（祛風散寒，p.26）
柴胡—前胡（止咳平喘類，p.188）
川芎#，薄荷（葉），茯苓

●桂麻各半湯（桂枝麻黄各半湯）『傷寒論』keimakakuhanto
甘草—芍薬（調理肝脾，p.170）
甘草—生姜（臓腑を温める，p.45）
甘草—大棗（補気補陽，p.210）
杏仁—麻黄（止咳平喘類，p.186）
桂皮
生姜—麻黄（止咳平喘類，p.191）

●鶏鳴散加茯苓　『類編朱氏集験医方』keimeisankabukuryo
桔梗，橘皮
呉茱萸—木瓜（化湿燥湿，p.101）
紫蘇（葉）—（鮮）生姜（祛風散寒，p.32）
檳榔子，茯苓

外台四物湯加味
甘草—桔梗（癰膿を消す，p.202）
杏仁—貝母（止咳平喘類，p.185）
紫苑，人参，麦門冬

●堅中湯　kenchuto
甘草—大棗（補気補陽，p.210）
甘草—芍薬（調理肝脾，p.170）
甘草—生姜（臓腑を温める，p.45）
桂皮
半夏—茯苓（化湿燥湿，p.102）

健脾化痰丸
けいないきん びゃくじゅつ
鶏内金—白朮（食積を消す, p.194）

蠲痺湯 『医学心悟』
かいふうとう
海風藤
（炙）甘草—桂枝（桂心*）（補気補陽, p.209）
きょうかつ
羌活
桂枝（桂心*）—川芎#（祛風散寒, p.28）
川芎#—当帰#（活血, p.157）
じんぎょう そうし どっかつ にゅうこう もっこう
秦艽, 桑枝, 独活, 乳香, 木香#

更衣丸 『先醒斎医学広筆記』
しゅさ ろかい
朱砂—芦薈（寒下, p.123）

交加散 『蘭室秘蔵』
けいがい とうき
荊芥（穂）—当帰#（止血, p.163）

行軍散 『霍乱論』
かしょう きんぱく
火硝, 金箔
ごおう しんじゅ
牛黄—真珠（開竅, p.267）
じゃこう りゅうのう ひょうへん ほうしゃ ゆうおう
麝香, 竜脳, 氷片, 硼砂, 雄黄

香桂散 『張氏医通』
けいひ じゃこう
桂皮—麝香（活血, p.151）

蒿芩清胆湯 『通俗傷寒論』
おうごん せいこう
黄芩—青蒿（和解少陽, p.167）
おうごん はんげ
黄芩—半夏（化湿燥湿, p.95）
きこく ちくじょ ちんぴ
枳殻, 竹茹, 陳皮
はんげ ぶくりょう
半夏—（赤）茯苓（化湿燥湿, p.102）

1. 中医薬方と日本漢方における薬対の比較

● 甲字湯　kojito
　甘草―芍薬（調理肝脾, p. 170）
　甘草―生姜（臓腑を温める, p. 45）
　桂皮, 桃仁, 茯苓, 牡丹皮

● 香砂養胃湯　『万病回春』koshayoito
　甘草―生姜（臓腑を温める, p. 45）
　甘草―大棗（補気補陽, p. 210）
　甘草―白朮（補気補陽, p. 210）
　香附子―木香（行気, p. 141）
　厚朴―生姜（化湿燥湿, p. 100）
　厚朴―蒼朮（化湿燥湿, p. 100）
　縮砂―陳皮（理気, p. 138）
　縮砂―白豆蔲（化湿燥湿, p. 102）
　生姜―人参（補気補陽, p. 216）
　人参―木香（補気補陽, p. 220）
　白朮―茯苓（補気補陽, p. 222）

● 香砂六君子湯　『景岳全書』kosharikkunshito
　甘草―生姜（臓腑を温める, p. 45）
　甘草―大棗（補気補陽, p. 210）
　甘草―白朮（補気補陽, p. 210）
　藿香―香附子（化湿燥湿, p. 97）
　藿香―半夏（化湿燥湿, p. 99）
　縮砂―陳皮（理気, p. 138）
　生姜―人参（補気補陽, p. 216）
　白朮―茯苓（補気補陽, p. 222）

● 香蘇散　『和剤局方』kososan
　甘草―生姜（臓腑を温める, p. 45）
　香附子―紫蘇（葉）（祛風散寒, p. 30）

3 中医薬方と日本漢方を構成する薬対

陳皮

交泰丸 『経験方』
黄連―桂皮（安神, p.260）

香附散 『三因極一病証方論』
（炒）香附子, 海藻

厚朴温中湯 『内外傷弁惑論』
（炙）甘草, 橘皮
厚朴―生姜（化湿燥湿, p.100）
（鮮）生姜, 草豆蔲仁, 茯苓, 木香

香連丸 『証治準縄』
阿膠
黄連―木香（清熱瀉火, p.57）
（炮）訶子（肉）, 朱砂, 肉豆蔲

杞圓膏 『摂生秘剖』
枸杞子―竜眼肉（気血陰陽兼補, p.239）

牛黄承気湯 『温病条弁』
安宮牛黄丸
黄連―（生）大黄（清熱瀉火, p.64）
山梔子―（生）大黄（寒下, p.122）

●枸菊地黄丸（杞菊地黄丸*, **） 『医級』
菊花―枸杞子（補血補陰, p.227）
山茱萸
山薬―茯苓（補気補陽, p.214）
地黄

325

1. 中医薬方と日本漢方における薬対の比較

沢瀉—茯苓（利水除湿, p.112)
牡丹皮

● 五虎湯　『証治彙補』gokoto
甘草—石膏（清熱瀉火, p.68)
杏仁—麻黄（止咳平喘類, p.186)
桑白皮

● 牛膝散　『済陰綱目巻』goshitsusan
延胡索, 桂皮, 牛膝
芍薬—当帰#（補血補陰, p.234)
当帰#—桃仁（活血, p.158)
牡丹皮, 木香

● 五積散　『和剤局方』goshakusan
甘草—桔梗（癰膿を消す, p.202)
甘草—生姜（臓腑を温める, p.45)
甘草—大棗（補気補陽, p.210)
桔梗—枳殻（理気, p.135)
枳殻—枳実（行気, p.140)
枳実—厚朴（行気, p.141)
桂皮
厚朴—生姜（化湿燥湿, p.100)
厚朴—蒼朮（化湿燥湿, p.100)
厚朴—半夏（化湿燥湿, p.101)
生姜—麻黄（止咳平喘類, p.191)
川芎#—当帰#（活血, p.157)
川芎#—白芷（祛風散寒, p.33)
芍薬—川芎#（活血, p.154)
芍薬—当帰#（補血補陰, p.234)
蒼朮—白芷（外用, p.275)

陳皮
半夏—茯苓（化湿燥湿，p.102）

● 牛車腎気丸　goshajinkigan
桂皮—附子（臓腑を温める，p.46）
牛膝，地黄，車前子，山茱萸
山薬—茯苓（補気補陽，p.214）
沢瀉—茯苓（利水除湿，p.112）
茯苓—附子（利水除湿，p.114）
牡丹皮

五汁飲　『温病条弁』
藕（汁），麦門冬（汁），荸薺（汁），梨（汁），（鮮）芦根（汁）

● 呉茱萸湯　『傷寒論』goshuyuto
呉茱萸
生姜—人参（補気補陽，p.216）
大棗

五仁橘皮湯　『通俗傷寒論』
（炒）鬱李仁
杏仁（䑛）—桃仁（潤下，p.128）
松子仁，陳皮，柏子仁

五味子散　『瑞竹堂経験方』
呉茱萸—五味子（臓腑を温める，p.47）

● 五物解毒散　gomotsugedokusan
金銀花，荊芥，十薬，川芎 #，大黄

1. 中医薬方と日本漢方における薬対の比較

（薛氏）五葉芦根湯　『温熱経緯』
藿香（葉）―佩蘭（葉）（化湿燥湿，p.98）
（鮮）荷葉，冬瓜子，薄荷（葉），枇杷葉，芦根

●五淋散　『和剤局方』gorinsan
黄芩―山梔子（清熱瀉火，p.58）
甘草―芍薬（調理肝脾，p.170）
芍薬―当帰#（補血補陰，p.234）
茯苓

●五苓散　『傷寒論』goreisan
桂皮
沢瀉―白朮（利水除湿，p.112）
沢瀉―茯苓（利水除湿，p.112）
猪苓―茯苓（利水除湿，p.113）

胡芦巴丸　『和剤局方』
（炒）茴香―（炒）胡芦巴（経絡を温める，p.52）
（炒）呉茱萸，（炒）川烏，（炒）川楝子，（炒）巴戟天

胡芦巴散　『雑病源流犀燭』
（大）茴香―胡芦巴（経絡を温める，p.52）
益智仁，我朮，甘草，牽牛子，牛膝，山茱萸，川芎#，続断，防風

昆布丸　『証治準縄』
黄芩―黄連（清熱瀉火，p.57）
黄連―升麻（清熱解毒，p.84）
海蛤粉
海藻―昆布（堅痞を散らす，p.197）
夏枯草
羌活―川芎#（祛風勝湿，p.116）

羌活—防風（祛風散寒, p.25）
荊芥—防風（祛風散寒, p.26）
香附子—川芎#（調理気血, p.179）
香附子—沈香（降気, p.144）
（炒）牛蒡子—連翹（清熱解毒, p.88）
青皮, 胆南星
貝母—連翹（堅痞を散らす, p.200）
薄荷

芩連二陳湯　『通俗傷寒論』
黄芩—黄連（清熱瀉火, p.57）
黄芩—（製）半夏（化湿燥湿, p.95）
枳実—竹茹（降気, p.143）
（鮮）生姜（汁）—陳皮（降気, p.145）
（鮮）生姜（汁）—（製）半夏（降気, p.146）
（赤）茯苓
碧玉散, 甘草
青黛—蒲黄（止血, p.165）
芒硝

犀角地黄湯　『温病条弁』
犀角—（生）地黄（清熱涼血, p.79）
（生）地黄—牡丹皮（清熱涼血, p.82）
赤芍—牡丹皮（清熱涼血, p.83）

●柴葛解肌湯　『医学心悟』
黄芩—柴胡（和解少陽, p.166）
葛根—柴胡（疏風清熱, p.37）
甘草—大棗（補気補陽, p.210）
桔梗, 羌活, 桂皮, 芍薬, 生姜
石膏—白芷（疏風清熱, p.42）

1. 中医薬方と日本漢方における薬対の比較

半夏，麻黄

●柴陥湯　saikanto
黄芩—黄連（清熱瀉火，p. 57）
黄芩—柴胡（和解少陽，p. 166）
黄連—人参（清熱瀉火，p. 66）
甘草—大棗（補気補陽，p. 210）
栝楼仁—半夏（堅痞を散らす，p. 198）
生姜

●柴胡加竜骨牡蛎湯　『傷寒論』saikokaryukotsuboreito
黄芩—柴胡（和解少陽，p. 166）
桂皮，生姜，大黄，大棗，人参
半夏—茯苓（化湿燥湿，p. 102）
牡蛎—竜骨（固精止帯，p. 249）

●柴胡桂枝乾姜湯　『傷寒論』saikokeishikankyoto
黄芩—柴胡（和解少陽，p. 166）
栝楼根—牡蛎（堅痞を散らす，p. 197）
甘草—生姜（臓腑を温める，p. 45）
桂皮

●柴胡桂枝湯　『傷寒論』saikokeishito
黄芩—柴胡（和解少陽，p. 166）
黄芩—芍薬（清熱瀉火，p. 58）
黄芩—半夏（化湿燥湿，p. 95）
甘草—生姜（臓腑を温める，p. 45）
甘草—芍薬（調理肝脾，p. 170）
甘草—大棗（補気補陽，p. 210）
桂皮
生姜—人参（補気補陽，p. 216）

●柴胡清肝湯　『医宗金鑑』saikoseikanto

黄芩―黄連（清熱瀉火, p.57）
黄芩―柴胡（和解少陽, p.166）
黄柏―黄連（清熱瀉火, p.60）
黄柏―山梔子（清熱瀉火, p.61）
甘草―桔梗（癰膿を消す, p.202）
甘草―芍薬（調理肝脾, p.170）
牛蒡子―連翹（清熱解毒, p.88）
栝楼根, 地黄, 芍薬
川芎#―当帰#（活血, p.157）
薄荷

柴胡疎肝散　『景岳全書』

（炙）甘草―芍薬（調理肝脾, p.170）
（炙）甘草―（煨）生姜（臓腑を温める, p.45）
枳殻―枳実（行気, p.140）
香附子―芍薬（調理気血, p.179）
香附子―川芎#（調理気血, p.179）
柴胡―芍薬（調理気血, p.180）
山梔子―（煨）生姜（調和腸胃, p.174）
青皮―陳皮（行気, p.142）
芍薬―川芎#（活血, p.154）

●柴胡疎肝湯

甘草―芍薬（調理肝脾, p.170）
甘草―生姜（臓腑を温める, p.45）
枳実
香附子―芍薬（調理気血, p.179）
香附子―川芎#（調理気血, p.179）
柴胡―芍薬（調理気血, p.180）
山梔子―生姜（調和腸胃, p.174）

1. 中医薬方と日本漢方における薬対の比較

芍薬—川芎[#]（活血，p.154）
青皮

犀地清絡飲　『通俗傷寒論』
犀角（汁）—（生）地黄（清熱涼血，p.79）
（鮮）生姜（汁）—竹瀝（熄風，p.255）
（生）地黄—牡丹皮（清熱涼血，p.82）
（鮮）石菖蒲（汁），（鮮）茅根
赤芍—牡丹皮（清熱涼血，p.83）
灯心草，桃仁，連翹

●**柴芍六君子湯　saisyakurikkunshito**
甘草—芍薬（調理肝脾，p.170）
甘草—生姜（臓腑を温める，p.45）
甘草—大棗（補気補陽，p.210）
甘草—白朮（補気補陽，p.210）
柴胡—芍薬（調理気血，p.180）
生姜—人参（補気補陽，p.216）
陳皮—白朮（調和腸胃，p.175）
半夏—茯苓（化湿燥湿，p.102）
白朮—茯苓（補気補陽，p.222）

●**柴朴湯　saibokuto**
黄芩—柴胡（和解少陽，p.166）
甘草—大棗（補気補陽，p.210）
厚朴—生姜（化湿燥湿，p.100）
厚朴—半夏（化湿燥湿，p.101）
紫蘇（葉）
生姜—人参（補気補陽，p.216）
半夏—茯苓（化湿燥湿，p.102）

● **柴苓湯** 『雑病源流犀燭』 saireito
黄芩―柴胡（和解少陽，p. 166）
黄芩―半夏（化湿燥湿，p. 95）
甘草―生姜（臓腑を温める，p. 45）
甘草―大棗（補気補陽，p. 210）
甘草―白朮（補気補陽，p. 210）
桂皮
生姜―人参（補気補陽，p. 216）
沢瀉―茯苓（利水除湿，p. 112）
猪苓―茯苓（利水除湿，p. 113）
半夏―茯苓（化湿燥湿，p. 102）

左金丸 『丹渓心法』
黄連―呉茱萸（清熱瀉火，p. 62）

● **三黄瀉心湯** 『雑病源流犀燭』 san'oshashinto
黄芩―黄連（清熱瀉火，p. 57）
黄連―大黄（清熱瀉火，p. 64）

三黄二香散 『温病条弁』
黄柏―黄連（清熱瀉火，p. 60）
黄連―(生)大黄（清熱瀉火，p. 64）
乳香―没薬（活血，p. 159）

三加減正気散 『温病条弁』
藿香(梗)―陳皮（化湿燥湿，p. 98）
滑石
杏仁―厚朴（降気，p. 144）
茯苓(皮)

333

1．中医薬方と日本漢方における薬対の比較

三甲散加減　『温熱病篇』
柴胡，䗪虫，穿山甲（土炒），桃仁（泥），白僵蚕，（醋炒）鼈甲

三甲復脈湯　『温病条弁』
阿膠
（炙）甘草—（生）芍薬（調理肝脾，p.170）
（生）亀板—芍薬（補血補陰，p.228）
（生）亀板—（生）鼈甲（補血補陰，p.228）
地黄，麦門冬
（生）鼈甲—（生）牡蛎（堅痞を散らす，p.200）
麻子仁

三子養親湯　『韓氏医通』
蘇子
白芥子—莱服子（止咳平喘類，p.192）

三仁湯　『温病条弁』
滑石
杏仁—厚朴（降気，p.144）
厚朴—半夏（化湿燥湿，p.101）
竹葉，通草，白豆蔲，（生）薏苡仁

三石湯　『温病条弁』
（飛）滑石，寒水石，杏仁，金銀花，金汁，（生）石膏，（炒）竹茹，通草

●酸棗仁湯　『三因極一病証方論』sansoninto
甘草
酸棗仁—知母（安神，p.263）
川芎，茯苓

三痺湯　『校注婦人良方』

(炒) 黄耆—当帰[#]（補血補陰，p.225）
(炒) 黄耆—人参（補気補陽，p.206）
(炒) 黄耆—茯苓（補気補陽，p.207）
(炒) 黄耆—防風（補気補陽，p.208）
桂枝—(炒) 芍薬（調理気血，p.178）
桂枝—川芎[#]（袪風散寒，p.28）
桂枝—当帰[#]（経絡を温める，p.53）
桂枝—人参（補気補陽，p.211）
桂枝—茯苓（利水除湿，p.108）
細辛—川芎[#]（袪風散寒，p.31）
続断—杜仲（気血陰陽兼補，p.242）

参附湯　『校注婦人良方』

(鮮) 生姜—大棗（調理気血，p.180）
人参—(炮) 附子（補気補陽，p.220）

●三物黄芩湯　『備急千金要方』sammotsuogonto

黄芩，苦参，地黄

三物備急丸　『金匱要略』

生姜
大黄—巴豆（温下，p.126）

蒜連丸

黄連—大蒜（清熱瀉火，p.64）

●滋陰降下湯　『明医雑著』jiinkokato

黄柏—蒼朮（化湿燥湿，p.96）
黄柏—知母（清退虚熱，p.90）
甘草—芍薬（調理肝脾，p.170）

1. 中医薬方と日本漢方における薬対の比較

地黄
芍薬―当帰[#]（補血補陰, p.234）
陳皮
天門冬―麦門冬（補血補陰, p.236）

● 滋陰至宝湯　jiinshihoto
甘草, 香附子
柴胡―芍薬（調理気血, p.180）
地骨皮
知母―貝母（止咳平喘類, p.191）
陳皮―白朮（調和腸胃, p.175）
芍薬―当帰[#]（補血補陰, p.234）
麦門冬, 薄荷
白朮―茯苓（補気補陽, p.222）

● 紫雲膏　shiunko
胡麻, 紫根, 当帰[#], 豚脂, 白蠟

● 四逆散　『傷寒論』shigyakusan
甘草―芍薬（調理肝脾, p.170）
枳実―柴胡（調理肝脾, p.170）
枳実―芍薬（調理気血, p.177）
柴胡―芍薬（調理気血, p.180）

● 四逆湯　『傷寒論』
甘草―生姜（臓腑を温める, p.45）
生姜―附子（臓腑を温める, p.49）

● 四君子湯　『和剤局方』shikunshito
（炙）甘草―生姜^{**}（臓腑を温める, p.45）
（炙）甘草―大棗（補気補陽, p.210）

336

（炙）甘草—白朮（補気補陽，p. 210）
生姜**—人参（補気補陽，p. 216）
白朮—茯苓（補気補陽，p. 222）

●紫根牡蛎湯

黄耆—甘草（補気補陽，p. 205）
黄耆—升麻（補気補陽，p. 205）
甘草—芍薬（調理肝脾，p. 170）
甘草—大黄（清熱解毒，p. 86）
紫根
芍薬—川芎#（活血，p. 154）
芍薬—当帰#（補血補陰，p. 234）
川芎#—当帰#（活血，p. 157）
忍冬，牡蛎

梔子乾姜湯（二気散*,**）『傷寒論』

香鼓—山梔子（清熱瀉火，p. 69）
山梔子—生姜（調和腸胃，p. 174）

梔子鼓湯　『傷寒論』

香鼓—山梔子（清熱瀉火，p. 69）

●梔子柏皮湯　『傷寒論』

黄柏—山梔子（清熱瀉火，p. 61）
甘草

四神丸　『内科摘要』

呉茱萸—五味子（臓腑を温める，p. 47）
（鮮）生姜—大棗（調理気血，p. 180）
肉豆蔲—(炒)補骨脂（補気補陽，p. 219）

1. 中医薬方と日本漢方における薬対の比較

●滋腎通耳湯　『万病回春』
黄芩―柴胡（和解少陽，p. 166）
黄芩―芍薬（清熱瀉火，p. 58）
黄芩―白芷（疏風清熱，p. 37）
黄柏―知母（清退虚熱，p. 90）
香附子―芍薬（調理気血，p. 179）
香附子―川芎#（調理気血，p. 179）
香附子―当帰#（調理気血，p. 179）
地黄
川芎#―当帰#（活血，p. 157）
川芎#―白芷（袪風散寒，p. 33）

紫雪丹　『温病条弁』
滑石―（炙）甘草（利水除湿，p. 106）
寒水石，玄参
犀角―石膏（清熱涼血，p. 79）
磁石（水煮）―朱砂（安神，p. 264）
麝香，硝石
升麻―石膏（清熱瀉火，p. 72）
丁子
沈香―木香（降気，p. 147）
朴硝，羚羊角

●七物降下湯　shichimotsukokato
黄耆―当帰#（補血補陰，p. 225）
黄柏，地黄
芍薬―当帰#（補血補陰，p. 234）
芍薬―釣藤鈎（熄風，p. 255）
川芎#―当帰#（活血，p. 157）

実脾散　『世医得効方』

(炙)甘草—白朮（補気補陽，p.210）
厚朴—(炮)生姜（化湿燥湿，p.100）
草果
檳榔子—木香（行気，p.143）
茯苓—(炮)附子（利水除湿，p.114）
木瓜—木香（化湿燥湿，p.103）

●柿蒂湯　『済生方』shiteito

柿蒂—丁子（降気，p.145）
生姜

至宝丹　『和剤局方』

牛黄—朱砂（安神，p.262）
琥珀
犀角—玳瑁（清熱涼血，p.80）
麝香，氷片，雄黄

●四物湯　『和剤局方』shimotsuto

地黄
芍薬—川芎#（活血，p.154）
芍薬—当帰#（補血補陰，p.234）
川芎#—当帰#（活血，p.157）

●炙甘草湯　『傷寒論』shakanzoto

阿膠—人参（気血陰陽兼補，p.237）
(炙)甘草—大棗（補気補陽），p.210）
桂皮，地黄，生姜，麦門冬，麻子仁

赤小豆当帰散　『金匱要略』

赤小豆—当帰#（活血，p.153）

1. 中医薬方と日本漢方における薬対の比較

赤石脂禹余粮湯 『傷寒論』
禹余粮—赤石脂（渋腸固脱，p.250）

● 芍薬甘草湯 『傷寒論』 shakuyakukanzoto
甘草—芍薬（調理肝脾，p.170）

● 芍薬甘草附子湯 『傷寒論』
甘草—芍薬（調理肝脾，p.170）
芍薬—附子（気血陰陽兼補，p.241）

錫類散 『金匱翼』
牛黄—真珠（開竅，p.267）
（焙）指甲，青黛（飛），（焙）象牙，氷片，壁銭，竜脳

沙参麦門湯 『温病条弁』
栝楼根，（生）甘草，玉竹
沙参—麦門冬（補血補陰，p.235）
桑葉，（白）扁豆

瀉白散 『小児薬証直訣』
（炙）甘草，粳米
（炒）地骨皮—（炒）桑白皮（清退虚熱，p.92）

● 十全大補湯 『和剤局方』 juzentaihoto
黄耆—甘草（補気補陽，p.205）
黄耆—人参（補気補陽，p.206）
甘草，桂皮，地黄
芍薬—川芎#（活血，p.154）
芍薬—当帰#（補血補陰，p.234）
芍薬—白朮（調理肝脾，p.171）
川芎#—当帰#（活血，p.157）

白朮―茯苓（補気補陽，p. 222）

● 十味敗毒湯　jumihaidokuto
桜皮
甘草―桔梗（癰膿を消す，p. 202）
甘草―生姜（臓腑を温める，p. 45）
荊芥―防風（祛風散寒，p. 26）
柴胡，川芎[#]，独活，茯苓，樸樕

縮泉丸　『婦人良方』
烏薬―益智仁（固精止帯，p. 246）
山薬

朱砂安神丸　『内外傷弁惑論』
黄連―朱砂（安神，p. 260）
甘草，（生）地黄，当帰[#]

朮附湯　『金匱要略』
（炙）甘草―大棗（補気補陽，p. 210）
（炙）甘草―白朮（補気補陽，p. 210）
（鮮）生姜―大棗（調理気血，p. 180）
白朮―（炮）附子（臓腑を温める，p. 52）

● 潤腸湯　『蘭室秘蔵』junchoto
黄芩，甘草
枳実―大黄（寒下，p. 122）
杏仁―厚朴（降気，p. 144）
杏仁―桃仁（潤下，p. 128）
地黄
大黄―桃仁（活血，p. 157）
当帰[#]―桃仁（活血，p. 158）

1. 中医薬方と日本漢方における薬対の比較

麻子仁

小陥胸加枳実湯 『温病条弁』

黄連—半夏（調和腸胃, p.173）
栝楼仁—枳実（堅痞を散らす, p.198）
栝楼仁—半夏（堅痞を散らす, p.198）

生姜瀉心湯 『傷寒論』 shokyoshashinto

黄芩—黄連（清熱瀉火, p.57）
黄連—生姜（調和腸胃, p.172）
黄連—人参（清熱瀉火, p.66）
(炙) 甘草—大棗（補気補陽, p.210）
(鮮) 生姜—半夏（降気, p.146）
(鮮) 生姜—大棗（調理気血, p.180）

● 小建中湯 『傷寒論』 shokenchuto

飴糖
甘草—大棗（補気補陽, p.210）
桂皮, 芍薬, 生姜

● 小柴胡湯 『傷寒論』 shosaikoto

黄芩—柴胡（和解少陽, p.166）
甘草—大棗（補気補陽, p.210）
生姜—人参（補気補陽, p.216）
半夏

● 小柴胡湯加桔梗石膏 shosaikotokakikyosekko

黄芩—柴胡（和解少陽, p.166）
甘草—桔梗（癰膿を消す, p.202）
甘草—生姜（臓腑を温める, p.45）
甘草—大棗（補気補陽, p.210）

石膏—人参（清熱瀉火, p.75）
石膏—半夏（清熱瀉火, p.75）

● 小承気湯　『傷寒論』shojokito
（炙）枳実—（炙）厚朴（行気, p.141）
（炙）枳実—大黄（寒下, p.122）
（炙）厚朴—大黄（寒下, p.122）

● 小青竜湯　『傷寒論』shoseiryuto
甘草—芍薬（調理肝脾, p.170）
甘草—生姜（臓腑を温める, p.45）
桂皮
五味子—細辛（止咳平喘類, p.187）
五味子—生姜（止咳平喘類, p.187）
細辛—麻黄（祛風散寒, p.31）
半夏

● 小青竜湯加杏仁石膏　（小青竜湯合麻杏甘石湯*）
甘草—芍薬（調理肝脾, p.170）
甘草—生姜（臓腑を温める, p.45）
甘草—石膏（清熱瀉火, p.68）
杏仁, 桂皮
五味子—細辛（止咳平喘類, p.187）
五味子—生姜（止咳平喘類, p.187）
細辛—石膏（清熱瀉火, p.70）
細辛—麻黄（祛風散寒, p.31）
石膏—麻黄（清熱瀉火, p.76）
半夏

1. 中医薬方と日本漢方における薬対の比較

● 小青竜湯加石膏　shoseiryutokasekko
甘草—芍薬（調理肝脾，p.170）
甘草—生姜（臓腑を温める，p.45）
甘草—石膏（清熱瀉火，p.68）
桂皮
五味子—細辛（止咳平喘類，p.187）
五味子—生姜（止咳平喘類，p.187）
細辛—石膏（清熱瀉火，p.70）
細辛—麻黄（祛風散寒，p.31）
半夏

硝石礬石散　『金匱要略』
硝石—礬石（活血，p.155）

● 小半夏加茯苓湯　shohangekabukuryoto
生姜
半夏—茯苓（化湿燥湿，p.102）

小半夏湯
（鮮）生姜—半夏（降気，p.146）

菖蒲鬱金湯　『温病全書』
鬱金—石菖蒲（開竅，p.266）
滑石—(炒)山梔子（利水除湿，p.106）
菊花
牛蒡子—連翹（清熱解毒，p.88）
(炒)山梔子—牡丹皮（清熱涼血，p.80）
（鮮）生姜（汁）—竹瀝（熄風，p.255）
灯芯草—木通#（利水除湿，p.113）
（鮮）竹葉

344

● 消風散　shofusan

甘草—牛蒡子（疏風清熱，p.38）
甘草—石膏（清熱瀉火，p.68）
荊芥—当帰#（止血，p.163）
荊芥—防風（祛風散寒，p.26）
苦参，胡麻，地黄
石膏—知母（清熱瀉火，p.74）
蝉蛻
蒼朮—防風（祛風勝湿，p.120）
木通#

● 升麻葛根湯　『閻氏小児方論』shomakakkonto

葛根—升麻（疏風清熱，p.37）
（炙）甘草—芍薬（調理肝脾，p.170）

生脈散　『内外傷弁惑論』

五味子，人参，麦門冬

● 逍遙散　『太平恵民和剤局方』shoyosan

甘草—生姜（臓腑を温める，p.45）
柴胡—芍薬（調理気血，p.180）
芍薬—当帰#（補血補陰，p.234）
芍薬—白朮（調理肝脾，p.171）
薄荷
白朮—茯苓（補気補陽，p.222）

消瘰丸

玄参—（煅）牡蛎（堅痞を散らす，p.199）

1．中医薬方と日本漢方における薬対の比較

●四苓湯
沢瀉—茯苓（利水除湿，p.112）
猪苓—茯苓（利水除湿，p.113）
白朮—茯苓（補気補陽，p.222）

●辛夷清肺湯（辛夷清肺飲*,**）　shin'iseihaito
黄芩—山梔子（清熱瀉火，p.58）
黄芩—知母（清熱瀉火，p.59）
升麻—石膏（清熱瀉火，p.72）
辛夷
石膏—知母（清熱瀉火，p.74）
麦門冬
百合，枇杷（葉）

新加黄竜湯　『温病条弁』
海参（両条），生姜（汁）
玄参—（生）地黄（清熱涼血，p.78）
（生）甘草—（生）大黄（清熱解毒，p.86）
（生）地黄—（生）大黄（清熱涼血，p.82）
（生）大黄（生）—芒硝（寒下，p.124）
当帰#—人参（補気補陽，p.218）
麦門冬

新加香薷飲　『温病条弁』
金銀花—連翹（清熱解毒，p.87）
香薷，厚朴，（鮮）扁豆（花）

秦艽鼈甲散　『衛生宝鑑』
烏梅，柴胡，地骨皮
秦艽—鼈甲（清退虚熱，p.93）
青蒿（葉），知母，当帰#

346

3 中医薬方と日本漢方を構成する薬対

● 秦艽防風湯　『蘭室秘蔵』jingyobofuto
黄柏—蒼朮（化湿燥湿，p.96）
甘草—大黄（清熱解毒，p.86）
紅花—桃仁（活血，p.151）
柴胡—升麻（補気補陽，p.213）
秦艽—防風（袪風勝湿，p.119）
蒼朮—防風（袪風勝湿，p.120）
沢瀉，陳皮
当帰#—桃仁（活血，p.158）

神犀丹　『温熱経緯』
黄芩
金銀花—連翹（清熱解毒，p.87）
金汁
玄参—(生)地黄（経絡を温める，p.78）
犀角（磨汁）—(生)地黄（経絡を温める，p.79）
紫草，香鼓，石菖蒲，栝楼根，板藍根

神術湯
(炙)甘草，(鮮)生姜
(製)蒼朮—防風（袪風勝湿，p.120）
葱白

真人養臓湯（純陽真人養臓湯*,**）『和剤局方』
嬰粟殻
訶子—人参（渋腸固脱，p.250）
(炙)甘草—芍薬（調理肝脾，p.170）
(炙)甘草—白朮（補気補陽，p.210）
芍薬—当帰#（補血補陰，p.234）
人参—木香（補気補陽，p.220）
肉豆蔲

1. 中医薬方と日本漢方における薬対の比較

●参蘇飲　『和剤局方』jinsoin
葛根
甘草—生姜（臓腑を温める，p. 45）
甘草—大棗（補気補陽，p. 210）
甘草—桔梗（癰膿を消す，p. 202）
枳実，紫蘇（葉），前胡，陳皮，人参
半夏—茯苓（化湿燥湿，p. 102）

●神秘湯　shimpito
甘草
杏仁—麻黄（止咳平喘類，p. 186）
厚朴，柴胡，紫蘇（葉），陳皮

●真武湯　『傷寒論』
芍薬—白朮（調理肝脾，p. 171）
芍薬—附子（気血陰陽兼補，p. 241）
生姜
白朮—茯苓（補気補陽，p. 222）
白朮—附子（臓腑を温める，p. 52）
茯苓—附子（利水除湿，p. 114）

神明度命丸　『千金方』
赤芍—大黄（活血，p. 156）

●参苓白朮散　『和剤局方』jinryobyakujutsusan
甘草—山薬（補気補陽，p. 209）
甘草—白朮（補気補陽，p. 210）
甘草—桔梗（癰膿を消す，p. 202）
山薬—茯苓（補気補陽，p. 214）
山薬—扁豆（補気補陽，p. 215）
縮砂

人参—蓮子（補気補陽, p.221)
薏苡仁

水仙膏　『温病条弁』
水仙花根

清咽梔鼓湯　『疫喉浅論』
甘草—桔梗（癰膿を消す, p.202)
甘草—金銀花（清熱解毒, p.85)
甘草—牛蒡子（疏風清熱, p.38)
金銀花—連翹（殻)（清熱解毒, p.87)
香鼓—山梔子（清熱瀉火, p.69)
犀角
山梔子—連翹（清熱涼血, p.81)
蝉退—薄荷（疏風清熱, p.42)
竹葉, 灯芯草, 白僵蚕, 馬勃, 芦根

清咽湯　『疫喉浅論』
(生)甘草—桔梗（癰膿を消す, p.202)
(生)甘草—牛蒡子（疏風清熱, p.38)
桔梗—枳殻（理気, p.135)
杏仁, 荊芥(穂), 前胡, 白僵蚕, 薄荷, (青)橄欖, (鮮)浮萍, 防風

清咽養営湯　『疫喉浅論』
栝楼根
(炙)甘草—芍薬（調理肝脾, p.170)
玄参—(生)地黄（清熱涼血, p.78)
西洋参, 知母
天門冬—麦門冬（補血補陰, p.236)
茯神

1. 中医薬方と日本漢方における薬対の比較

清瘟敗毒飲　『疫疹一得』
黄芩―黄連（清熱瀉火，p.57）
黄芩―山梔子（清熱瀉火，p.58）
黄芩―知母（清熱瀉火，p.59）
黄連―知母（清熱瀉火，p.66）
甘草―桔梗（癰膿を消す，p.202）
甘草―（生）石膏（清熱瀉火，p.56）
玄参―（生）地黄（清熱涼血，p.78）
山梔子―牡丹皮（清熱涼血，p.80）
山梔子―連翹（清熱涼血，p.81）
犀角―（生）地黄（清熱涼血，p.79）
犀角―（生）石膏（清熱涼血，p.79）
（生）地黄―牡丹皮（清熱涼血，p.82）
赤芍―牡丹皮（清熱涼血，p.83）
（生）石膏―（鮮）竹葉（清熱瀉火，p.74）
（生）石膏―知母（清熱瀉火，p.74）

清営湯　『温病条弁』
黄連―麦門冬（清熱瀉火，p.67）
金銀花―連翹（清熱解毒，p.87）
玄参―（生）地黄（清熱涼血，p.78）
犀角―（生）地黄（清熱涼血，p.79）
丹参，竹葉（心）

生化湯　『景岳全書』
（炙）甘草―（炮）生姜（臓腑を温める，p.45）
（炙）甘草―大棗（補気補陽，p.210）
（熟）地黄―当帰#（補血補陰，p.223）
川芎#―当帰#（活血，p.157）
当帰#―桃仁（活血，p.158）

3 中医薬方と日本漢方を構成する薬対

清宮湯 『温病条弁』
玄参，犀角（尖），竹葉（巻心），連翹（心），蓮子（心），麦門冬

青蒿鼈甲湯 『温病条弁』
栝楼根
（生）地黄―牡丹皮（清熱涼血，p.82）
青蒿―鼈甲（清退虚熱，p.94）

清骨散 『丹渓心法』
銀柴胡―胡黄連（清退虚熱，p.91）
柴胡
（熟）地黄―（生）地黄（補血補陰，p.232）
（熟）地黄―人参（気血陰陽兼補，p.240）
秦艽―防風（祛風勝湿，p.119）
（赤）茯苓

●**清湿化痰湯** seishitsuketanto
黄芩―半夏（化湿燥湿，p.95）
黄芩―白芷（疏風清熱，p.37）
甘草―生姜（臓腑を温める，p.45）
羌活―蒼朮（祛風勝湿，p.116）
蒼朮―白芷（外用，p.275）
陳皮
天南星―半夏（熄風，p.258）
半夏―茯苓（化湿燥湿，p.102）
白芥子

●**清上蠲痛湯**（駆風觸痛湯＊） seijokentsuto
黄芩―白芷（疏風清熱，p.37）
甘草
羌活―蒼朮（祛風勝湿，p.116）

1. 中医薬方と日本漢方における薬対の比較

羌活—独活（祛風勝湿，p.117）
藁本
細辛—川芎#（祛風散寒，p.31）
川芎#—当帰#（活血，p.157）
蒼朮—白芷（外用，p.275）
蒼朮—防風（祛風勝湿，p.120）
麦門冬
白芷—防風（祛風散寒，p.35）
蔓荊子

● **清上防風湯**　seijobofuto
黄芩—黄連（清熱瀉火，p.57）
甘草—桔梗（癰膿を消す，p.202）
枳実
荊芥—防風（祛風散寒，p.26）
山梔子—連翹（清熱涼血，p.81）
川芎#—白芷（祛風散寒，p.33）
薄荷

● **清暑益気湯**　『病因脈治』seishoekkito
黄耆—甘草（補気補陽，p.205）
黄耆—人参（補気補陽，p.206）
黄柏
甘草—白朮（補気補陽，p.210）
蒼朮*,**
五味子，陳皮
当帰#—人参（補気補陽，p.218）
麦門冬

（王氏）清暑益気湯　『温熱経緯』

黄連—知母（清熱瀉火，p.66）
荷梗，甘草
粳米—麦門冬（補血補陰，p.230）
西瓜（皮），西洋参，石斛，竹葉

（余氏）清心涼膈散　『温熱経緯』

黄芩—山梔子（清熱瀉火，p.58）
甘草—桔梗（癰膿を消す，p.202）
甘草—石膏（清熱瀉火，p.68）
山梔子—連翹（清熱涼血，p.81）
石膏—竹葉（清熱瀉火，p.74）
薄荷

●清心蓮子飲　『和剤局方』seishinrenshiin

黄耆—人参（補気補陽，p.206）
黄耆—茯苓（補気補陽，p.207）
黄芩，甘草，地骨皮，車前子
人参—蓮子（補気補陽，p.221）
麦門冬

（雷氏）清宣金臓法　『時病論』

栝楼殻，桔梗
杏仁—桑葉（疏風清熱，p.40）
杏仁—（川）貝母（止咳平喘類，p.185）
牛蒡子，馬兜鈴，木香

清燥救肺湯　『医門法律』

阿膠—人参（気血陰陽兼補，p.237）
甘草—（焼）石膏（清熱瀉火，p.68）
（炒）杏仁—桑葉（疏風清熱，p.40）

1. 中医薬方と日本漢方における薬対の比較

(炒)胡麻(仁)―桑葉（補血補陰，p.231）
石膏―桑葉（疏風清熱，p.41）
石膏―人参（清熱瀉火，p.75）
麦門冬，枇杷葉

青嚢丸

烏薬―香附子（理気，p.134）

●清肺湯 『万病回春』 seihaito

黄芩―山梔子（清熱瀉火，p.58）
黄芩―桑白皮（清熱瀉火，p.59）
黄芩―天門冬（清熱瀉火，p.59）
甘草―桔梗（癰膿を消す，p.202）
甘草―大棗（補気補陽，p.210）
杏仁―貝母（止咳平喘類，p.185）
五味子―生姜（止咳平喘類，p.187）
紫蘇(子)―陳皮（止咳平喘類，p.189）
大棗，竹茹，竹瀝
天門冬―麦門冬（補血補陰，p.236）
当帰#，茯苓

(雷氏)清涼滌暑法 『時病論』

滑石―(生)甘草（利水除湿，p.106）
西瓜皮，青蒿，通草，茯苓，(白)扁豆，連翹（去心）

石膏散 『太平聖恵方』

(炙)甘草―石膏（清熱瀉火，p.68）
犀角―石膏（清熱涼血，p.79）
山梔子(仁)，秦艽

3　中医薬方と日本漢方を構成する薬対

● 折衝飲　sesshoin

延胡索
甘草―芍薬（調理肝脾, p.170）
甘草―石膏（清熱瀉火, p.68）
甘草―桔梗（癰膿を消す, p.202）
桂皮
紅花―桃仁（活血, p.151）
牛膝, 蒺梨子
芍薬―川芎 #（活血, p.154）
芍薬―当帰 #（補血補陰, p.234）
石膏―川芎 #（清熱瀉火, p.73）
川芎 #―当帰 #（活血, p.157）
牡丹皮

● 洗肝明目湯　『万病回春』

黄芩―黄連（清熱瀉火, p.57）
黄芩―山梔子（清熱瀉火, p.58）
黄芩―芍薬（清熱瀉火, p.58）
甘草―桔梗（癰膿を消す, p.202）
甘草―芍薬（調理肝脾, p.170）
甘草―石膏（清熱瀉火, p.68）
菊花―薄荷（疏風清熱, p.39）
菊花―防風（疏風清熱, p.39）
羌活―川芎 #（祛風消失, p.116）
荊芥―当帰 #（止血, p.163）
決明子
山梔子―連翹（清熱涼血, p.81）
地黄
蒺梨子―蔓荊子（疏風清熱, p.41）
石膏―川芎 #（清熱瀉火, p.73）
川芎 #―当帰 #（活血, p.157）

1. 中医薬方と日本漢方における薬対の比較

蟬菊散　『証治準縄』
菊花―蟬退（疏風清熱，p.38）
蟬退―薄荷（疏風清熱，p.42）

●川芎茶調散　『和剤局方』senkyuchachosan
甘草
羌活―川芎[#]（祛風勝湿，p.116）
荊芥―防風（祛風散寒，p.26）
香附子―川芎[#]（調理気血，p.179）
川芎[#]―白芷（祛風散寒，p.33）
茶葉，薄荷

●千金内托散
黄耆―当帰[#]（補血補陰，p.225）
黄耆―防風（補気補陽，p.208）
甘草―桔梗（癰膿を消す，p.202）
金銀花―当帰[#]（癰膿を消す，p.203）
桂皮，厚朴
川芎[#]―当帰[#]（活血，p.157）
川芎[#]―白芷（祛風散寒，p.33）
人参
白芷―防風（祛風散寒，p.35）

喘四君子湯
甘草―生姜（臓腑を温める，p.45）
甘草―大棗（補気補陽，p.210）
甘草―白朮（補気補陽，p.210）
厚朴―生姜（化湿燥湿，p.100）
紫蘇（子）―陳皮（止咳平喘類，p.189）
縮砂―陳皮（理気，p.138）
桑白皮

356

3 中医薬方と日本漢方を構成する薬対

沈香—木香（降気, p.147）
人参—木香（補気補陽, p.220）
茯苓

●銭氏白朮散　zenshibyakujutsusan
藿香（葉），葛根
甘草—（炒）白朮（補気補陽, p.210）
人参—木香（補気補陽, p.220）
白朮—茯苓（補気補陽, p.222）

宣清導濁湯　『温病条弁』
寒水石，蚕砂，皂莢子（皮去）
猪苓—茯苓（利水除湿, p.113）

（雷氏）宣透膜原法　『時病論』
黄芩—半夏（化湿燥湿, p.95）
藿香（葉）—半夏（化湿燥湿, p.99）
（粉）甘草
厚朴—半夏（化湿燥湿, p.101）
（鮮）生姜—半夏（降気, p.146）
草果（仁），檳榔子

宣毒発表湯（宣表発表湯*,**）『医宗金鑑』
葛根—柴胡（疏風清熱, p.37）
葛根—升麻（疏風清熱, p.37）
(生)甘草—桔梗（癰膿を消す, p.202）
桔梗—枳殻（理気, p.135）
荊芥—防風（祛風散寒, p.26）
芫荽
(炒)牛蒡子—連翹（清熱解毒, p.88）
柴胡—升麻（補気補陽, p.213）

357

1. 中医薬方と日本漢方における薬対の比較

柴胡—前胡（止咳平喘類, p.188）
薄荷（葉），木通#

宣白承気湯　『温病条弁』
栝楼皮，杏仁，（生）石膏，（生）大黄

宣痺湯　『温病条弁』
滑石—山梔子（利水除湿, p.106）
杏仁，蚕砂
山梔子—連翹（清熱涼血, p.81）
赤小豆（皮），半夏，防已#，薏苡仁

旋覆代赭湯　『傷寒論』
（炙）甘草—大棗（補気補陽, p.210）
（鮮）生姜—大棗（調理気血, p.180）
（鮮）生姜—半夏（降気, p.146）
旋覆花—代赭石（降気, p.147）
人参

仙方活命飲　『校注婦人良方』
栝楼根
甘草—金銀花（清熱解毒, p.85）
赤芍
（炙）穿山甲—（炒）皂角刺（癰膿を消す, p.203）
疎皮
金銀花—当帰（尾）#（癰膿を消す, p.203）
乳香—没薬（活血, p.159）
貝母
白芷—防風（袪風散寒, p.35）

3 中医薬方と日本漢方を構成する薬対

増液承気湯 『温病条弁』
玄参―(生)地黄（清熱涼血, p.78）
(生)地黄―大黄（清熱涼血, p.82）
大黄―芒硝（寒下, p.124）
麦門冬

桑菊飲 『温病条弁』
(生)甘草―桔梗（癰膿を消す, p.202）
菊花―桑葉（疏風清熱, p.39）
菊花―薄荷（疏風清熱, p.39）
杏仁―桑葉（疏風清熱, p.40）
連翹, 芦根

桑杏湯 『温病条弁』
杏仁―桑葉（疏風清熱, p.40）
杏仁―(浙)貝母（止咳平喘類, p.185）
香鼓―山梔子(皮)（清熱瀉火, p.69）
沙参, 梨皮

桑螵蛸散 『本草衍義』
遠志―石菖蒲（開竅, p.267）
亀板
桑螵蛸―竜骨（固精止帯, p.248）
当帰#―人参（補気補陽, p.218）
茯神

桑麻丸（扶桑丸*）『医方集解』
胡麻―桑葉（補血補陰, p.231）
白蜜

359

1. 中医薬方と日本漢方における薬対の比較

●続命湯　『金匱要略』
甘草—生姜（臓腑を温める，p.45）
杏仁—麻黄（止咳平喘類，p.186）
桂皮
石膏—人参（清熱瀉火，p.75）
石膏—麻黄（清熱瀉火，p.76）
川芎#—当帰#（活血，p.157）
人参—麻黄（祛風散寒，p.34）

●疎経活血湯　sokeikakketsuto
威霊仙
甘草—芍薬（調理肝脾，p.170）
甘草—生姜（臓腑を温める，p.45）
羌活—蒼朮（祛風勝湿，p.116）
牛膝，地黄
川芎#—当帰#（活血，p.157）
蒼朮—白芷（外用，p.275）
蒼朮—防風（祛風勝湿，p.120）
陳皮
当帰#—桃仁（活血，p.158）
茯苓，防已#，竜胆

●蘇合香丸　『和剤局方』
安息香，(煨)訶子
(炒)香附子—沈香（降気，p.144）
犀角，麝香，朱砂，蘇合香油，丁香，乳香，蓽撥，白朮，白檀香，氷片，木香，(薫)陸香，竜脳

●蘇子降気湯　『和剤局方』 soshikokito
甘草—大棗（補気補陽，p.210）
桂皮

3　中医薬方と日本漢方を構成する薬対

厚朴—半夏（化湿燥湿，p.101）
紫蘇（子）—陳皮（止咳平喘類，p.189）
紫蘇（葉），生姜，前胡，大棗，陳皮，当帰#，半夏

大黄黄連瀉心湯　『傷寒論』

黄連—大黄（清熱瀉火，p.64）

●**大黄甘草湯**　『金匱要略』daiokanzoto

甘草—大黄（清熱解毒，p.86）

大黄䗪虫丸　『金匱要略』

䗪虫—大黄（活血，p.152）

大黄附子湯　『金匱要略』

細辛—（炮）附子（経絡を温める，p.55）
大黄—（炮）附子（温下，p.127）

●**大黄牡丹皮湯**　『金匱要略』daiobotampito

大黄—牡丹皮（活血，p.158）
大黄—桃仁（活血，p.157）
大黄—芒硝（寒下，p.124）
冬瓜子

●**大建中湯**　『傷寒論』daikenchuto

膠飴，山椒
生姜—人参（補気補陽，p.216）

黛蛤散（青蛤丸）『衛生鴻宝』

海蛤殻〔（煅）蛤粉〕—青黛（止咳平喘類，p.182）

361

1. 中医薬方と日本漢方における薬対の比較

●**大柴胡湯**　『傷寒論』daisaikoto
黄芩―柴胡（和解少陽, p. 166）
黄芩―芍薬（清熱瀉火, p. 58）
黄芩―半夏（化湿燥湿, p. 95）
枳実―柴胡（調理肝脾, p. 170）
枳実―芍薬（調理気血, p. 177）
枳実―大黄（寒下, p. 122）
生姜, 大棗, 半夏

●**大柴胡湯去大黄**
黄芩―芍薬（清熱瀉火, p. 58）
黄芩―半夏（化湿燥湿, p. 95）
枳実―柴胡（調理肝脾, p. 170）
枳実―芍薬（調理気血, p. 177）
生姜, 大棗, 半夏

●**大承気湯**　『傷寒論』
（炙）枳実―（炙）厚朴（行気, p. 141）
（炙）枳実―大黄（寒下, p. 122）
（炙）厚朴―大黄（寒下, p. 122）
大黄―芒硝（寒下, p. 124）

●**大定風珠**　『温病条弁』
阿膠
（炙）甘草―（生）芍薬（調理肝脾, p. 170）
（生）亀板―（生）鼈甲（補血補陰, p. 228）
（生）鶏子黄, 五味子,（生）地黄, 麦門冬（蓮心）
（生）鼈甲―（生）牡蛎（堅痞を散らす, p. 200）
麻子仁

大青竜湯　『傷寒論』
(炙) 甘草—大棗（補気補陽, p. 210）
杏仁—麻黄（止咳平喘類, p. 186）
桂枝—石膏（袪風散寒, p. 28）
桂枝—麻黄（袪風散寒, p. 29）
(鮮) 生姜—大棗（調理気血, p. 180）

大定風珠
阿膠
(炙) 甘草—芍薬（調理肝脾, p. 170）
亀板—芍薬（補血補陰, p. 228）
亀板—(生) 鼈甲（補血補陰, p. 228）
鶏子黄, 五味子, 地黄, 麦門冬
(生) 鼈甲—牡蛎（堅痞を散らす, p. 200）
麦門冬, 麻子仁

●大半夏湯　『金匱要略』daihangeto
人参, 半夏, 蜜

大防風湯　『和剤局方』
黄耆—(炙) 甘草（補気補陽, p. 205）
(炙) 甘草—大棗（補気補陽, p. 210）
羌活—防風（袪風散寒, p. 25）
牛膝—(熟) 地黄（補血補陰, p. 230）
牛膝—杜仲（気血陰陽兼補, p. 240）
(熟) 地黄—(炮) 附子（気血陰陽兼補, p. 241）
芍薬—(鮮) 生姜（経絡を温める, p. 56）
芍薬—川芎 #（活血, p. 154）
芍薬—当帰 #（補血補陰, p. 234）
芍薬—白朮（調理肝脾, p. 171）
(鮮) 生姜—大棗（調理気血, p. 180）

1. 中医薬方と日本漢方における薬対の比較

川芎[#]―当帰[#]（活血, p.157）
当帰[#]―（炮）附子（気血陰陽兼補, p.243）
人参―（炮）附子（補気補陽, p.220）

●沢瀉湯　『金匱要略』

沢瀉―白朮（利水除湿, p.112）

托裏透膿湯　『医宗金鑑』

黄耆―甘草（節）（補気補陽, p.205）
黄耆―升麻（補気補陽, p.205）
黄耆―（炒）白朮（補気補陽, p.207）
升麻―人参（補気補陽, p.216）
（炒）青皮
（炒）穿山甲―皂角子（癰膿を消す, p.203）
白芷

達原飲　『温疫論』

黄芩―芍薬（清熱瀉火, p.58）
黄芩―知母（清熱瀉火, p.59）
甘草―芍薬（調理肝脾, p.170）
厚朴
草果―知母（和解少陽, p.169）
檳榔子

丹渓大補陰丸（大補丸＊）　『丹渓心法』

（炒）黄柏―知母（清退虚熱, p.90）
（炒）黄柏―亀板（補血補陰, p.226）
（熟）地黄

丹梔逍遙散

甘草—生姜（臓腑を温める，p.45）
柴胡—芍薬（調理気血，p.180）
山梔子—牡丹皮（清熱涼血，p.80）
芍薬—当帰#（補血補陰，p.234）
芍薬—白朮（調理肝脾，p.171）
薄荷
白朮—茯苓（補気補陽，p.222）

●竹茹温胆湯 chikujountanto

黄連—生姜（調和腸胃，p.172）
黄連—竹茹（清熱瀉火，p.65）
黄連—半夏（調和腸胃，p.173）
黄連—人参（清熱瀉火，p.66）
黄連—麦門冬（清熱瀉火，p.67）
甘草—生姜（臓腑を温める，p.45）
甘草—桔梗（癰膿を消す，p.202）
枳実—柴胡（調理肝脾，p.170）
枳実—竹茹（降気，p.143）
香附子，陳皮
半夏—茯苓（化湿燥湿，p.102）

●竹葉石膏湯 『傷寒論』

甘草—石膏（清熱瀉火，p.68）
粳米—石膏（清熱瀉火，p.70）
粳米—麦門冬（補血補陰，p.230）
石膏—竹葉（清熱瀉火，p.74）
石膏—人参（清熱瀉火，p.75）
石膏—半夏（清熱瀉火，p.75）

1. 中医薬方と日本漢方における薬対の比較

●治打撲一方　jidabokuippo
甘草―大黄（清熱解毒，p. 86）
桂皮，川芎#，川骨，丁子，樸樕

●治頭瘡一方
甘草―大黄（清熱解毒，p. 86）
荊芥―防風（祛風散寒，p. 26）
紅花，川芎#
蒼朮―防風（祛風勝湿，p. 120）
忍冬，連翹

治頭瘡一方去大黄
甘草
荊芥―防風（祛風散寒，p. 26）
紅花，川芎#
蒼朮―防風（祛風勝湿，p. 120）
忍冬，連翹

●知柏地黄丸（滋陰八味丸*,**）『症因脈治』
黄柏―知母（清退虚熱，p. 90）
山茱萸
山薬―茯苓（補気補陽，p. 214）
地黄
沢瀉―茯苓（利水除湿，p. 112）
牡丹皮

●中黄膏　chuoko
鬱金，黄柏，ゴマ油，蜜蠟

● 中建中湯

甘草—芍薬（調理肝脾, p. 170)
甘草—生姜（臓腑を温める, p. 45)
甘草—大棗（補気補陽, p. 210)
桂皮, 膠飴, 山椒, 人参

● 調胃承気湯　『傷寒論』choijokito

甘草—大黄（清熱解毒, p. 86)
大黄—芒硝（寒下, p. 124)

● 丁香柿蒂湯　『症因脈治』chokoshiteito

柿蒂—丁子（降気, p. 145)
(鮮) 生姜, 人参

● 釣藤散　chotosan

甘草—生姜（臓腑を温める, p. 45)
菊花—防風（疏風清熱, p. 39)
石膏—人参（清熱瀉火, p. 75)
釣藤鈎, 陳皮, 麦門冬
半夏—茯苓（化湿燥湿, p. 102)

腸癰湯

冬瓜子—薏苡仁（癰膿を消す, p. 204)
桃仁, 牡丹皮

● 猪苓湯　『傷寒論』choreito

阿膠, 滑石
沢瀉—茯苓（利水除湿, p. 112)
猪苓—茯苓（利水除湿, p. 113)

1. 中医薬方と日本漢方における薬対の比較

●猪苓湯合四物湯　choreitogoshimotsuto
阿膠，滑石
芍薬―当帰#（補血補陰，p.234）
地黄
川芎#―当帰#（活血，p.157）
沢瀉―茯苓（利水除湿，p.112）
猪苓―茯苓（利水除湿，p.113）

通関散　『丹渓心法附余』
細辛―皂莢（開竅，p.268）

痛瀉要方　『丹渓心法』
（炒）芍薬―（炒）白朮（調理肝脾，p.171）
（炒）陳皮―（炒）白朮（調和腸胃，p.175）
（炒）白朮―防風（調理肝脾，p.172）

●通導散　tsudosan
甘草―大黄（清熱解毒，p.86）
枳殻
枳実―大黄（寒下，p.122）
紅花―蘇木（活血，p.151）
厚朴―大黄（寒下，p.122）
大黄―芒硝（寒下，p.124）
陳皮，当帰#，木通#

通脈四逆湯　『傷寒論』
（炙）甘草―生姜（臓腑を温める，p.45）
生姜―（生）附子（臓腑を温める，p.49）

3 中医薬方と日本漢方を構成する薬対

● 定悸飲
甘草―白朮（補気補陽，p.210）
桂皮，呉茱萸
白朮―茯苓（補気補陽，p.222）
牡蛎，李根皮

定喘湯 『摂生衆妙方』
（炒）銀杏
（炒）黄芩―（炙）桑白皮（清熱瀉火，p.59）
甘草，款冬花
杏仁―麻黄（止咳平喘類，p.186）
蘇子，（法）半夏
白果―麻黄（止咳平喘類，p.192）

抵当湯 『傷寒論』
（炒）水蛭―虻虫（活血，p.156）
大黄―桃仁（活血，p.157）

天水散（益元散*，六一散*）『宣明論方』
滑石―（炙）甘草（利水除湿，p.106）

● 桃核承気湯 『傷寒論』tokakujokito
甘草―大黄（清熱解毒，p.86）
桂皮
大黄―桃仁（活血，p.157）
大黄―芒硝（寒下，p.124）

桃花散 『医宗金鑑』
大黄―（白）石灰（外用，p.276）

1. 中医薬方と日本漢方における薬対の比較

桃花湯（とうかとう）　『傷寒論』
　赤石脂（しゃくせきし）—生姜（しょうきょう）（渋腸固脱，p.252）

●当帰飲子（とうきいんし）　『証治準縄』tokiinshi
　黄耆（おうぎ）—甘草（かんぞう）（補気補陽，p.205）
　何首烏（かしゅう）
　荊芥（けいがい）—防風（ぼうふう）（祛風散寒，p.26）
　地黄（じおう），蒺藜子（しつりし）
　芍薬（しゃくやく）—川芎（せんきゅう）#（活血，p.154）
　川芎（せんきゅう）#—当帰（とうき）#（活血，p.157）

●当帰建中湯（とうきけんちゅうとう）　『千金翼方』tokikenchuto
　甘草（かんぞう）—芍薬（しゃくやく）（調理肝脾，p.170）
　甘草（かんぞう）—生姜（しょうきょう）（臓腑を温める，p.45）
　甘草（かんぞう）—大棗（たいそう）（補気補陽，p.210）
　桂皮（けいひ）
　芍薬（しゃくやく）—当帰（とうき）#（補血補陰，p.234）

●当帰散（とうきさん）　『金匱要略』tokisan
　黄芩（おうごん）—芍薬（しゃくやく）（清熱瀉火，p.58）
　黄芩（おうごん）—白朮（びゃくじゅつ）（調理気血，p.177）
　芍薬（しゃくやく）—川芎（せんきゅう）#（活血，p.154）
　芍薬（しゃくやく）—当帰（とうき）#（補血補陰，p.234）
　芍薬（しゃくやく）—白朮（びゃくじゅつ）（調理肝脾，p.171）
　川芎（せんきゅう）#—当帰（とうき）#（活血，p.157）

●当帰四逆加呉茱萸生姜湯（とうきしぎゃくかごしゅゆしょうきょうとう）　『傷寒論』tokishigyakukagosyuyushokyoto
　甘草（かんぞう）—芍薬（しゃくやく）（調理肝脾，p.170）
　甘草（かんぞう）—生姜（しょうきょう）（臓腑を温める，p.45）
　甘草（かんぞう）—大棗（たいそう）（補気補陽，p.210）
　桂皮（けいひ）

呉茱萸—当帰# (経絡を温める, p.54)
細辛
芍薬—当帰# (補血補陰, p.234)
木通#

● 当帰四逆湯　『傷寒論』tokishigyakuto
甘草—芍薬 (調理肝脾, p.170)
芍薬—当帰# (補血補陰, p.234)
甘草—大棗 (補気補陽, p.210)
桂皮, 細辛, 木通#

● 当帰芍薬散　『金匱要略』tokishakuyakusan
芍薬—川芎# (活血, p.154)
芍薬—当帰# (補血補陰, p.234)
芍薬—白朮 (調理肝脾, p.171)
川芎#—当帰# (活血, p.157)
沢瀉—茯苓 (利水除湿, p.112)
白朮—茯苓 (補気補陽, p.222)

● 当帰芍薬散加黄耆釣藤
黄耆—当帰# (補血補陰, p.225)
芍薬—川芎# (活血, p.154)
芍薬—釣藤鈎 (熄風, p.255)
芍薬—当帰# (補血補陰, p.234)
芍薬—白朮 (調理肝脾, p.171)
川芎—当帰# (活血, p.157)
沢瀉—白朮 (利水除湿, p.112)
沢瀉—茯苓 (利水除湿, p.112)
白朮—茯苓 (補気補陽, p.222)

1．中医薬方と日本漢方における薬対の比較

●当帰芍薬散加人参
芍薬—川芎[#]（活血，p.154）
芍薬—当帰[#]（補血補陰，p.234）
芍薬—白朮（調理肝脾，p.171）
川芎[#]—当帰[#]（活血，p.157）
沢瀉—白朮（利水除湿，p.112）
沢瀉—茯苓（利水除湿，p.112）
当帰[#]—人参（補気補陽，p.218）
白朮—茯苓（補気補陽，p.222）

●当帰芍薬散加附子
芍薬—川芎[#]（活血，p.154）
芍薬—当帰[#]（補血補陰，p.234）
芍薬—白朮（調理肝脾，p.171）
芍薬—附子（気血陰陽兼補，p.241）
川芎[#]—当帰[#]（活血，p.157）
沢瀉—白朮（利水除湿，p.112）
沢瀉—茯苓（利水除湿，p.112）
白朮—茯苓（補気補陽，p.222）
白朮—附子（臓腑を温める，p.52）
茯苓—附子（利水除湿，p.114）

●当帰湯 『備急千金要方』tokito
阿膠
黄芩—芍薬（清熱瀉火，p.58）
芍薬—当帰[#]（補血補陰，p.234）
生姜

●当帰貝母苦参丸料 『金匱要略』tokibaimokujinganryo
苦参，当帰[#]，貝母

3　中医薬方と日本漢方を構成する薬対

当帰補血湯　『蘭室秘蔵』
黄耆―当帰[#]（補血補陰，p.225）

導赤散　『小児薬証直訣』
甘草
（生）地黄―木通[#]（清熱瀉火，p.71）

導赤承気湯　『温病条弁』
黄柏―黄連（清熱瀉火，p.60）
黄柏―（生）地黄（補血補陰，p.226）
（生）地黄―（生）大黄（清熱涼血，p.82）
赤芍―大黄（生）（活血，p.156）
（生）大黄―芒硝（寒下，p.124）

導赤清心湯　『通俗傷寒論』
（生）地黄―牡丹皮（清熱涼血，p.82）
（生）地黄―木通[#]（清熱瀉火，p.71）
辰砂，淡竹葉
灯芯草―木通[#]（利水除湿，p.113）
童便，麦門冬，（朱）茯神，蓮子（心）

桃仁承気湯　『温病条弁』
赤芍―大黄（活血，p.156）
赤芍―牡丹皮（清熱涼血，p.83）
大黄―桃仁（活血，p.157）
大黄―芒硝（寒下，p.124）
大黄―牡丹皮（活血，p.158）
当帰[#]―桃仁（活血，p.158）

373

1．中医薬方と日本漢方における薬対の比較

透膿散 『外科正宗』
黄耆—当帰[#]（補血補陰，p.225）
川芎[#]—当帰[#]（活血，p.157）
（炒）穿山甲—皂角子（癰膿を消す，p.203）

独参湯 『丹渓心法』
人参

杜仲丸 『証治準縄』
続断—杜仲（気血陰陽兼補，p.242）
大棗

●独活葛根湯　dokkatsukakkonto
葛根—麻黄（祛風散寒，p.25）
甘草—芍薬（調理肝脾，p.170）
甘草—生姜（臓腑を温める，p.45）
甘草—大棗（補気補陽，p.210）
桂皮，地黄
生姜—麻黄（止咳平喘類，p.191）
独活

独活寄生湯 『備急千金要方』
甘草—桂枝（桂心*）（補気補陽，p.209）
甘草—芍薬（調理肝脾，p.170）
桂枝（桂心*）—芍薬（調理気血，p.178）
桂枝（桂心*）—川芎[#]（祛風散寒，p.28）
桂枝（桂心*）—人参（補気補陽，p.211）
桂枝（桂心*）—茯苓（利水除湿，p.108）
牛膝—杜仲（気血陰陽兼補，p.240）
細辛—川芎[#]（祛風散寒，p.31）
細辛—独活（祛風散寒，p.31）

3 中医薬方と日本漢方を構成する薬対

地黄
芍薬—川芎[#]（活血, p.154）
芍薬—当帰[#]（補血補陰, p.234）
秦艽—防風（祛風勝湿, p.119）
桑寄生—当帰[#]（補血補陰, p.225）
桑寄生—独活（祛風勝湿, p.120）
川芎[#]—当帰[#]（活血, p.157）
当帰[#]—人参（補気補陽, p.218）

● **独活湯** 『備急千金要方』dokkatuto
黄柏
甘草—大黄（清熱解毒, p.86）
羌活—独活（祛風勝湿, p.117）
羌活—防風（祛風散寒, p.25）
桂皮
大黄—桃仁（活血, p.157）
当帰[#]—桃仁（活血, p.158）
連翹

独歩散
香附子—良姜（理気, p.137）

二加減正気散 『温病条弁』
藿香（梗）—陳皮（化湿燥湿, p.98）
厚朴, 大豆黄巻, 通草, 茯苓（皮）, 防已[#], 薏苡仁

二気散（梔子乾姜湯*）『傷寒論』
山梔子, 生姜

1. 中医薬方と日本漢方における薬対の比較

二甲復脈湯　『温病条弁』
阿膠
(炙) 甘草―(生) 芍薬（調理肝脾, p.170）
地黄, 麦門冬
(生) 鼈甲―(生) 牡蛎（堅痞を散らす, p.200）
麻子仁

二至丸　『医方集解』
旱蓮草―女貞子（補血補陰, p.227）

●二朮湯　nijutsuto
威霊仙
黄芩―白朮（調理気血, p.177）
甘草―生姜（臓腑を温める, p.45）
羌活―蒼朮（祛風勝湿, p.116）
香附子
生姜―白朮（臓腑を温める, p.49）
蒼朮―白朮（補気補陽, p.217）
陳皮―白朮（調和腸胃, p.175）
天南星―半夏（熄風, p.258）
半夏―茯苓（化湿燥湿, p.102）

●二陳湯　『和剤局方』nichinto
甘草―生姜（臓腑を温める, p.45）
陳皮
半夏―茯苓（化湿燥湿, p.102）

二妙散　『丹渓心法』
(炒) 黄柏―蒼朮（化湿燥湿, p.96）
(鮮) 生姜

●女神散（安栄湯*） nyoshinsan

黄芩―黄連（清熱瀉火, p. 57）
黄連―桂皮（安神, p. 260）
黄連―大黄（清熱瀉火, p. 64）
黄連―人参（清熱瀉火, p. 66）
甘草―大黄（清熱解毒, p. 86）
香附子―川芎#（調理気血, p. 179）
香附子―当帰#（調理気血, p. 179）
香附子―木香（行気, p. 141）
川芎#―当帰#（活血, p. 157）
蒼朮，丁子
当帰#―人参（補気補陽, p. 218）
人参―木香（補気補陽, p. 220）
檳榔子―木香（行気, p. 143）

人参蛤蚧散 『衛生宝鑑』

（炙）甘草
杏仁―貝母（止咳平喘類, p. 185）
蛤介―人参（補気補陽, p. 212）
桑白皮
知母―貝母（止咳平喘類, p. 191）
茯苓

人参樗白皮散（樗白皮散*） 『雑病源流犀燭』

樗白皮―人参（渋腸固脱, p. 253）

●人参湯（理中丸*,**）『備急千金要方』 ninjinto

甘草―生姜（臓腑を温める, p. 45）
甘草―白朮（補気補陽, p. 210）
生姜―人参（補気補陽, p. 216）

377

1. 中医薬方と日本漢方における薬対の比較

● 人参養栄湯　『和剤局方』ninjin' yoeito
黄耆—甘草（補気補陽, p. 205）
黄耆—当帰[#]（補血補陰, p. 225）
黄耆—人参（補気補陽, p. 206）
黄耆—白朮（補気補陽, p. 207）
黄耆—茯苓（補気補陽, p. 207）
遠志
甘草—白朮（補気補陽, p. 210）
桂皮, 五味子, 地黄
芍薬—当帰[#]（補血補陰, p. 234）
芍薬—白朮（調理肝脾, p. 171）
陳皮—白朮（調和腸胃, p. 175）

排気湯（排気飲^{*,**}）『景岳全書』
烏薬—木香（行気, p. 139）
藿香—香附子（化湿燥湿, p. 97）
藿香—陳皮（化湿燥湿, p. 98）
枳殻, 厚朴, 沢瀉

● 排膿散　『金匱要略』hainosan
桔梗
枳実—芍薬（調理気血, p. 177）

● 排膿散及湯（排膿散＋排膿湯）
甘草—桔梗（癰膿を消す, p. 202）
甘草—芍薬（調理肝脾, p. 170）
甘草—生姜（臓腑を温める, p. 45）
甘草—大棗（補気補陽, p. 210）
枳実—芍薬（調理気血, p. 177）

3 中医薬方と日本漢方を構成する薬対

● **排膿湯** 『金匱要略』hainoto
甘草—桔梗（癰膿を消す，p. 202）
甘草—生姜（臓腑を温める，p. 45）
甘草—大棗（補気補陽，p. 210）

● **麦門冬湯** 『金匱要略』bakumondoto
甘草—大棗（補気補陽，p. 210）
粳米—麦門冬（補血補陰，p. 230）
人参，半夏

破結散
海草—昆布（堅痞を散らす，p. 197）

● **八解散**
藿香
甘草—生姜（臓腑を温める，p. 45）
甘草—大棗（補気補陽，p. 210）
甘草—白朮（補気補陽，p. 210）
厚朴—生姜（化湿燥湿，p. 100）
生姜—人参（補気補陽，p. 216）
生姜—白朮（臓腑を温める，p. 49）
陳皮—白朮（調和腸胃，p. 175）
半夏—茯苓（化湿燥湿，p. 102）
白朮—茯苓（補気補陽，p. 222）

● **八味丸**（腎気丸）『金匱要略』hachimigan
桂枝—地黄（補血補陰，p. 229）
桂枝—茯苓（利水除湿，p. 108）
桂枝—（炮）附子（経絡を温める，p. 54）
山茱萸
山薬—茯苓（補気補陽，p. 214）

1. 中医薬方と日本漢方における薬対の比較

地黄
沢瀉—茯苓（利水除湿，p.112）
牡丹皮

● 八味地黄丸　『傳青主女科 産後編』hachimijiogan
桂皮—附子（臓腑を温める，p.46）
山茱萸
山薬—茯苓（補気補陽，p.214）
地黄
沢瀉—茯苓（利水除湿，p.112）
茯苓—附子（利水除湿，p.114）
牡丹皮

八味疝気方
烏薬，延胡索，桂皮
牽牛子—大黄（逐水，p.131）
大黄—桃仁（活血，p.157）
大黄—牡丹皮（活血，p.158）
木通#

白金丸　『外科全生集』
鬱金—白礬（開竅，p.266）

八珍湯　『丹渓心法』
甘草—大棗（補気補陽，p.210）
（熟）地黄—縮砂（補血補陰，p.233）
（鮮）生姜—大棗（調理気血，p.180）
赤芍—川芎#（活血，p.154）
川芎#—当帰#（活血，p.157）
当帰#—人参（補気補陽，p.218）
茯苓

● 半夏厚朴湯　『金匱要略』hangekobokuto
厚朴―半夏（化湿燥湿, p.101）
厚朴―生姜（化湿燥湿, p.100）
紫蘇（葉）
半夏―茯苓（化湿燥湿, p.102）

半夏散及湯（半夏散*）『傷寒論』
（炙）甘草, 桂皮, 半夏

● 半夏瀉心湯　『傷寒論』hangeshashinto
黄芩―黄連（清熱瀉火, p.57）
黄芩―半夏（化湿燥湿, p.95）
黄連―生姜（調和腸胃, p.172）
黄連―人参（清熱瀉火, p.66）
黄連―半夏（調和腸胃, p.173）
甘草―生姜（臓腑を温める, p.45）
甘草―大棗（補気補陽, p.210）

半夏瀉心湯去人参乾姜甘草加枳実杏仁方　『温病条弁』
黄芩―黄連（清熱瀉火, p.57）
黄芩―半夏（化湿燥湿, p.95）
黄連―半夏（調和腸胃, p.173）
枳実, 杏仁

半夏秫米湯（半夏湯*）『霊枢』
秫米―半夏（安神, p.264）

● 半夏白朮天麻湯　『脾胃論』hangebyakujutsutemmato
黄耆―白朮（補気補陽, p.207）
黄柏―蒼朮（化湿燥湿, p.96）
生姜―人参（補気補陽, p.216）

1. 中医薬方と日本漢方における薬対の比較

神麹—陳皮（食積を消す，p.195）
沢瀉—茯苓（利水除湿，p.112）
天麻—半夏（熄風，p.259）
麦芽

半硫丸　『和剤局方』
硫黄—半夏（温下，p.125）
（鮮）生姜—半夏（降気，p.146）

百合鶏子湯　『金匱要略』
鶏子黄—百合（補血補陰，p.229）

白朮丸　『潔古家珍』
芍薬—白朮（調理肝脾，p.171）
天南星

白朮附子湯（桂枝附子去桂加白朮湯*）　『金匱要略』
（炙）甘草—大棗（補気補陽，p.210）
（炙）甘草—白朮（補気補陽，p.210）
（鮮）生姜—大棗（調理気血，p.180）

●白虎加桂枝湯　『金匱要略』byakkokakeishito
甘草—石膏（清熱瀉火，p.68）
桂皮
粳米—石膏（清熱瀉火，p.70）
石膏—知母（清熱瀉火，p.74）

白虎加蒼朮湯　『類証活人書』
（炙）甘草—石膏（清熱瀉火，p.68）
粳米—石膏（清熱瀉火，p.70）
石膏—知母（清熱瀉火，p.74）

蒼朮

● 白虎加人参湯　『傷寒論』byakkokaninjinto
甘草―石膏（清熱瀉火，p.68）
粳米―石膏（清熱瀉火，p.70）
石膏―人参（清熱瀉火，p.75）
石膏―知母（清熱瀉火，p.74）

● 白虎湯　『傷寒論』byakkoto
（炙）甘草―石膏（清熱瀉火，p.68）
粳米―石膏（清熱瀉火，p.70）
石膏―知母（清熱瀉火，p.74）

● 不換金正気散　『和剤局方』fukankinshokisan
藿香―陳皮（化湿燥湿，p.98）
藿香―半夏（化湿燥湿，p.99）
甘草―大棗（補気補陽，p.210）
厚朴―蒼朮（化湿燥湿，p.100）
厚朴―半夏（化湿燥湿，p.101）
（鮮）生姜

● 伏竜肝湯　『備急千金要方』bukuryukanto
艾葉，甘草，桂心，（生）地黄
赤石脂―伏竜肝（渋腸固脱，p.252）
半夏―茯苓（化湿燥湿，p.102）
鼈心土

● 茯苓飲（延年茯苓飲*,**）『証治準縄』bukuryoin
枳実
生姜―人参（補気補陽，p.216）
陳皮―白朮（調和腸胃，p.175）

383

1. 中医薬方と日本漢方における薬対の比較

　白朮—茯苓（補気補陽，p.222）

●茯苓飲加半夏（延年茯苓飲加半夏*）　bukuryoinkahange
（炙）枳殻—枳実（行気，p.140）
（鮮）生姜—陳皮（降気，p.145）
陳皮—白朮（調和腸胃，p.175）
人参
半夏—茯苓（化湿燥湿，p.102）
白朮—茯苓（補気補陽，p.222）

●茯苓飲合半夏厚朴湯　『証治準縄』『金匱要略』bukuryoingohangekobokuto
（炙）枳殻—枳実（行気，p.140）
厚朴
紫蘇（葉）—（鮮）生姜（祛風散寒，p.32）
（鮮）生姜—陳皮（降気，p.145）
蒼朮—白朮（補気補陽，p.217）
陳皮—白朮（調和腸胃，p.175）
半夏
白朮—茯苓（補気補陽，p.222）

茯苓杏仁甘草湯　『金匱要略』
甘草，杏仁，茯苓

茯苓桂枝白朮甘草湯（茯桂朮甘湯*）『傷寒論』
（炙）甘草—白朮（補気補陽，p.210）
（炙）甘草—桂枝（補気補陽，p.209）
桂枝—白朮（祛風勝湿，p.117）
桂枝—茯苓（利水除湿，p.108）
白朮—茯苓（補気補陽，p.222）

3 中医薬方と日本漢方を構成する薬対

茯苓四逆湯 『傷寒論』
(炙)甘草―生姜（臓腑を温める，p.45）
生姜―人参（補気補陽，p.216）
茯苓―(生)附子（利水除湿，p.114）

●茯苓沢瀉湯 『金匱要略』bukuryotakushato
甘草―生姜（臓腑を温める，p.45）
甘草―白朮（補気補陽，p.210）
桂皮
沢瀉―茯苓（利水除湿，p.112）

茯苓皮湯 『温病条弁』
大腹皮，淡竹葉
猪苓―茯苓(皮)（利水除湿，p.113）
通草，(生)薏苡仁

普済消毒飲（普済消毒飲子*）『東垣十書』
黄芩―黄連（清熱瀉火，p.57）
黄芩―柴胡（和解少陽，p.166）
黄連―升麻（清熱解毒，p.84）
(生)甘草―桔梗（癰膿を消す，p.202）
(生)甘草―牛蒡子（疏風清熱，p.38）
橘紅，(炒)僵蚕
玄参―牛蒡子（清熱解毒，p.88）
牛蒡子―連翹（清熱解毒，p.88）
柴胡―升麻（補気補陽，p.213）
陳皮，白僵蚕，薄荷，馬勃，板藍根

附子粳米湯 『金匱要略』
甘草―大棗（補気補陽，p.210）
粳米，半夏，(炮)附子

385

1. 中医薬方と日本漢方における薬対の比較

附子瀉心湯　『傷寒論』
黄芩—黄連（清熱瀉火, p.57）
黄連—大黄（清熱瀉火, p.64）
黄連—附子（調和腸胃, p.174）
大黄—附子（温下, p.127）

附子湯　『傷寒論』
芍薬—白朮（調理肝脾, p.171）
芍薬—（炮）附子（気血陰陽兼補, p.241）
人参—（炮）附子（補気補陽, p.220）
白朮—茯苓（補気補陽, p.222）
茯苓—（炮）附子（利水除湿, p.114）

●附子理中湯
甘草—生姜（臓腑を温める, p.45）
甘草—白朮（補気補陽, p.210）
人参—附子（補気補陽, p.220）

仏手散（芎藭湯*）『普済本事方』
川芎#—当帰#（活血, p.157）

浮麦冬
黄耆—麻黄根（固表止汗, p.244）

扶脾生脈湯
黄耆—甘草（補気補陽, p.205）
五味子, 紫苑
芍薬—当帰#（補血補陰, p.234）
当帰#—人参（補気補陽, p.218）
麦門冬

3　中医薬方と日本漢方を構成する薬対

● **分消湯**（実脾飲*）『世医得効方』bunshoto
枳実―厚朴（行気, p.141）
香附子―木香（行気, p.141）
縮砂―陳皮（理気, p.138）
厚朴―生姜（化湿燥湿, p.100）
厚朴―蒼朮（化湿燥湿, p.100）
大腹皮
沢瀉―茯苓（利水除湿, p.112）
猪苓―茯苓（利水除湿, p.113）
灯芯草

● **平胃散**　『和剤局方』heiisan
甘草
厚朴―蒼朮（化湿燥湿, p.100）
生姜, 大棗, 陳皮

碧玉散　『衛生宝鑑』
甘草
青黛―蒲黄（止血, p.165）
芒硝

変通丸
黄連―呉茱萸（清熱瀉火, p.62）

● **防已黄耆湯**　『金匱要略』boiogito
黄耆―防已#（利水除湿, p.105）
甘草―生姜（臓腑を温める, p.45）
甘草―大棗（補気補陽, p.210）
甘草―白朮（補気補陽, p.210）

387

1．中医薬方と日本漢方における薬対の比較

●防已茯苓湯　『金匱要略』boibukuryoto
黄耆―甘草（補気補陽，p.205）
黄耆―茯苓（補気補陽，p.207）
黄耆―防已 #（利水除湿，p.105）
桂枝―茯苓（利水除湿，p.108）
桂枝―防已（祛風勝湿，p.118）

（雷氏）芳香化濁法　『時病論』
藿香―陳皮（化湿燥湿，p.98）
藿香―佩蘭（化湿燥湿，p.98）
（鮮）荷葉
厚朴（姜汁炒）―（製）半夏（化湿燥湿，p.101）
大腹皮

●防風通聖散　『宣明論方』bofutsushosan
黄芩―山梔子（清熱瀉火，p.58）
黄芩―芍薬（清熱瀉火，p.58）
黄芩―白朮（調理気血，p.177）
黄芩―麻黄（清熱瀉火，p.60）
滑石―甘草（利水除湿，p.106）
滑石―山梔子（利水除湿，p.106）
甘草―桔梗（癰膿を消す，p.202）
甘草―芍薬（調理肝脾，p.170）
甘草―生姜（臓腑を温める，p.45）
甘草―大黄（清熱解毒，p.86）
甘草―白朮（補気補陽，p.210）
荊芥―当帰 #（止血，p.163）
荊芥―防風（祛風散寒，p.26）
生姜―白朮（臓腑を温める，p.49）
生姜―麻黄（止咳平喘類，p.191）
石膏―川芎 #（清熱瀉火，p.73）

石膏―麻黄（清熱瀉火, p. 76）
大黄―芒硝（寒下, p. 124）
薄荷, 連翹

● **補気健中湯**（補気建中湯） hokikenchuto
黄芩―白朮（調理気血, p. 177）
厚朴―蒼朮（化湿燥湿, p. 100）
蒼朮―白朮（補気補陽, p. 217）
沢瀉―白朮（利水除湿, p. 112）
沢瀉―茯苓（利水除湿, p. 112）
陳皮―白朮（調和腸胃, p. 175）
人参, 麦門冬
白朮―茯苓（補気補陽, p. 222）

● **補中益気湯**　『脾胃論』hochuekkito
黄耆―人参（補気補陽, p. 206）
甘草―生姜（臓腑を温める, p. 45）
甘草―大棗（補気補陽, p. 210）
甘草―白朮（補気補陽, p. 210）
枳殻―枳実（行気, p. 140）
柴胡―升麻（補気補陽, p. 213）
生姜―人参（補気補陽, p. 216）
升麻―人参（補気補陽, p. 216）
当帰#―人参（補気補陽, p. 218）

● **補肺湯**　『備急千金要方』hohaito
款冬花, 桂心
粳米―麦門冬（補血補陰, p. 230）
五味子―生姜（止咳平喘類, p. 187）
桑白皮, 大棗

389

1．中医薬方と日本漢方における薬対の比較

補陽還五湯　『医林改錯』
(生) 黄耆―当帰 (尾)[#]（補血補陰，p. 225）
紅花―桃仁（活血，p. 151）
芍薬―川芎[#]（活血，p. 154）
芍薬―当帰 (尾)[#]（補血補陰，p. 234）
地竜
赤芍―川芎[#]（活血，p. 154）
川芎[#]―当帰 (尾)[#]（活血，p. 157）
当帰 (尾)[#]―桃仁（活血，p. 158）

奔豚湯　『金匱要略』
黄芩―芍薬（清熱瀉火，p. 58）
黄芩―半夏（化湿燥湿，p. 95）
葛根，甘草，甘李根白皮
呉茱萸―当帰[#]（経絡を温める，p. 54）
桂皮
芍薬―(鮮)生姜（経絡を温める，p. 56）
芍薬―川芎[#]（活血，p. 154）
(鮮)生姜―半夏（降気，p. 146）
川芎[#]―当帰[#]（活血，p. 157）
当帰[#]―人参（補気補陽，p. 218）

麻黄加朮湯　『金匱要略』
(炙)甘草―桂枝（補気補陽，p. 209）
(炙)甘草―白朮（補気補陽，p. 210）
杏仁―麻黄（止咳平喘類，p. 186）
桂枝―白朮（祛風勝湿，p. 117）
白朮―麻黄（祛風勝湿，p. 121）

3 中医薬方と日本漢方を構成する薬対

●麻黄湯　『傷寒論』maoto
　甘草
　杏仁―麻黄（止咳平喘類, p. 186）
　桂皮

●麻黄附子細辛湯　『傷寒論』
　細辛―附子（経絡を温める, p. 55）
　細辛―麻黄（袪風散寒, p. 31）
　附子―麻黄（袪風散寒, p. 36）

●麻黄連翹赤小豆湯　『傷寒論』
　(炙) 甘草
　杏仁―麻黄（止咳平喘類, p. 186）
　(生) 梓白皮
　(鮮) 生姜―大棗（調理気血, p. 180）
　(鮮) 生姜―麻黄（袪風散寒, p. 32）
　小豆, 連翹

●麻杏甘石湯　『傷寒論』makyokansekito
　甘草―石膏（清熱瀉火, p. 68）
　杏仁―麻黄（止咳平喘類, p. 186）
　石膏―麻黄（清熱瀉火, p. 76）

●麻杏薏甘湯（麻黄杏仁薏苡仁甘草湯*,**, 麻杏苡甘湯*,**）『金匱要略』
makyoyokukanto
　甘草
　杏仁―麻黄（止咳平喘類, p. 186）
　薏苡仁

1. 中医薬方と日本漢方における薬対の比較

●麻子仁丸　『傷寒論』mashiningan
枳実—厚朴（行気, p.141）
枳実—芍薬（調理気血, p.177）
枳実—大黄（寒下, p.122）
杏仁, 麻子仁

万病丸　『婦人良方』
乾漆
牛膝—(生)地黄（補血補陰, p.230）

●味麦地黄丸
五味子, 山茱萸
山薬—茯苓（補気補陽, p.214）
地黄
沢瀉—茯苓（利水除湿, p.112）
麦門冬, 牡丹皮

●明朗飲
黄連—桂皮（安神, p.260）
黄連—細辛（清熱瀉火, p.63）
甘草—白朮（補気補陽, p.210）
車前子
白朮—茯苓（補気補陽, p.222）

●木防已湯　『金匱要略』
桂皮
石膏—人参（清熱瀉火, p.75）
防已#

3 中医薬方と日本漢方を構成する薬対

木香檳榔丸　『儒門事親』
- 黄柏―黄連（清熱瀉火, p.60）
- 黄連―大黄（清熱瀉火, p.64）
- 莪朮
- 牽牛子―大黄（逐水, p.131）
- （炮）香附子―木香 #（行気, p.141）
- （鮮）生姜―陳皮（降気, p.145）
- 青皮―陳皮（行気, p.142）
- （鮮）生姜―陳皮（降気, p.145）
- 檳榔子―木香 #（行気, p.143）

射干麻黄湯　『金匱要略』
- 款冬花―紫苑（止咳平喘類, p.183）
- 五味子―細辛（止咳平喘類, p.187）
- （鮮）生姜―大棗（調理気血, p.180）
- （鮮）生姜―半夏（降気, p.146）
- （鮮）生姜―麻黄（祛風散寒, p.32）
- 麻黄―射干（止咳平喘類, p.193）

楊柏散　yohakusan
- 犬山椒, 黄柏, 楊梅皮

陽和湯　『外科全生集』
- 鹿角膠, （生）甘草, 姜炭, 桂皮
- （熟）地黄―麻黄（止咳平喘類, p.189）
- 白辛子

薏苡竹葉散　『温病条弁』
- 滑石, 竹葉, 通草, 白豆蔲, 茯苓, 薏苡仁, 連翹

1. 中医薬方と日本漢方における薬対の比較

●薏苡仁湯　『張氏医通』yokuininto
甘草—芍薬（調理肝脾, p.170）
蒼朮，桂皮，当帰#，薏苡仁

●薏苡附子敗醤散　『金匱要略』
敗醤（草），附子，薏苡仁

●抑肝散　『保嬰撮要』yokukansan
甘草—白朮（補気補陽, p.210）
柴胡
川芎#—当帰#（活血, p.157）
釣藤鈎

●抑肝散加芍薬黄連
黄連
甘草—芍薬（調理肝脾, p.170）
柴胡—芍薬（調理気血, p.180）
芍薬—川芎#（活血, p.154）
芍薬—釣藤鈎（熄風, p.255）
芍薬—当帰#（補血補陰, p.234）
川芎#—当帰#（活血, p.157）
白朮

●抑肝散加陳皮半夏　yokukansankachimpihange
甘草—白朮（補気補陽, p.210）
柴胡
川芎#—当帰#（活血, p.157）
蒼朮—白朮（補気補陽, p.217）
釣藤鈎
陳皮—白朮（調和腸胃, p.175）
半夏—茯苓（化湿燥湿, p.102）

白朮―茯苓（補気補陽, p. 222）

●**六君子湯**　『婦人良方』rikkunsito
　甘草―生姜（臓腑を温める, p. 45）
　甘草―大棗（補気補陽, p. 210）
　甘草―白朮（補気補陽, p. 210）
　生姜―人参（補気補陽, p. 216）
　生姜―白朮（臓腑を温める, p. 49）
　陳皮―白朮（調和腸胃, p. 175）
　半夏―茯苓（化湿燥湿, p. 102）
　白朮―茯苓（補気補陽, p. 222）

●**立効散**　『蘭室秘蔵』rikkosan
　甘草, 細辛, 升麻, 防風, 竜胆

●**竜胆瀉肝湯**　『蘭室秘蔵』ryutanshakanto
　黄芩―山梔子（清熱瀉火, p. 58）
　甘草, 地黄, 木通#, 車前子, 沢瀉, 当帰#, 竜胆

●**涼営清気湯**　『喉痧証治概要』
　黄連
　(生) 甘草―(生) 石膏（清熱瀉火, p. 68）
　金汁, 玄参
　犀角 (磨沖)―(生) 地黄（清熱涼血, p. 79）
　犀角 (磨沖)―(生) 石膏（清熱涼血, p. 79）
　(焦) 山梔子―牡丹皮（清熱涼血, p. 80）
　(焦) 山梔子―連翹 (殻)（清熱涼血, p. 81）
　(生) 地黄―(鮮) 石斛（補血補陰, p. 233）
　(生) 地黄―牡丹皮（清熱涼血, p. 82）
　赤芍―牡丹皮（清熱涼血, p. 83）
　石膏―(鮮) 竹葉（清熱瀉火, p. 74）

1. 中医薬方と日本漢方における薬対の比較

石膏―茅根（清熱瀉火，p.76）
薄荷（葉）
茅根―芦根（清熱涼血，p.84）

涼膈散 『和剤局方』
黄芩―山梔子（仁）（清熱瀉火，p.58）
甘草―大黄（清熱解毒，p.86）
山梔子（仁）―大黄（寒下，p.122）
山梔子（仁）―連翹（清熱涼血，p.81）
大黄―芒硝（寒下，p.124）
竹葉，薄荷（葉）

●苓甘姜味辛夏仁湯（桂苓五味加姜辛半夏杏仁湯*,**）『金匱要略』
甘草―生姜（臓腑を温める，p.45）
杏仁
五味子―細辛（止咳平喘類，p.187）
五味子―生姜（止咳平喘類，p.187）
半夏―茯苓（化湿燥湿，p.102）

●苓甘五味姜辛湯（桂苓五味甘草去桂加乾姜細辛湯*）『金匱要略』
甘草―生姜（臓腑を温める，p.45）
五味子―細辛（止咳平喘類，p.187）
五味子―生姜（止咳平喘類，p.187）
茯苓

●苓姜朮甘湯（甘草乾姜茯苓白朮湯*,**，甘姜苓朮湯*,**）『金匱要略』ryokyojutsukanto
甘草―生姜（臓腑を温める，p.45）
白朮―茯苓（補気補陽，p.222）

3 中医薬方と日本漢方を構成する薬対

● 苓桂甘棗湯（茯苓桂枝甘草大棗湯＊,＊＊）『傷寒論』ryokeikansoto
甘草—大棗 （補気補陽, p.210)
桂皮, 茯苓

● 苓桂朮甘湯（茯苓桂枝白朮甘草湯＊,＊＊, 茯桂朮甘草湯＊,＊＊, 桂苓甘朮湯＊,＊＊）『傷寒論』ryokeijutsukanto
甘草—白朮 （補気補陽, p.210)
桂皮
白朮—茯苓 （補気補陽, p.222)

苓桂味甘湯（茯苓桂枝五味甘草湯＊）『金匱要略』
（炙）甘草
桂枝—茯苓 （利水除湿, p.108)
五味子

良附丸　『良方集腋』
香附子—良姜 （理気, p.137)

羚角鉤藤湯　『通俗傷寒論』
（生）甘草—（生）芍薬 （調理肝脾, p.170)
（甘）菊花—桑葉 （疏風清熱, p.39)
（生）芍薬—釣藤鉤 （熄風, p.255)
（鮮）地黄,（鮮）竹茹,（川）貝母, 茯神,（木）羚羊角

冷哮丸　『張氏医通』
花椒,（生）甘草, 款冬花, 杏仁
細辛—皂莢 （開竅, p.268)
細辛—（炮）麻黄 （祛風散寒, p.31)
紫苑茸,（鮮）生姜, 神麹,（生）川烏頭
皂莢—（生）白礬 （湧吐, p.271)
胆南星（天南星＋牛胆汁）, 半夏麹

397

1. 中医薬方と日本漢方における薬対の比較

●麗沢通気湯　『張氏医通』

黄耆―(炙)甘草（補気補陽，p.205）
黄耆―升麻（補気補陽，p.205）
黄耆―防風（補気補陽，p.208）
花椒
葛根―升麻（疏風清熱，p.37）
葛根―白芷（祛風散寒，p.24）
葛根―麻黄（祛風散寒，p.25）
(炙)甘草―石膏（夏）（清熱瀉火，p.68）
(炙)甘草―大棗（補気補陽，p.210）
羌活―蒼朮（祛風勝湿，p.116）
羌活―独活（夏に去）（祛風勝湿，p.117）
羌活―防風（祛風散寒，p.25）
羌活―麻黄（祛風散寒，p.26）
細辛―石膏（夏）（清熱瀉火，p.70）
細辛―独活（夏に去）（祛風散寒，p.31）
細辛―麻黄（祛風散寒，p.31）
(鮮)生姜―麻黄（祛風散寒，p.32）
升麻―石膏（夏）（清熱瀉火，p.72）
石膏（夏）―白芷（疏風清熱，p.42）
石膏（夏）―麻黄（清熱瀉火，p.76）
蒼朮―白芷（外用，p.275）
蒼朮―防風（祛風勝湿，p.120）
葱白―麻黄（祛風散寒，p.34）

●麗沢通気湯加辛夷

黄耆―(炙)甘草（補気補陽，p.205）
黄耆―升麻（補気補陽，p.205）
黄耆―防風（補気補陽，p.208）
花椒
葛根―升麻（疏風清熱，p.37）

3 中医薬方と日本漢方を構成する薬対

　葛根—白芷（袪風散寒, p.24）
　葛根—麻黄（袪風散寒, p.25）
（炙）甘草—石膏（夏）（清熱瀉火, p.68）
（炙）甘草—大棗（補気補陽, p.210）
　羌活—蒼朮（袪風勝湿, p.116）
　羌活—独活（夏に去）（袪風勝湿, p.117）
　羌活—防風（袪風散寒, p.25）
　羌活—麻黄（袪風散寒, p.26）
　細辛—辛夷（袪風散寒, p.30）
　細辛—石膏（夏）（清熱瀉火, p.70）
　細辛—独活（夏に去）（袪風散寒, p.31）
　細辛—麻黄（袪風散寒, p.31）
（鮮）生姜—麻黄（袪風散寒, p.32）
　升麻—石膏（夏）（清熱瀉火, p.72）
　石膏（夏）—白芷（疏風清熱, p.42）
　石膏（夏）—麻黄（清熱瀉火, p.76）
　蒼朮—白芷（外用, p.275）
　蒼朮—防風（袪風勝湿, p.120）
　葱白—麻黄（袪風散寒, p.34）

●連珠飲
四物湯 + 苓桂朮甘湯

　甘草—芍薬（調理肝脾, p.170）
　甘草—白朮（補気補陽, p.210）
　桂皮, 地黄
　芍薬—川芎 #（活血, p.154）
　芍薬—当帰 #（補血補陰, p.234）
　川芎 #—当帰 #（活血, p.157）
　白朮—茯苓（補気補陽, p.222）

1. 中医薬方と日本漢方における薬対の比較

連梅湯 『温病条弁』
阿膠―黄連（清退虚熱, p.89）
烏梅―麦門冬（補血補陰, p.224）
黄連―麦門冬（清熱瀉火, p.67）
（生）地黄

連附六一湯 『医学正伝』
黄連―（炮）附子（調和腸胃, p.174）
（鮮）生姜―大棗（調理気血, p.180）

連朴飲 『霍乱論』
黄連―（製）厚朴（化湿燥湿, p.97）
黄連―（製）半夏（調和腸胃, p.173）
（炒）香鼓―（焦）山梔子（清熱瀉火, p.69）
厚朴―（製）半夏（化湿燥湿, p.101）
石菖蒲, 芦根

六一散（益元散*, 天水散*）『宣明論方』
滑石―（炙）甘草（利水除湿, p.106）

●**六味丸**（六味地黄丸*）『小児薬証直訣』rokumigan
山茱萸, 地黄
山薬―茯苓（補気補陽, p.214）
沢瀉―茯苓（利水除湿, p.112）
牡丹皮

4　中医薬方と日本漢方における出現頻度の高い薬対

　ここでは, 10頻度以上使用されている薬対をまとめた（固渋類は該当なし）. 日本漢方での出現頻度/日本漢方＋中医薬方での出現頻度を（　）で示す.

4　中医薬方と日本漢方における出現頻度の高い薬対

4-1　解表類

1）祛風散寒
- 荊芥—防風（10/12）
- 細辛—麻黄（4/12）

4-2　祛寒類

1）臓腑を温める
- 甘草—生姜（61/83）

4-3　清熱類

1）清熱瀉火
- 黄芩—黄連（12/27）
- 黄芩—芍薬（9/15）
- 甘草—石膏（11/23）

2）清熱解毒
- 甘草—大黄（11/17）

4-4　祛湿類

1）化湿燥湿
- 黄芩—半夏（8/13）
- 厚朴—生姜（6/10）
- 半夏—茯苓（19/30）

2）利水除湿
- 沢瀉—白朮（5/11）
- 沢瀉—茯苓（18/26）
- 猪苓—茯苓（8/12）

4-5 瀉下薬

1）寒下
●大黄(だいおう)―芒硝(ぼうしょう)（5/16）

4-6 理気類

1）降気
（鮮）生姜(しょうきょう)―半夏(はんげ)（0/11）

4-7 理血類

1）活血
●芍薬(しゃくやく)―川芎(せんきゅう)#（15/23）
●川芎(せんきゅう)#―当帰(とうき)#（31/46）

4-8 調和類

1）和解少陽
●黄芩(おうごん)―柴胡(さいこ)（12/15）

2）調理肝脾
●甘草(かんぞう)―芍薬(しゃくやく)（35/58）
●芍薬(しゃくやく)―白朮(びゃくじゅつ)（8/16）

3）調和腸胃
●陳皮(ちんぴ)―白朮(びゃくじゅつ)（11/17）

4）調理気血
（鮮）生姜(しょうきょう)―大棗(たいそう)（0/18）

4-9 止咳平喘類

●杏仁(きょうにん)―麻黄(まおう)（7/11）

4-10 消散類

1）癰膿を消す
- 甘草—桔梗（21/37）

4-11 補益類

1）補気補陽
- 黄耆—甘草（9/18）
- 黄耆—人参（6/10）
- 甘草—桂枝（0/10）
- 甘草—大棗（61/93）
- 甘草—白朮（29/22）
- 山薬—茯苓（7/11）
- 生姜—人参（21/25）
- 当帰#—人参（5/13）
- 白朮—茯苓（26/40）

2）補血補陰
- 黄耆—当帰#（5/11）
- 芍薬—当帰#（25/36）

2. 温病処方（中医薬方）における薬対

　人は年齢，体質，生活習慣によって基礎代謝率が異なり，暑がりや寒がりの人がいる．厳寒の冬にミニスカートをはいている若い女性や薄着の若者もいれば，猛暑の夏に体が冷えると訴える人もいる．人が発熱した際には，重篤なときもあれば，軽症なときもある．発熱している子どもが，元気に遊んでいるときもあれば，ぐったりしているときもある．一方，熱が出ていないのに，重症の肺炎にかかっている高齢者もいる．このように，人は病状によって内熱の状態が異なっており，医師はその病態を正確に判断しなければならない．

　発熱を主とする感染症に対しては，「どうして温病学の良さを取り入れないのですか」と中国の中医に尋ねられて，筆者は答えることができなかった．日本漢方は，中国から伝来した伝統医学のすべてであると誤解しやすい．日本漢方（主に傷寒論にある処方と理論）では使われていない「温病学」の概念が，現代の中医薬学には含まれている．温病学は中国の明時代末と清時代初期に発展した．その時代および以降，日中の中医学に関する交流は少なくなり，日本では700年代に中国から伝来した漢方医学が独自な発展を遂げ，熟成したため，温病学は含まれていない．西洋薬と漢方薬の両方を処方できる日本の医師達への教育体制も整ってきているが，その内容は漢方医学を主体としている．漢方を専門とする医学者は，漢方医学と中医学の相違を認識しているが，温病として使用される方剤のほとんどが，エキス化されていないこともその一因であろう．

　世界規模で，毒性の強い新型ウイルスのエボラ，SARS，MERSによる重篤な温病のパンデミックが起こるおそれは常にあり，インフルエンザワクチンや，抗ウイルス薬の開発が喫緊の課題になっている．変異を繰り返す新型ウイルスに対して，西洋薬の対応が追いつけなくなる危険性もある．それに対処するためのワクチンや西洋薬の開発が急がれる一方で，伝統薬を用いた療法で対処することの必要性も認識されはじめている．日本漢方のみでは対応しきれな

い場合が多く，そのため，温病学が必要になる．その意味でも温病学を日本でも周知させることは重要である．

1 温病とは

中医学では，六淫の邪（風，寒，暑，湿，燥，火の六気）のバランスが崩れることによって病気になると考える．『黄帝内経』の中では，風，寒，暑，湿，燥，火なる六気が記述されている．日本でいう風邪という言葉はその範疇に入る．後漢の張仲景が傷寒を治療するために『傷寒論』を著し，傷寒と温熱病は背反する病気ではないとしている．『傷寒論』は「寒」が原因の疾病であると論じており，張景岳は『素問・熱論』の中で，「熱病は，傷寒の分類に入る」と考え，外感病はすべて「傷寒」であると，広義の定義をした．

明代末に，呉又可が『温疫論』を著し，創製した疫病の治療薬が，一般の医師によって通常の温熱病に用いられてしまった．金代の劉河間（守真）は『河間六書』を著し，温熱病を三焦〔上焦（心と肺），中焦（脾と胃），下焦（肝と腎）〕に分類して，弁証論治（病状に応じて治療）することを主張し，『傷寒論』の中の六経弁証を順守した．名医は基礎を「霊枢」と「素問」に遡るべきであると認識し，教えを『傷寒論』と『金匱要略』に求め，呉の葉天士によって『温病論』と『温病続論』が刊行されたにもかかわらず，温病理論を実際に使う人は少なかった．

張仲景の処方は傷寒を治療することを主体としている．王好古らが，『傷寒続論』や『傷寒類証』などの医書を著し，傷寒の治療法で温病を治療しようとした張仲景の学術思想は一時，衰退した．傷寒の治療は，主として人体の陽気を救おうとするもので，温熱の治療は，主として人体の陰液を救おうとするものである．呉鞠通は温病の源を極め，『温病条弁』を著した．呉鞠通は儒学に通じ，葉天士を師とし，遠くは張仲景の学術思想を継承している．『温病条弁』記載の方剤の半数以上は，葉天士の『衛気営血弁証』（臨証指南医案）から引用している．葉氏は呉の人であったことから，治療の対象となる病態は南方にみられる証候が多く，論述は簡略であった．呉鞠通が指摘する「傷寒」は狭義の定義であり，温病と傷寒の区別を強調している．呉鞠通は治療に「内経」の理論に従い，張仲景の方法を参照し，『温病条弁』を10年かけて完成した．呉鞠

2. 温病処方（中医薬方）における薬対

通は黄帝や張仲景の功臣とも言える．

傷寒とは六淫の邪を外感して形成する熱病である．

傷寒に罹患したとき気は盛んになり，悪寒・発熱が生じる．暑病に罹患した際には，発熱して汗が出る．すなわち，傷寒と暑病は寒熱という点で異なるものであり，病因，病機，症候が異なる．傷寒を治療するには，まず麻黄湯（まおうとう）や桂枝湯（けいしとう）（辛温）を用い，次いで承気湯類（じょうきとう）（苦寒）で清熱し，最後に四逆湯（しぎゃくとう）（温熱）で陽気を救う．一方，暑病を治療するには，まず白虎湯（びゃっことう）（辛涼泄熱）を用い，次いで（王氏）清暑益気湯（せいしょえっきとう）（甘熱，清熱生津益気）を用い，さらに生脈散（しょうみゃくさん）（甘酸，益気斂津）あるいは連梅湯（れんばいとう）（散苦，泄熱生津）を用いて陰液を救う．

温病は上焦（三焦腑の上部構造，横隔膜の上）に始まり，次いで中焦（三焦腑の中部構造，剣状突起の下端より臍まで）に伝わり，最終的に下焦に終わるという病気の軽重をたどると考えられる．

温病になり，裏熱が旺盛になると，皮膚の熱は高くなり，陽熱が旺盛になると，脈は大きく頻脈になる．脈が大で浮滑になる際は表裏はともに熱しているが，正気は強く盛んであり，裏熱が外に向かって出ようとしているので，病は治療に向かうと予想される．

温病は毎年発生するが，春季に発生することが多い．四季の気候が正常で豊作になる場合は，温病の流行はわずかであるが，飢饉や戦乱が発生し，社会環境が悪化する際に，温病は流行する．温病の発生には，四季の異常気象の変化が外因になる．『素問・金匱真言論』に「精のある人は春，温病にならない」とあるように，正気の損傷が内因になる．

暑病になると，発汗し，心煩，気喘が出現する．熱病に罹患して2〜3日が経過すると，脈もさほどの変化はない．7〜8日が経過すると，脈は速くなり，気喘が出現する．さらに進行すると，脈は微小になり，血尿が出る．耳聾が出現し，四肢が弛緩し，口渇となる．

温病にかかると，発汗してただちに発熱する．脈は速くなり，汗が出てただちに発熱する．うわごとを言い，食事の摂取が不能となる．

肝の熱病になると，尿が黄色となり，腹痛が出現し，伏せる．身熱が出現し，うわごとがみられ，脇部が膨満して痛む．その後，手足を動かし，安眠できず，頭痛に悩む．

心の熱病では，まず心中が不愉快になり，発熱する．急に心が痛んで，煩悶

し，嘔吐や頭痛が出現し，顔面が紅潮する．その後，心が痛み，無汗となる．

　脾の熱病では，まず頭重感が生じて頬が痛み，心煩が出現し，前額が青（肝の色）になり，嘔気が生じる．身熱が出現し，腰痛で寝返りできなくなる．腹満して下痢が出現し，両側の下顎痛がみられる．

　肺の熱病では，まず突然寒気がして，四肢が冷え，鳥肌が立って逆毛立つ．肺気が散去されず，身熱が出現する．肺気が鬱滞すると，気喘が出現する．咳嗽が出現する．遊走性疼痛が胸・乳の両側・背中に走る．肺気の鬱滞が強くなると，深呼吸ができなくなって，頭痛が出現し，発汗して，悪寒が生じる．

　腎の熱病では，まず腰痛が出現し，下腿がだるくなって痛む．口渇が強くなり，頻繁に飲水する．身熱が出現し，項が痛んでこわばる．熱が高くなると，脛が寒えて痛む．腎脈の走行する足下が発熱する．発語をしたくなくなり，項が痛み，頻繁にめまいがし，意識が朦朧となる．

　傷寒に罹患し，夏至前に温病を発症する場合は，「温病」という．本証は，温熱性の温病に属する．夏至後に温病を発症する場合は，「暑病」という．暑邪が湿邪を兼ねた温熱病の温病に属していることが多い．狭義の傷寒に罹患した際は悪寒・発熱する．暑病に罹患した際には，身体は発熱・発汗する．

　温病に罹患した際は手関節から肘関節までの皮膚（尺膚）の熱は高熱になり，寸脈は数になる．脈が浮大で滑らかな場合，裏熱が外に出ていることから，病は治療に向かうことを表している．

　五臓のいずれかが熱病に罹患した場合，五臓に対応する顔面の一部がまず赤色に変化する．肝の熱病では左頬部が，心の熱病では額の中央が，脾の熱病では鼻頭が，肺では右頬部が，腎では両側頤が赤色になる．

　脈拍が1呼気で3回拍動し，1吸気で脈が3回の数脈になり，手関節から肘関節までの皮膚が熱い場合は，温病である．

　暑病に罹患した場合，多汗となる．鍼療法はよく開泄し，よく宣通する．熱邪の篭りを開通し，迅速な治療効果が得られる．陰液を補い，陽気を保つ作用は，薬物療法が優れている．

　温病に罹患し，皮膚の熱が甚だしく，寸部の脈が浮大で滑の場合は，表裏がともに熱しているが，裏熱が外に出る勢いがあるので，予後は良好である．

　熱病の後期で，腎陰（腎が蔵する陰液）と心陰（心の陰液）がともに枯渇した際は，予後は不良である．肺が障害されて気喘が著しい際は予後不良である．

2. 温病処方（中医薬方）における薬対

　また，熱病の後期で，数脈ではない，あるいは数脈であっても不整ではない際は，3日後に発汗して治癒する．もし，3日以内に発汗しない際は，予後不良である．また，熱病に罹患して，痛む部位が改善せず，耳聾，四肢弛緩，口渇などが出現する際は，骨髄が障害されており，予後不良である．発汗後に脈が平静になる際は，予後良好である．また，熱病に罹患し，発汗せず，数脈の際は，予後不良である．熱病に罹患し，次の場合は予後不良である．①発汗せず，頬が紅潮し，しゃっくりが出現する，②下痢が出現し，腹満が著明となる，③両目がはっきりせず，発熱が持続する，④老人や幼児で発熱して腹満する，⑤発汗せず，嘔吐・下血する，⑥腎水が上承されず，舌炎がみられ，高熱が持続する，⑦咳嗽，鼻血がみられ，発汗しない，あるいは発汗するが，足部まで到達しない，⑧熱が骨髄から出る，⑨発熱して，痙攣する．脱水や精神錯乱は予後不良である．

　温病に罹患し，身熱があるのに脈が平静である際は，脈と証が相応せず，死の兆候であり，鍼は禁忌である．

　熱病に罹患し，発熱した際に，食事を摂取すると発熱する場合は，その後に熱病の病状がほぼ消失しても，発熱は持続する．そのため，熱病に罹患し，発熱がいくらか軽減する時期は，肉食と多食は禁忌とする．

　温疫が発生した際，邪気は容易に人に伝染し，病人の年齢を問わず，発病後の症状は類似する．温病を予防するには，「精を蔵すること」とある．房労で精液を消耗せず，七情内傷，飲食の不摂生，過度の労働，外邪の侵襲などが人体の精気を損傷しないようにする．

　気候が温暖になると，疫病が流行して温病に罹患する．冬季であっても気候が温暖になるとき，人は容易に温病に罹患する．

　呉又可の『温疫論』に「温病は傷寒と同じでなく，臨床上，温病は多く見られるが，傷寒は少ない」とある．もし，気候が正常で豊作になり，天気は穏やかで，民衆は和やかに生業に励むことができるときは，温病の発生はわずかである．一方，飢饉で田畑が荒れ果てたとき，あるいは気候が正常でも戦乱後は温病の発生は盛んである．冬，寒に傷つけば，春，必ず温病になる．

　傷寒に罹患し，温熱病が発症する場合は，発病した季節の違いに従って，温病（夏至より以前に発症する温熱病）と暑病（夏至以降に発症する温熱病）に分類される．温病は，邪気の性質の違いによって，温熱性の温病と，湿熱性の温病

に分類される．春季に発症する温病は温熱性で，夏季に発症する暑病は湿熱性であることが多い．暑病では発汗が多いため，止汗法の使用は禁忌である．

2　温病条弁とは

『温病条弁』（全6巻）は，清の時代1813年に呉瑭（号が鞠通，1758～1836，江蘇省淮陰出身）によって刊行された急性の発熱を伴う疾病に関する医学書である．晋唐以来，温病の疾患は深く研究されていなかった．呉鞠通は19歳のときに父を病気で亡くしたことを契機とし，また，張仲景がその著書『傷寒論』にある「医者が栄華と権勢を求め，生命を忘れ去っている」という序文に共鳴し，科挙の道を諦め，医学の道に進んだ．甥が温病に罹った際は，医学の知識が十分でなく，助けることができなかった．張仲景は一族を傷寒で亡くしたので，『玉函経』を著し，後世の医学の祖となった．しかし，その著書の中の「卒病論」は戦火で失われてしまった．呉鞠通は明代末に呉又可が著した『温病論』や歴代の名医の著書を集め，また，自身の見解と治療経験を加え，編成して『温病条弁』を著した．

温病の治療法は少ない．「風」，「湿」，「燥」の三気が原因で病気になると，必ず温病を発症する．傷寒もまた，発熱する．「風」が原因の病気は外感熱病であり，「温」と称しているのは潜伏した「寒」が原因で発熱した病気であり，温病ではないと考えた．

『温病条弁』は，温熱のみを論述している．ただ，瘧疾（マラリア），下痢，黄疸，痺症などの病状は，多くは暑熱や湿温が原因で発症する．これらを正確に弁証して誤らず，薬物使用前後の変化に対して適切に対応する．弁証が正確でなければ，処方が解らず，病態を正確に認識できない．初学者にまず病態を識別した後に治療法を理解させ，どの処方を選択すべきかを理解させる．しかし，治療法は同じでも処方が異なる場合があり，処方が同じでも，治療法が異なる場合がある．弁証論治に関しては詳細に観察しなければならない．

『温病条弁』全6巻は，熱病，暑病，湿病，燥病などの温病を分析し，各疾病の発病原因，病状，予後，転機などを深く研究した名著である．しかも張仲景の学術思想が反映されている．まず，第1巻は『内経』に記載された温病に関する理論が紹介されている．第2巻は心肺の病証が論述されている．第3巻

は脾胃を，第4巻は肝腎を，第5巻は雑説，逆証の治療法，病後の療養などが論述されている．第6巻は婦人科，小児科領域である．

『内経』では「夏至より先に発症する温病は病温であり，夏至より後に発症する温病は病暑である」とある．暑温と湿温，いずれも温病の範疇に入れる．『温病条弁』と『傷寒論』の論述は，相互に補充し合う関係にある．

薬物の用量は適宜，加減すべきである． 基本的には，病状を改善させる量が最適用量である．病状が軽い場合は，日に2回服用，重症の場合は日に3回服用させ，甚だしい場合は日に3回，夜に1回服用させる．薬物を少量で使用する場合は，病は軽快せず慢性化する．長江の南北地方では，甘草の用量は多くとも3～5gであった．甘草の薬性は苦ではなく燥でもない，最も調和のとれた生薬であり，穏やかな効能を示す．北方の小児科医は小児の痘証に対して，1～2日目より大黄を使用し，日ごとに増量し，甚だしい場合は2倍から3倍量まで増量し，13～14日目に達すると，大黄の用量はすでに多量になっているので，陽気は損傷され，必ず歯を噛みしめて悪寒・戦慄し，痘粒は灰白色になって陥凹するが，医者は「この毒邪はまだ除去されていない」として，さらに増量するのは道理にかなっていない．

『内経』には「効果の強い薬物を用いて病を治療する場合は病の60％が，中程度の薬効をもつ薬物の場合は70％が，弱い効果の薬物の場合は80％が消退すれば，無毒な薬物の場合は90％が消退すれば，それぞれ服用を中止し，その後は飲食物を用いて病を整え，体力を養って邪気を除去する．決して薬物を投与しすぎてはならない」とある．医者にとって最も重要なことは，十分に病状を観察することにあり，適宜，薬物の用量を加減し，病状を正確に判断し，その後に先人の経験に基づいた治療原則に沿って薬物を使用すれば，治療を誤ることはほとんどないと思われる．

治療には一定の法則があるが，病症は変化して一定ではない．例えば温病で湿邪を兼ねていない場合は，その性質は温熱に属していると考え，治療は剛燥の薬を用いずに清熱柔潤の薬を用いるべきである．しかし，病後で胃の陽気が回復していない場合，あるいは病に罹患中に，前医が苦寒の薬を使用しすぎて，胃の陽気を損傷している場合は，柔潤の薬を使用すべきでなく，適宜少量の温薬を使用して胃の陽気を回復すべきである．温病で湿邪を兼ねている場合は，熱邪と温邪があり，治療は苦燥の薬を使用すべきである．しかし，湿がす

でに化燥し，あるいは湿が消退して熱だけが持続する場合は，少量の柔潤の薬を使用すべきである．すべては証に臨んでよく病情の変化を診察すれば，誤ることはない．

3 温病処方における薬対

3-1 風温（風熱の邪による急性熱病）

1） 邪気が肺衛を侵襲

風熱の邪気が肺衛を侵襲

銀翹散（ぎんぎょうさん）　『温病条弁』
　（生）甘草—桔梗（癰膿を消す，p.202）
　（生）甘草—金銀花（清熱解毒，p.85）
　（生）甘草—牛蒡子（疏風清熱，p.38）
　金銀花—連翹（清熱解毒，p.87）
　荊芥，玄参，香鼓
　牛蒡子—連翹（清熱解毒，p.88）
　竹葉，薄荷

風熱の邪気が肺を侵襲

桑菊飲（そうぎくいん）　『温病条弁』
　（生）甘草—桔梗（癰膿を消す，p.202）
　菊花—桑葉（疏風清熱，p.39）
　菊花—薄荷（疏風清熱，p.39）
　杏仁—桑葉（疏風清熱，p.40）
　連翹，芦根

2） 熱邪が気分に侵襲

熱邪が肺に充満

●麻杏甘石湯（麻黄杏仁甘草石膏湯*,**）　『傷寒論』
　（炙）甘草—石膏（清熱瀉火，p.68）

2. 温病処方（中医薬方）における薬対

　　杏仁—麻黄（止咳平喘類，p. 186）
　　石膏—麻黄（清熱瀉火，p. 76）

痰と熱が胸に結滞
小陥胸加枳実湯　『温病条弁』
　　黄連—半夏（調和腸胃，p. 173）
　　栝楼仁—枳実（堅痞を散らす，p. 198）
　　栝楼仁—半夏（堅痞を散らす，p. 198）

痰と熱が肺を阻み，熱が大腸に結滞
宣白承気湯　『温病条弁』
　　栝楼皮，杏仁，（生）石膏，（生）大黄

肺熱による発疹
銀翹散去豆豉加細生地牡丹皮大青葉玄参方　『温病条弁』
　　（生）甘草—桔梗（癰膿を消す，p. 202）
　　（生）甘草—金銀花（清熱解毒，p. 85）
　　金銀花—連翹（清熱解毒，p. 87）
　　荊芥，玄参，（生）地黄，大青葉，牡丹皮，竹葉，薄荷

腸熱による下痢
●葛根黄連黄芩湯　『傷寒論』
　　黄芩—黄連（清熱瀉火，p. 57）
　　葛根，（炙）甘草，〔紫蘇（葉）〕

陽明（陽明胃経）に熱が亢進
白虎湯　『傷寒論』
　　（生）甘草—石膏（清熱瀉火，p. 68）
　　粳米—石膏（清熱瀉火，p. 70）
　　石膏—知母（清熱瀉火，p. 74）

陽明熱結

大承気湯（だいじょうきとう）　『傷寒論』
　（炙）枳実（きじつ）―（炙）厚朴（こうぼく）（行気，p.141）
　（炙）枳実（きじつ）―大黄（だいおう）（寒下，p.122）
　厚朴（こうぼく）―大黄（だいおう）（寒下，p.122）
　大黄（だいおう）―芒硝（ぼうしょう）（寒下，p.124）

● **小承気湯**（しょうじょうきとう）　『傷寒論』
　（炙）枳実（きじつ）―（炙）厚朴（こうぼく）（行気，p.141）
　（炙）枳実（きじつ）―大黄（だいおう）（寒下，p.122）
　（炙）厚朴（こうぼく）―大黄（だいおう）（寒下，p.122）

● **調胃承気湯**（ちょういじょうきとう）　『傷寒論』
　（炙）甘草（かんぞう）―大黄（だいおう）（清熱解毒，p.86）
　大黄（だいおう）―芒硝（ぼうしょう）（寒下，p.124）

3）熱邪が心包に入った病態

熱邪が心包に陥る

清宮湯（せいきゅうとう）　『温病条弁』
　玄参（げんじん），犀角（さいかく）（尖），竹葉（ちくよう）（巻心），連翹（れんぎょう）（心），蓮子（れんし）（心），麦門冬（ばくもんどう）

安宮牛黄丸（あんぐうごおうがん）　『温病条弁』
　鬱金（うこん）
　黄芩（おうごん）―黄連（おうれん）（清熱瀉火，p.57）
　黄芩（おうごん）―山梔子（さんしし）（清熱瀉火，p.58）
　黄連（おうれん）―朱砂（しゅさ）（安神，p.260）
　牛黄（ごおう）―朱砂（しゅさ）（安神，p.262）
　牛黄（ごおう）―真珠（しんじゅ）（開竅，p.267）
　犀角（さいかく），麝香（じゃこう），氷片（ひょうへん），雄黄（ゆうおう）

2. 温病処方（中医薬方）における薬対

紫雪丹　『温病条弁』
　滑石—(炙)甘草（利水除湿, p.106）
　寒水石, 玄参
　犀角—石膏（清熱涼血, p.79）
　磁石（水煮）—朱砂（安神, p.264）
　麝香, 硝石
　升麻—石膏（清熱瀉火, p.72）
　丁香
　沈香—木香（降気, p.147）
　朴硝, 羚羊角

至宝丹　『和剤局方』
　牛黄—朱砂（安神, p.262）
　琥珀
　犀角—玳瑁（清熱涼血, p.80）
　麝香, 氷片, 雄黄

熱邪が体内に滞貯し，正気が体表より漏出
安宮牛黄丸あるいは**紫雪丹**, **至宝丹**　熱陥心包（p.413）を参照．

生脈散　『内外傷弁惑論』
　五味子, 人参, 麦門冬

参附湯　『婦人良方』
　(鮮)生姜—大棗（調理気血, p.180）
　人参—(炮)附子（補気補陽, p.220）

熱邪が心包に入り，陽明腑（陽明大腸）に熱と邪が結滞
牛黄承気湯　『温病条弁』
　安宮牛黄丸
　黄連—(生)大黄（清熱瀉火, p.64）
　山梔子—(生)大黄（寒下, p.122）

4）温病回復後，邪気がまだ体内に残存

肺と胃の陰液は熱により消耗

<u>沙参麦門湯</u>（沙参麦冬湯*,**）『温病条弁』
 栝楼根，（生）甘草，玉竹
 沙参—麦門冬（補血補陰，p.235）
 桑葉，（白）扁豆

<u>益胃湯</u>『温病条弁』
 （炒）玉竹，（生）地黄
 沙参—麦門冬（補血補陰，p.235）
 氷糖

3-2　春温（温熱の邪が体内に滞留した急性熱病）

1）熱邪が気分に鬱滞

熱邪は少陽胆経に鬱滞

<u>黄芩湯加豆豉玄参方</u>『温熱逢源』
 黄芩—芍薬（清熱瀉火，p.58）
 （炙）甘草—芍薬（調理肝脾，p.170）
 （炙）甘草—大棗（補気補陽，p.210）
 玄参，香豉

熱邪は胸隔部に鬱滞

<u>梔子豉湯</u>『傷寒論』
 香豉—山梔子（清熱瀉火，p.69）

熱邪が胸隔部にあり，水分を消耗している場合

<u>涼膈散</u>『和剤局方』
 黄芩—山梔子（仁）（清熱瀉火，p.58）
 甘草—大黄（清熱解毒，p.86）
 山梔子（仁）—大黄（寒下，p.122）

山梔子(仁)―連翹（清熱涼血，p.81）
大黄―芒硝（寒下，p.124）
竹葉，薄荷（葉）

陽明の腑（大腸）に熱が盛んである状態

白虎湯　風温を参照．

陽明の腑（大腸）に熱が結ぶため，陰液が消耗

増液承気湯　『温病条弁』
玄参―(生)地黄（清熱涼血，p.78）
地黄―大黄（清熱涼血，p.82）
大黄―芒硝（寒下，p.124）
麦門冬

陽明の腑（大腸）に熱が結滞し，気も液も消耗

新加黄竜湯　『温病条弁』
海参（両条），生姜（汁）
玄参―(生)地黄（清熱涼血，p.78）
(生)甘草―(生)大黄（清熱解毒，p.86）
(生)地黄―(生)大黄（清熱涼血，p.82）
(生)大黄(生)―芒硝（寒下，p.124）
当帰#―人参（補気補陽，p.218）
麦門冬

陽明の腑（大腸）に熱と邪が結滞し，小腸の熱も亢進

導赤承気湯　『温病条弁』
黄柏―黄連（清熱瀉火，p.60）
黄柏―(生)地黄（補血補陰，p.226）
(生)地黄―(生)大黄（清熱涼血，p.82）
赤芍―大黄(生)（活血，p.156）
(生)大黄―芒硝（寒下，p.124）

2）熱が営血に存在
熱邪が営陰にある
清営湯　『温病条弁』
　　黄連―麦門冬（清熱瀉火, p.67）
　　金銀花―連翹（連心）（清熱解毒, p.87）
　　玄参―(生)地黄（清熱涼血, p.78）
　　犀角―(生)地黄（清熱涼血, p.79）
　　丹参, 竹葉（心）

気分と血分（営分）ともに熱が亢進
化斑湯　『温病条弁』
　　(生)甘草―(生)石膏（清熱瀉火, p.68）
　　玄参
　　(白)粳米―(生)石膏（清熱瀉火, p.70）
　　犀角―(生)石膏（清熱涼血, p.79）
　　(生)石膏―知母（清熱瀉火, p.74）

玉女煎去牛膝熟地加細生地玄参方（加減玉女煎*）『温病条弁』
　　玄参―(生)地黄（清熱涼血, p.78）
　　(生)石膏―知母（清熱瀉火, p.74）
　　麦門冬

清瘟敗毒飲　『疫疹一得』
　　黄芩―黄連（清熱瀉火, p.57）
　　黄芩―山梔子（清熱瀉火, p.58）
　　黄芩―知母（清熱瀉火, p.59）
　　黄連―知母（清熱瀉火, p.66）
　　甘草―桔梗（癰膿を消す, p.202）
　　甘草―(生)石膏（清熱瀉火, p.68）
　　玄参―(生)地黄（清熱涼血, p.78）
　　山梔子―牡丹皮（清熱涼血, p.80）

2. 温病処方（中医薬方）における薬対

　　　山梔子—連翹（清熱涼血, p.81）
　　　犀角—(生)地黄（清熱涼血, p.79）
　　　犀角—(生)石膏（清熱涼血, p.79）
　　　(生)地黄—牡丹皮（清熱涼血, p.82）
　　　赤芍—牡丹皮（清熱涼血, p.83）
　　　(生)石膏—(鮮)竹葉（清熱瀉火, p.74）
　　　(生)石膏—知母（清熱瀉火, p.74）

血にある熱が血のめぐりを速め，出血も起こす
犀角地黄湯　『温病条弁』
　　　犀角—(生)地黄（清熱涼血, p.79）
　　　(生)地黄—牡丹皮（清熱涼血, p.82）
　　　赤芍—牡丹皮（清熱涼血, p.83）

血に熱が滞留する
桃仁承気湯　『温病条弁』
　　　赤芍—大黄（活血, p.156）
　　　赤芍—牡丹皮（清熱涼血, p.83）
　　　大黄—桃仁（活血, p.157）
　　　大黄—芒硝（寒下, p.124）
　　　大黄—牡丹皮（活血, p.158）
　　　当帰[#]—桃仁（活血, p.158）

抵当湯　『傷寒論』
　　　(炙)水蛭—(炙)蛇虫（活血, p.156）
　　　大黄—桃仁（活血, p.157）

3）熱が心包に入る
熱が心包を閉塞し，意識不明を起こす
清営湯，安宮牛黄丸あるいは紫雪丹・至宝丹　風温を参照．

3 温病処方における薬対

風が体内にあり，気と津液が体表より消失
生脈散あるいは参附湯で安宮牛黄丸あるいは至宝丹　風温を参照．

4) 熱による意識不明，痙攣，抽蓄
熱が亢進し，意識不明，痙攣，抽蓄を起こす

羚角鉤藤湯　『通俗傷寒論』
- (生)甘草―(生)芍薬（調理肝脾，p.170）
- (甘)菊花―桑葉（疏風清熱，p.39）
- (生)芍薬―釣藤鈎（熄風，p.255）
- (鮮)地黄，(鮮)竹茹，(川)貝母，茯神（木），羚羊角

5) 熱が腎陰を消耗
陰虚とともに，発熱

●黄連阿膠湯　『傷寒論』
- 阿膠―黄連（清退虚熱，p.89）
- 黄芩―黄連（清熱瀉火，p.57）
- 黄芩―芍薬（清熱瀉火，p.58）
- 鶏子黄

腎陰が消耗

加減復脈湯　『温病条弁』
- 阿膠
- (炙)甘草―(生)芍薬（調理肝脾，p.170）
- (生)地黄，麦門冬，麻子仁

体内の陰虚と血虚などで，筋肉が萎縮，風（振顫など）

二甲復脈湯　『温病条弁』
- 阿膠
- (炙)甘草―(生)芍薬（調理肝脾，p.170）
- 地黄，麦門冬
- (生)鼈甲―(生)牡蛎（堅痞を散らす，p.200）

2. 温病処方（中医薬方）における薬対

麻子仁

三甲復脈湯　『温病条弁』
阿膠
　（炙）甘草―（生）芍薬（調理肝脾, p.170）
　（生）亀板―（生）鼈甲（補血補陰, p.228）
　（生）亀板―芍薬（補血補陰, p.228）
　地黄, 麦門冬
　（生）鼈甲―（生）牡蛎（堅痞を散らす, p.200）
　麻子仁

大定風珠　『温病条弁』
阿膠
　（炙）甘草―（生）芍薬（調理肝脾, p.170）
　（生）亀板―（生）鼈甲（補血補陰, p.228）
　（生）鶏子黄, 五味子, （生）地黄, 麦門冬（蓮心）
　（生）鼈甲―（生）牡蛎（堅痞を散らす, p.200）
　麻子仁

6) 余邪未浄（回復期にいまだ残存している邪の症候）
邪気が営分, 血分に滞留
青蒿鼈甲湯　『温病条弁』
栝楼根
　地黄―牡丹皮（清熱涼血, p.82）
　青蒿―鼈甲（清退虚熱, p.94）
　桑葉, 知母

3-3 暑温（暑熱の邪による急性外感熱病）

1）邪気が衛分を侵襲

暑邪は肺を侵襲し，肺の宣発と粛降の機能が消失

銀翹散去牛蒡子玄参芥穂加杏仁石膏黄芩方　『温病条弁』
　黄芩，杏仁
　(生)甘草―桔梗（癰膿を消す，p.202）
　金銀花―連翹（清熱解毒，p.87）
　(生)甘草―金銀花（清熱解毒，p.85）
　(生)甘草―石膏（清熱瀉火，p.68）
　石膏―竹葉（清熱瀉火，p.74）
　香鼓，薄荷

暑湿の邪気が肺を侵襲（冒暑）

(雷氏)清涼滌暑法　『時病論』
　滑石―(生)甘草（利水除湿，p.106）
　西瓜（皮），青蒿，通草，茯苓，（白）扁豆，連翹（去心）

(雷氏)清宣金臓法　『時病論』
　栝楼殻，桔梗
　杏仁―桑葉（疏風清熱，p.40）
　杏仁―(川)貝母（止咳平喘類，p.185）
　牛蒡子，馬兜鈴，木香

寒湿の邪気が表に侵襲し，暑熱の邪気が体内に滞留（寒遏暑湿，陰暑）

新加香薷飲　『温病条弁』
　金銀花―連翹（清熱解毒，p.87）
　香薷，厚朴，（鮮）扁豆（花）

2. 温病処方（中医薬方）における薬対

2）邪気が気分に侵襲

暑邪が陽明胃経に侵入

<u>白虎湯</u> 『傷寒論』 風温を参照．

● <u>白虎加人参湯</u> 『傷寒論』
  甘草―(生) 石膏（清熱瀉火，p. 68）
  粳米―(生) 石膏（清熱瀉火，p. 70）
  (生) 石膏―人参（清熱瀉火，p. 75）
  (生) 石膏―知母（清熱瀉火，p. 74）

暑邪が津と気を消耗

（王氏）<u>清暑益気湯</u> 『温熱経緯』
  黄連―知母（清熱瀉火，p. 66）
  荷梗，甘草
  粳米―麦門冬（補血補陰，p. 230）
  西瓜（皮），西洋参，石斛，竹葉

津と気が脱失しそうな状態

<u>生脈散</u> 『温病条弁』 風温を参照．

暑湿の邪気は中焦（脾と胃）に滞留，中焦の機能を阻害

<u>白虎加蒼朮湯</u> 『類証活人書』
  (炙) 甘草―石膏（清熱瀉火，p. 68）
  粳米―石膏（清熱瀉火，p. 70）
  石膏―知母（清熱瀉火，p. 74）
  蒼朮

暑湿の邪気が三焦（上焦，中焦，下焦）に充満

<u>三石湯</u> 『温病条弁』
  (飛) 滑石，寒水石，杏仁，金銀花，金汁，(生) 石膏，(炒) 竹茹，
  通草

3 温病処方における薬対

暑邪が肺絡を傷害し，暑さによる吐き気

犀角地黄湯（さいかくじおうとう）　『温病条弁』　春温を参照．
銀翹散（ぎんぎょうさん）　『温病条弁』　風温を参照．

暑さによる吐き気

● 藿香正気散（かっこうしょうきさん）　『和剤局方』
　藿香―陳皮（かっこう―ちんぴ）（化湿燥湿，p.98）
　藿香―半夏（かっこう―はんげ）（化湿燥湿，p.99）
　甘草―桔梗（かんぞう―ききょう）（癰膿を消す，p.202）
　甘草―生姜（かんぞう―しょうきょう）（臓器を温める，p.45）
　甘草―白朮（かんぞう―びゃくじゅつ）（補気補陽，p.210）
　甘草―大棗（かんぞう―たいそう）（補気補陽，p.210）
　厚朴，紫蘇（葉）（こうぼく，しそ）
　大腹皮―白朮（だいふくひ―びゃくじゅつ）（利水除湿，p.111）
　陳皮―白朮（ちんぴ―びゃくじゅつ）（調和腸胃，p.175）
　白芷（びゃくし）
　白朮―茯苓（びゃくじゅつ―ぶくりょう）（補気補陽，p.222）

（雷氏）芳香化濁法（ほうこうかだくほう）　『時病論』
　藿香―陳皮（かっこう―ちんぴ）（化湿燥湿，p.98）
　藿香―佩蘭（かっこう―はいらん）（化湿燥湿，p.98）
　（鮮）荷葉（かよう）
　厚朴（姜汁炒）―（製）半夏（こうぼく―はんげ）（化湿燥湿，p.101）
　大腹皮（だいふくひ）

通関散（つうかんさん）　『丹渓心法附余』
　細辛―皂莢（さいしん―そうきょう）（開竅，p.268）

玉枢丹（ぎょくすうたん）　『温熱経緯』，紫金錠（しきんじょう）『婦人良方』
　五倍子，山慈姑，麝香，続随子（去油），（焙）（紅芽）大戟
　（ごばいし，さんじこ，じゃこう，ぞくずいし，たいげき）

423

2. 温病処方（中医薬方）における薬対

3）邪気が営分，血分に侵入

暑邪は心経と営分に侵入

清営湯 『温病条弁』 春温を参照．

安宮牛黄丸 『温病条弁』 風温を参照．

紫雪丹 『温病条弁』 風温を参照．

行軍散 『霍乱論』
　火硝，金箔，
　牛黄―真珠（開竅，p.267）
　麝香，竜脳，氷片，硼砂，雄黄

暑熱の邪による意識消失，抽搐

　熱盛動風
羚角鈎藤湯 『通俗傷寒論』 春温を参照．

　営熱動風（営分に熱があるため，意識障害を起こす）
清営湯 『温病条弁』 春温を参照．

紫雪丹 『温病条弁』 風温を参照．

暑入血分（暑邪が血分に侵入）

神犀丹 『温熱経緯』
　黄芩
　金銀花―連翹（清熱解毒，p.87）
　金汁
　玄参―(生)地黄（経絡を温める，p.78）
　犀角（磨汁）―(生)地黄（経絡を温める，p.79）
　紫草，香豉，石菖蒲，栝楼根，板藍根

3 温病処方における薬対

安宮牛黄丸 『温病条弁』 風温を参照.

4) 余邪未浄（回復期にいまだ残存している邪の症候）

暑邪は心腎を傷害する

連梅湯 『温病条弁』
　阿膠―黄連（清退虚熱, p.89）
　烏梅―(生)地黄（補血補陰, p.224）
　烏梅―麦門冬（補血補陰, p.224）
　黄連―麦門冬（清熱瀉火, p.67）

痰飲（津液が溜まる状態），瘀血が絡を阻害する

三甲散加減 『温熱病篇』
　柴胡, 䗪虫, 穿山甲（土炒）, 桃仁（泥）, 白僵蚕,（醋炒）鼈甲

3-4 湿温（湿熱の邪による急性外感熱病）

1) 湿と熱がともに体に侵入し，湿邪が多く，熱が軽い湿熱邪は衛分に侵入し，衛気のめぐりを阻害

藿朴夏苓湯 『医源』
　藿香―半夏（化湿燥湿, p.99）
　杏仁―厚朴（降気, p.144）
　香豉
　厚朴―半夏（化湿燥湿, p.101）
　沢瀉―(赤)茯苓（利水除湿, p.112）
　猪苓―(赤)茯苓（利水除湿, p.113）
　半夏―(赤)茯苓（化湿燥湿, p.102）
　白豆蔲,（生）薏苡仁

三仁湯 『温病条弁』
　滑石
　杏仁―厚朴（降気, p.144）

2. 温病処方（中医薬方）における薬対

厚朴—半夏（化湿燥湿，p.101）
竹葉，通草，白豆蔲，（生）薏苡仁

湿邪が膜を阻害

（雷氏）**宣透膜原法** 『時病論』
黄芩—半夏（化湿燥湿，p.95）
藿香（葉）—半夏（化湿燥湿，p.99）
（粉）甘草
厚朴—半夏（化湿燥湿，p.101）
（鮮）生姜—半夏（降気，p.146）
草果（仁），檳榔子

湿邪が中焦（脾と胃）の機能を阻害

（雷氏）**芳香化濁法** 『時病論』 暑温を参照．

一加減正気散 『温病条弁』
茵蔯蒿
藿香（梗）—陳皮（化湿燥湿，p.98）
杏仁—厚朴（降気，p.144）
神麹—陳皮（食積を消す，p.195）
大腹皮，麦芽，茯苓（皮）

二加減正気散 『温病条弁』
藿香（梗）—陳皮（化湿燥湿，p.98）
厚朴，大豆黄巻，通草，茯苓（皮），防已#，薏苡仁

三加減正気散 『温病条弁』
藿香（梗）—陳皮（化湿燥湿，p.98）
滑石
杏仁—厚朴（降気，p.144）
茯苓（皮）

3 温病処方における薬対

湿熱が体内に滞留し，皮膚に白い疱疹

薏苡竹葉散　『温病条弁』
　滑石，竹葉，通草，白豆蔲，茯苓，薏苡仁，連翹

湿濁が意識朦朧を起こし，下竅（前陰と後陰）を蒙り，排尿困難を起こす

茯苓皮湯　『温病条弁』
　大腹皮，淡竹葉
　猪苓―茯苓（皮）（利水除湿，p.113）
　通草，（生）薏苡仁

蘇合香丸　『和剤局方』
　安息香，（煨）訶子
　（炒）香附子―沈香（降気，p.144）
　犀角，麝香，朱砂，蘇合香油，丁香，乳香，蓽撥，白朮，白檀香，氷片，木香，（薫）陸香，竜脳

湿が大腸の伝導機能を阻害する（排便困難）

宣清導濁湯　『温病条弁』
　寒水石，蚕砂，皂莢子（皮去）
　猪苓―茯苓（利水除湿，p.113）

2）湿と熱がともに亢進

湿と熱が中焦を阻む

連朴飲　『霍乱論』
　黄連―（製）厚朴（化湿燥湿，p.97）
　黄連―（製）半夏（調和腸胃，p.173）
　（炒）香豉―（焦）山梔子（清熱瀉火，p.69）
　厚朴―（製）半夏（化湿燥湿，p.101）
　石菖蒲，芦根

2. 温病処方（中医薬方）における薬対

湿と熱が結び，難治
黄芩滑石湯　『温病条弁』
　黄芩，滑石，大腹皮
　猪苓—茯苓（皮）（利水除湿，p.113）
　通草，白豆蔲（仁）

湿と熱が痰を生じ，心下部（横隔膜近辺）を阻む
半夏瀉心湯去人参乾姜甘草加枳実杏仁方　『温病条弁』
　黄芩—黄連（清熱瀉火，p.57）
　黄芩—半夏（化湿燥湿，p.95）
　黄連—半夏（調和腸胃，p.173）
　枳実，杏仁

湿と熱によって三焦の気が滞る
芩連二陳湯　『通俗傷寒論』
　黄芩—黄連（清熱瀉火，p.57）
　黄芩—（製）半夏（化湿燥湿，p.95）
　枳実—竹茹（降気，p.143）
　（鮮）生姜（汁）—陳皮（降気，p.145）
　（鮮）生姜（汁）—（製）半夏（降気，p.146）
　青黛—蒲黄（止血，p.165）
　（赤）茯苓，碧玉散
碧玉散
　甘草
　青黛—蒲黄（止血，p.165）
　芒硝

湿熱が体内に充満
杏仁滑石湯　『温病条弁』
　鬱金
　黄芩—黄連（清熱瀉火，p.57）

滑石
　杏仁—厚朴（降気, p.144）
　橘紅
　厚朴—半夏（化湿燥湿, p.101）
　陳皮, 通草

湿熱が毒を生じる
甘露消毒丹　『温熱経緯』
　茵蔯蒿, 黄芩, 藿香, 滑石, 石菖蒲
　（川）貝母—連翹（堅痞を散らす, p.200）
　薄荷, 白豆蔲, 木通#, 射干

湿熱邪気が膜原に侵入
達原飲　『温疫論』
　黄芩—芍薬（清熱瀉火, p.58）
　黄芩—知母（清熱瀉火, p.59）
　甘草—芍薬（調理肝脾, p.170）
　厚朴, 蚕砂
　草果—知母（和解少陽, p.169）
　檳榔子

湿熱邪気が経絡を阻害
宣痺湯　『温病条弁』
　滑石—山梔子（利水除湿, p.106）
　杏仁, 蚕砂
　山梔子—連翹（清熱涼血, p.81）
　赤小豆（皮）, 半夏, 防已#, 薏苡仁

2. 温病処方（中医薬方）における薬対

湿熱が痰を生じ，心包を蒙閉（意識混乱）
菖蒲鬱金湯（しょうぶうこんとう）　『温病全書』
　鬱金（うこん）
　（炒）山梔子（さんしし）—連翹（れんぎょう）（清熱涼血，p.81）
　石菖蒲（せきしょうぶ），（鮮）竹葉（ちくよう），竹瀝（ちくれき），灯心草（とうしんそう），牡丹皮（ぼたんぴ），木通（もくつう）#

玉枢丹（ぎょくすうたん）　暑温を参照．

至宝丹（しほうたん）　『和剤局方』　風温を参照．

蘇合香丸（そごうこうがん）　『和剤局方』　湿温を参照．

3）湿と熱の邪がともに体に進入し，熱が重く，湿が軽い病態
胃熱と湿困脾が共存
白虎加蒼朮湯（びゃっこかそうじゅつとう）　『温病条弁』　暑温を参照．

湿熱の邪気が少陽経を阻害
蒿芩清胆湯（こうごんせいたんとう）　『通俗傷寒論』
　黄芩（おうごん）—青蒿（せいこう）（和解少陽，p.167）
　黄芩（おうごん）—半夏（はんげ）（化湿燥湿，p.95）
　枳殻（きこく），竹茹（ちくじょ），陳皮（ちんぴ）
　半夏（はんげ）—（赤）茯苓（ぶくりょう）（化湿燥湿，p.102）

碧玉散（へきぎょくさん）　『河間六書』
　甘草（かんぞう）
　青黛（せいたい）—蒲黄（ほおう）（止血，p.165）
　芒硝（ぼうしょう）

湿熱による黄疸
●茵蔯蒿湯（いんちんこうとう）　『傷寒論』
　茵蔯蒿（いんちんこう）—山梔子（さんしし）（利水除湿，p.103）

430

3 温病処方における薬対

　　茵蔯蒿—大黄（利水除湿, p.104）
　　山梔子—大黄（寒下, p.122）

湿と熱が気滞とともに腸胃を阻害
枳実導滞湯　『通俗傷寒論』
　　黄連—厚朴（化湿燥湿, p.97）
　　黄連—(生)大黄（清熱瀉火, p.64）
　　(生)甘草—(生)大黄（清熱解毒, p.86）
　　枳実—(生)大黄（寒下, p.122）
　　山梔子(肉)—(生)大黄（寒下, p.122）
　　山梔子(肉)—連翹（清熱涼血, p.81）
　　紫草, 神麹, 檳榔子, 木通#

4）邪気が水分を消耗し，血分に入った病態

邪気が絡を傷害し，血便を生ず
犀角地黄湯　『温病条弁』　春温を参照.

失血し，気もともに失った場合
独参湯　『丹渓心法』
　　人参

黄土湯　『金匱要略』
　　阿膠
　　黄芩—白朮（調理気血, p.177）
　　甘草, (生)地黄, 伏竜肝, (炮)附子

5）残った湿邪がなお体内に溜まる

余湿未浄
(薛氏)五葉芦根湯　『温熱経緯』
　　藿香(葉)—佩蘭(葉)（化湿燥湿, p.98）
　　(鮮)荷葉, 冬瓜子, 薄荷(葉), 枇杷葉, 芦根

3-5 温病の一種，燥熱の邪による急性外感熱病

1）邪気が肺と衛分にある

夏と秋，暖かい気温に伴う燥邪

桑杏湯（そうきょうとう）　『温病条弁』
　杏仁（きょうにん）―桑葉（そうよう）（疏風清熱，p.40）
　杏仁（きょうにん）―（浙）貝母（ばいも）（止咳平喘類，p.185）
　香鼓（こうし）―山梔子（皮）（さんししし）（清熱瀉火，p.69）
　沙参（しゃじん），梨（り）（皮）

秋と冬の，寒い気温に伴う燥邪

杏蘇散（きょうそさん）　『温病条弁』
　甘草（かんぞう）―（苦）桔梗（ききょう）（癰膿を消す，p.202）
　甘草（かんぞう）―大棗（たいそう）（補気補陽，p.210）
　（苦）桔梗（ききょう）―枳殻（きこく）（理気，p.135）
　杏仁（きょうにん）
　紫蘇（し そ）（葉）―（鮮）生姜（しょうきょう）（祛風散寒，p.32）
　（鮮）生姜（しょうきょう）―陳皮（ちんぴ）（降気，p.145）
　（鮮）生姜（しょうきょう）―大棗（たいそう）（調理気血，p.180）
　（鮮）生姜（しょうきょう）―半夏（はんげ）（降気，p.146）
　前胡（ぜんこ）
　半夏（はんげ）―茯苓（ぶくりょう）（化湿燥湿，p.102）

2）邪気が気分に入った病態

燥邪が目，口，鼻などの五官を侵襲

翹荷湯（ぎょうかとう）　『温病条弁』
　（生）甘草（かんぞう）―桔梗（ききょう）（癰膿を消す，p.202）
　（生）甘草（かんぞう）―緑豆（りょくず）（皮）（清熱解毒，p.87）
　山梔子（さんしし）（皮），薄荷（はっか），連翹（れんぎょう）

燥邪が肺を傷害

清燥救肺湯　『医門法律』
せいそうきゅうはいとう

　　阿膠—人参（気血陰陽兼補, p.237）
　　あきょう　にんじん

　　甘草—（焼）石膏（清熱瀉火, p.68）
　　かんぞう　　　せっこう

　　（炒）杏仁—桑葉（疏風清熱, p.40）
　　　　きょうにん　そうよう

　　（炒）胡麻仁—桑葉（補血補陰, p.231）
　　　　ごまにん　　そうよう

　　石膏—桑葉（疏風清熱, p.41）
　　せっこう　そうよう

　　石膏—人参（清熱瀉火, p.75）
　　せっこう　にんじん

　　麦門冬, 枇杷葉
　　ばくもんどう　びわよう

燥邪が肺を傷害し，腸に発熱を起こす．肺の絡を傷め，出血する

阿膠黄芩湯　『通俗傷寒論』
あきょうおうごんとう

　　阿膠—桑白皮（補血補陰, p.223）
　　あきょう　そうはくひ

　　黄芩—芍薬（清熱瀉火, p.58）
　　おうごん　しゃくやく

　　黄芩—桑白皮（清熱瀉火, p.59）
　　おうごん　そうはくひ

　　甘蔗（梢）
　　かんしょ

　　（生）甘草—芍薬（調理肝脾, p.170）
　　　　かんぞう　しゃくやく

　　杏仁（䏑），車前草
　　きょうにん　　　しゃぜんそう

肺と胃の陰が燥邪によって消耗

沙参麦冬湯　『温病条弁』　風温を参照．
しゃじんばくどうとう

五汁飲　『温病条弁』
ごじゅういん

　　藕（汁），麦門冬（汁），荸薺（汁），梨（汁），（鮮）芦根（汁）
　　ぐう　　　ばくもんどう　　　ほっさい　　　り　　　　　　ろこん

大腸に邪気が滞溜し，陰液が消耗された病態

調胃承気湯　『傷寒論』　風温を参照．
ちょういじょうきとう

腸内の津液が消耗され，肺の粛降にも影響を及ぼす

五仁橘皮湯　『通俗傷寒論』
ごにんきっぴとう

　　（炒）鬱李仁
　　　　うつりにん

2. 温病処方（中医薬方）における薬対

杏仁（舐）―桃仁（潤下，p. 128）
松子仁，陳皮，柏子仁

3）邪気が気と血を侵襲

気分と血分ともに熱が亢進
玉女煎去牛膝熟地加細生地玄参方 『温病条弁』 春温を参照．

燥邪が腎陰を消耗
玉液湯 『医学衷中参西録』

3-6 夏の邪気が体内に滞留し，秋に発症した急性熱病

1）表（体表）と裏を同時に邪が侵襲

気分の病気が表の病気を兼ねる
銀翹散 『温病条弁』 風温を参照．
黄連香薷飲 『傷寒類証活人書』
　黄連―（炙）厚朴（化湿燥湿，p. 97）
　香薷，扁豆

2）邪気が気分にある病態

邪気が少陽経にある
蒿芩清胆湯 『通俗傷寒論』 湿温を参照．

邪気が大腸に結ぶ
枳実導滞湯 『通俗傷寒論』 湿温を参照．

3）邪気が営血にある病態

邪気は心と営分にあり，熱は小腸に移動
導赤清心湯 『通俗傷寒論』
　（生）地黄―牡丹皮（清熱涼血，p. 82）
　地黄―木通[#]（清熱瀉火，p. 71）

434

辰砂, 淡竹葉
灯芯草—木通#（利水除湿, p.113）
童便, 麦門冬,（朱）茯神, 蓮子（心）

益元散　『宣明論方』
滑石—甘草（利水除湿, p.106）
朱砂

熱が心包に進入し, 意識混乱や血絡瘀滞を生ず
犀地清絡飲　『通俗傷寒論』
犀角（汁）—（生）地黄（清熱涼血, p.79）
（鮮）生姜（汁）—竹瀝（熄風, p.255）
（生）地黄—牡丹皮（清熱涼血, p.82）
（鮮）石菖蒲（汁），（鮮）茅根
（生）赤芍—牡丹皮（清熱涼血, p.83）
灯心草, 桃仁, 連翹

3-7　温毒による急性外感熱病

1）風熱時毒による急性外感熱病で, 頭面赤腫れを主とする病態
肺と胃にある熱毒は頭面を攻めている病態
普済消毒飲（普済消毒飲子*,**）『東垣十書』
黄芩—黄連（清熱瀉火, p.57）
黄芩—柴胡（和解少陽, p.166）
黄連—升麻（清熱解毒, p.84）
（生）甘草—桔梗（癰膿を消す, p.202）
（生）甘草—牛蒡子（疏風清熱, p.38）
橘紅,（炒）僵蚕
玄参—牛蒡子（清熱解毒, p.88）
牛蒡子—連翹（清熱解毒, p.88）
柴胡—升麻（補気補陽, p.213）

435

2. 温病処方（中医薬方）における薬対

陳皮，白僵蚕，薄荷，馬勃，板藍根

水仙膏　『温病条弁』
水仙花根

三黄二香散　『温病条弁』
黄柏―黄連（清熱瀉火，p.60）
黄連―(生)大黄（清熱瀉火，p.64）
乳香―没薬（活血，p.149）

2）風熱時毒による急性外感熱病で，咽喉部の赤腫れ，びらんを主とする病態
毒が肺と胃に侵入

清咽湯　『疫喉浅論』
(生)甘草―桔梗（癰膿を消す，p.202）
(生)甘草―牛蒡子（疏風清熱，p.38）
桔梗―枳殻（理気，p.135）
杏仁，荊芥（穂），前胡，白僵蚕，薄荷，（青）橄欖，（鮮）浮萍，防風

清咽梔豉湯　『疫喉浅論』
甘草―桔梗（癰膿を消す，p.202）
甘草―金銀花（清熱解毒，p.85）
甘草―牛蒡子（疏風清熱，p.38）
金銀花―連翹（殻）（清熱解毒，p.87）
香豉―山梔子（清熱瀉火，p.69）
犀角
山梔子―連翹（清熱涼血，p.81）
蝉退―薄荷（疏風清熱，p.42）
竹葉，灯芯草，白僵蚕，馬勃，芦根

玉鑰匙　『三因極一病証方論』
硝石，硼砂，竜脳，白僵蚕

毒は気分に満ちている

(余氏) 清心涼膈散 『温熱経緯』
　黄芩—山梔子（清熱瀉火, p.58）
　甘草—桔梗（癰膿を消す, p.202）
　甘草—石膏（清熱瀉火, p.68）
　山梔子—連翹（清熱涼血, p.81）
　石膏—竹葉（清熱瀉火, p.74）
　薄荷

錫類散 『金匱翼』
　牛黄—真珠（開竅, p.266）
　(焙)指甲, 青黛(飛), (焙)象牙, 氷片, 壁銭, 竜脳

毒が気分に満ち，営血に充満する

涼営清気湯 『喉痧証治概要』
　黄連
　(生)甘草—(生)石膏（清熱瀉火, p.68）
　金汁, 玄参
　犀角(磨沖)—地黄（清熱涼血, p.79）
　犀角(磨沖)—(生)石膏（清熱涼血, p.79）
　(焦)山梔子—牡丹皮（清熱涼血, p.80）
　(焦)山梔子—連翹(殻)（清熱涼血, p.81）
　(生)地黄—(鮮)石斛（補血補陰, p.233）
　(生)地黄—牡丹皮（清熱涼血, p.82）
　赤芍—牡丹皮（清熱涼血, p.83）
　石膏—(鮮)竹葉（清熱瀉火, p.74）
　石膏—茅根（清熱瀉火, p.76）
　薄荷(葉)
　茅根—芦根（清熱涼血, p.84）

2. 温病処方（中医薬方）における薬対

残毒が陰を消耗

清咽養営湯　『疫喉浅論』
　栝楼根
　（炙）甘草―芍薬（調理肝脾，p. 170）
　玄参―(生)地黄（清熱涼血，p. 78）
　西洋参，知母
　天門冬―麦門冬（補血補陰，p. 236）
　茯神

用語解説

あ行

異病同治（いびょうどうち）	異なる症状に対して，病因や病機（発病のメカニズム）が同じため，同じ治療法を用いる．
陰液（いんえき）	一般には体内すべての栄養に富んだ液体（津液），あるいは臓腑の陰精を指す．
陰寒（いんかん）	寒涼の邪気が陰に属する．
陰虚内熱（いんきょないねつ）	血虚，貧血の状態になると陰液が不足し，相対的に陽気が余り，熱が出るようになる．
陰証（いんしょう）	身体機能全般の低下傾向，新陳代謝の低下状態を表す．
陰陽（いんよう）	重と軽，暗と明，寒と熱，裏と表，虚と実，下降と上昇，内向きと外向き，静止と運動，抑制と興奮，衰退と亢進など．
陰陽転化（いんようてんか）	陰を重ねれば必ず陽（重陰必陽），陽を重ねれば必ず陰（重陽必陰），寒極まれば熱を生じ（寒極生熱），熱極まれば寒を生ず（熱極生寒）．
鬱火（うつか）	陽気が鬱積し，臓腑に内熱が生じること．
運化（うんか）	食べ物を消化し，運ぶ，脾の作用である．
温肺化飲（うんぱいかいん）	喘息，アレルギー性鼻炎などで白く透明な痰や鼻水が大量に出るときに，肺，気道を温める．
『永類鈴方』（えいるいれいほう）	中国，元の時代の李仲南による医学書．
益気斂津（えききれんしん）	気を補って，津液の消耗を抑えること．
温胃（おんい）	暖胃ともいう．
温下（おんげ）	下法の一つ．温性の瀉下薬あるいは温熱性薬と寒性瀉下薬を同時に使用し，寒性の積滞裏実証を治療する方法．
温経（おんけい）	寒邪が経絡に侵入したものを治療する方法．
温邪（おんじゃ）	熱性病を起こす外因の総称．臨床上よくみられるいくつかの種類の温熱病．例えば春温・風温・暑温・伏暑・湿温・秋温・冬温・温疫・温毒・温瘧などの病因は，すべて温邪の範囲に属する．
温腎（おんじん）	治法の一つ．温性の補腎陽薬を用い，腎陽虚を治療する方法．
温燥（おんそう）	病因・病証で，秋に乾燥期が続いて燥気を感受し発病させる．
温毒（おんどく）	温邪熱毒で引き起こされる急性熱病の総称で，瘟毒，時毒，熱毒ともいう．
温脾（おんひ）	脾に虚寒があるとき，温中祛寒の法を用いて治療する方法．
温補（おんほ）	温め補う治法．陰証のものは温め，虚証のものは補う．
温法（おんほう）	寒邪を除き，体内の陽気を補う方法．

用語解説

か行

開胃（かいい）	消化力を増し食欲を増進させること．
開鬱（かいうつ）	解鬱と同じ．
外治（がいち）	経口ではなく，経皮により治療する方法．
解表和解（かいひょうわかい）	表にある邪気と裏の病気を取り除く．
霍乱（かくらん）	俗にいう吐き下しのことで，突然の嘔吐や下痢が起こる．
下元（かげん）	元気が下焦部分に保持されている部分を下元と称している．
下焦（かしょう）	臍より下，腎，膀胱，小腸，大腸．
脚気（かっけ）	中国では水虫のこと．脚気は，乾脚気と湿脚気に分ける．湿脚気をさらに，湿熱脚気と寒湿脚気に分けるが，ここでいう水虫は寒湿脚気のことである．
寒瀉（かんしゃ）	下痢を起こす疾病の一種で，寒に属し，寒泄ともいう．
寒邪（かんじゃ）	低温が皮膚と呼吸器に影響を及ぼして，病気を起こす邪気の一種．
寒積（かんせき）	寒による便秘腹痛．
寒疝（かんせん）	疝病の一種で，腹部や陰嚢部の痛みを主とするもの．
気機（きき）	昇・降・出・入という気の作用機序．
気逆（きぎゃく）	気の昇降機能が失調し，臓腑の気が上逆する病的状態をいう．
気虚（ききょ）	気の不足，気力の低下，気力の基となる栄養がとれない状態．
帰経（きけい）	薬の作用を五臓六腑，十二経脈と関係させて説明すること．
気血営衛（きけつえいえ）	血管内に血とともにめぐっている気は営気であり，血管より出た津液とともにめぐっている気は衛気である．人体にある4種類の機能性物質のこと．
気滞（きたい）	気の運行が阻害され，身体の一部分に停滞する症状．気のめぐりが滞る．
吃逆（きつぎゃく）	奇穴名または，俗にいう「しゃっくり」のこと．呃逆（あくぎゃく），噦（えつ）ともいう．
瘧疾（ぎゃくしつ）	マラリア．
胸脘痞悶（きょうかんひもん）	胸部，上腹部がつかえる感じ．
驚厥（きょうけつ）	急激に甚だしい精神的刺激を受け，気血が逆乱して地に昏倒し，人事不省となる症状のこと．小児の驚風の症候．
行血（ぎょうけつ）	血液の正常な循環を促進する治法．
驚風（きょうふう）	小児科でしばしばみられる症状の一つで，風によって驚厥や抽搐症状を現すものを総称して驚風という．急驚風と慢驚風の2種がある．現代病名では小児のひきつけ・肺炎・中毒性の下痢・流行性乙型脳膜炎などに相当する．痙攣，人事不省を特徴とする疾患．
胸悶気痞（きょうもんきひ）	気痞は，胸腹の間がつかえるように感じる痞証の一種で，気膈ともいう．
虚寒（きょかん）	体内の陽気が虚して，寒を生じる（陽虚ともいう）．
袪湿（きょしつ）	湿を取り除くこと．
袪邪（きょじゃ）	病気の原因を除去すること．
虚証（きょしょう）	何か物質や機能が不足したことによる症状．
袪風（きょふう）	表裏・経絡・臓腑の間に停滞した外風を発散させて除く方法．風邪を除去すること．

君臣佐使（くんしんさし）	処方を構成する薬の中で，治療の目的に使用する薬は君薬，君薬の効果を促進する薬は臣薬，君薬の副作用を弱める薬は佐薬，薬効を目標の臓器に集中させる薬は使薬である．
経水断絶（けいすいだんぜつ）	婦人が四肢浮腫して尿が出にくくなり，体のむくみ，水腫，または水飲，痰飲になる．
経絡（けいらく）	人体の気血が運行，通過，連絡する通路のこと．全身に分布し気血をめぐらせて，生体の恒常性を保っている機構で，経脈と絡脈とからなる．
解肌（げき）	表証で汗の出ているときに軽く発汗させて，肌表の邪を解除すること．
化痰（けたん）	袪痰法の一つで，痰を取り除く方法．
化痰飲（けたんいん）	痰飲を取り除く．
血瘀（けつお）	鬱血，末梢の循環障害．瘀血ともいう．
厥逆（けつぎゃく）	手足の末端から冷えること，または頭痛症状の一種，奇穴名．
血枯（けっこ）	血液の枯渇．
血滞（けったい）	瘀血の一種．
血分（けつぶん）	血液が存在する範囲．
血崩（けっぽう）	女性の陰道内に大量の出血が急激に起こること．
兼証（けんしょう）	随伴する症状．
攻火（こうか）	体内の火熱を取り除く．
行気（こうき）	理気法の一つで，気滞をめぐらせて散ずる方法．化気，通気，破気，利気ともいう．
降気（こうき）	理気法の一つ．下気ともいう．気の上逆を治療する方法．降気，下気の薬物を使用して，喘咳・呃逆などの症状に適用される．
降逆（こうぎゃく）	上逆した気を降ろす．肺胃の気が上逆するのを降ろすと，咳嗽，悪心，嘔吐などの症状を治療する．
拘急（こうきゅう）	筋肉がひきつって関節の屈伸が障害される症状．
項背（こうはい）	後頭結節部から肩背に沿った部分．
紅崩経漏（こうほうけいろう）	子宮不正出血．
攻裏（こうり）	体内の邪気を取り除く．
五官（ごかん）	目，舌，口，鼻，耳．
五苦六辛（ごくろくしん）	治療学用語であり，五臓（肝・心・脾・肺・腎）には苦剤，六腑（胆・小腸・胃・大腸・膀胱・三焦）には辛剤がよく使われる．
固渋作用（こじゅうさよう）	血液が血脈の外へ溢れ出るのを防いだり，汗や尿が排出過多にならないようにし，また精液などの漏れを防ぐ作用．収渋と同じ．
固摂（こせつ）	体内にめぐっている液体もの（血，津液など）の漏出を防ぐ．
五臓（ごぞう）	肝，心，脾，肺，腎．
五腑（ごふ）	胆，小腸，胃，大腸，膀胱．
五味（ごみ）	辛，甘，酸，苦，鹹（しおからい）．

さ行

雑証（ざっしょう）	外感病以外の病気．

用語解説

三焦（さんしょう）	六腑の一つ．上焦（横隔膜より上の部分），中焦（横隔膜下部から臍までの部分），下焦（臍から下の部分）を指し，胸腔＋腹腔に相当する．
三焦経（さんしょうけい）	手の少陽三焦経（しょうようさんしょうけい）のこと．
支飲（しいん）	突き上がってくるような激しい咳をして，起坐呼吸状態で，呼吸困難があり，顔などがむくんでみえる状態．
滋陰（じいん）	陰虚証を治療する方法で，補陰ともいう．
滋陰降火（じいんこうか）	陰虚火動を治すという意味．陰とは陰血または腎水のことで，陰虚とは血虚や腎虚ということになる．火動は肝腎の火が動くこと，すなわち病的に亢進し，腎水欠乏する結果，腎肝の火動がたかぶる状態をいう．治法の根本として，まずその病根たる陰虚を滋し，火動を沈降させることになる．
滋陰潤燥（じいんじゅんそう）	養陰潤燥に同じ．
滋陰清熱（じいんせいねつ）	瀉火法の一つ．陰虚火旺による骨蒸潮熱（ホットフラッシュ），盗汗する者を治療する．
時気（じき）	その季節にだけ現れる．
四気五味（しきごみ）	薬の「性質と味」のこと．薬の性質には「寒・涼・熱・温」の4つがあり，これが四気五味中の「四気」になる．「五味」には，辛，甘，酸，苦，鹹（しおからい）がある（p.286 図3 参照）．
七情内傷（しちじょうないしょう）	喜，怒，憂，思，悲，恐，驚など7種類の過剰な刺激で，気血のめぐりが乱れ，体内より病気が発生する．
実寒（じつかん）	寒邪が盛んになりすぎて，陽気が滞って起こる．
湿邪（しつじゃ）	自然界の湿気，水湿の停滞の現象に似た症状である．外湿と内湿がある．
実証（じっしょう）	邪気による病気．尿量が減り，発熱する．
湿熱（しつねつ）	湿邪と熱邪が結びついたもの，または温病の一つの症状．
瀉火（しゃか）	火を取り除く．
邪気（じゃき）	病気を起こすあらゆる素因．
尺膚（しゃくふ）	上肢の裏側の皮膚．
瀉下清熱（しゃげせいねつ）	裏熱がこもって症状が膠着状態になったとき，裏熱を瀉（移動させる）下して症状を改善する．
十二経脈（じゅうにけいみゃく）	全経絡中の主体をなすもの．
収斂（収渋）作用（しゅうれん・しゅうじゅうさよう）	固摂，固渋ともいう．精気の耗散や滑脱不収（自汗・盗汗・久瀉・脱肛・遺精・早泄・失血・崩漏・帯下などをいう）を治療する方法．滑脱不収の証は体の虚から引き起こされるもので，虚は本であり，滑脱は標である．組織や血管を縮める作用である．
粛降（しゅくこう）	清粛・清潔・下降の意味であり，肺気や水分を下方に移動させ，呼吸道の清潔を保持する作用のことをいう．
粛清（しゅくせい）	排泄のこと．
手足厥逆（しゅそくけつぎゃく）	手の肘，足の膝までの冷え．
潤下（じゅんげ）	瀉下力のゆるやかな薬物を用いて便秘を治療する方法で，緩下ともいう．
潤燥（じゅんそう）	滋潤剤を用いて燥証を治療する方法．
正気（しょうき）	自然とのバランスを維持する力．
上焦（じょうしょう）	三焦腑の上部構造，横隔膜の上を指す．心，肺．
消食和中（しょうしょくわちゅう）	食べ物を消化し，胃の負担を緩和．
昇発（しょうはつ）	体の上部や外に向かう肝の働き．

少腹（しょうふく）	臍の下，両側の腹部．
小便不利（しょうべんふり）	尿の量が減少して排出困難となる症状．
上輸（じょうゆ）	上へ運ぶ．
少陽枢機（しょうようすうき）	腠理（毛穴）を開闔（開き閉じること）し，発汗させたりして，二便（尿と便）を促し，気血水の流れをコントロールするという意味．少陽とは胸腔部・腹腔部を指し，枢機とは機能のこと．
少陽病（しょうようびょう）	傷寒論の理論で，邪気は半表半裏にある状態．
食滞（しょくたい）	飲食物が停滞し腹満，食欲減，げっぷ，吐き気を催すこと．
助陽（じょよう）	補陽に同じ．補陽は補法の一つ．陽虚証を治療する方法である．
津液（しんえき）	体内の正常な水液，または人体内のあらゆる体液．体内のさまざまな液体の原液となる．きれいなものは津，濃厚なものは液である．
腎水（じんすい）	水気病の腎に属するもの，または腎が五行の水に属して，積水の臓であることをいう．
心煩（しんはん）	胸中が煩悶して胸苦しさを自覚すること．
趨向性（すうこうせい）	物事がある方向へ向かっていること．また，その方向．成り行き．
数脈（すうみゃく）	熱によって頻脈になること．
清瀉胃熱（せいしゃいねつ）	胃の熱を取り除くこと．
生津（せいしん）	津液が損耗したものを治療する方法．
清熱（せいねつ）	瀉火作用．上昇した火邪，熱邪を引き降ろして除去する．熱を取り除く．
清熱開竅（せいねつかいきょう）	精神の昏迷を治療する方法で，開竅通神，開閉，醒脳，醒神，宣竅ともいう．
清熱化湿（せいねつかしつ）	湿邪を除去する祛湿法の一つ．湿熱の病邪が中・上焦に結集する症状を治療する方法．その症状は，胸悶腹脹・胃や口の不快感・口苦，あるいは咽喉痛・尿黄赤・舌苔黄膩・軟脈などの湿熱の症状を呈する．
清熱化痰（せいねつかたん）	祛痰法の一つで，痰を取り除く方法．化痰法の一つ．熱痰を治療する方法．邪熱が肺を壅ぎ，津液を焼いて痰を成し，咳嗽不利，黄稠の痰を喀す・面赤煩熱・舌紅苔黄などの症状を治療する．
清熱解毒（せいねつげどく）	瘟疫・温毒，その他多くの熱毒症状に用いられる治法．熱邪を清し，熱毒を解する方薬を用いて，熱性病で裏熱が盛んなものや，癰瘡・癤腫疔毒・斑疹などを治療すること．
清熱止血（せいねつしけつ）	理血法の一つで，出血証を治療する方法．清熱止血・補気止血・祛瘀（きょお），止血がある．
清熱熄風（せいねつそくふう）	寒涼薬で，熱邪による肝風内動の症状を治療する方法．
清熱利湿（せいねつりしつ）	祛湿法の一つで，尿とともに下焦にある湿邪を排出する方法．
清利頭目（せいりとうもく）	風熱による頭痛，目の働きを回復．
泄瀉（せっしゃ）	下痢をする疾病の総称または激しい下痢．
疝気（せんき）	疝の一つで，ヘルニアに類する症状，または奇穴名で灸疝気ともいう．
宣散（せんさん）	邪気を皮膚と呼吸器より発散させる．
宣肺（せんはい）	去痰薬を用いて肺気を通じさせ，咳を止める方法．
宣発（せんはつ）	肺の機能で，気・血・津液を全身にめぐらせ，発汗や呼吸をつかさどること．

用語解説

燥湿（そうしつ）	祛湿法の一つ．中焦にある湿邪を薬物で除去する方法．
相反（そうはん）	2種類以上の薬物の配合により毒性や副作用が現れること．
瘡瘍（そうよう）	化膿菌が毛囊や皮脂腺に感染して起きる炎症．
腠理（そうり）	皮膚・筋肉・臓腑の紋理および皮膚・肌肉・臓腑の間隙をくまなく覆っている膜状の組織をいう．体液・臓腑と気が疎通するところであり，外邪の侵入に抵抗する機能をもっている．
疏肝（そかん）	肝気の鬱結を疎散させて治療する方法で，疏肝解鬱，疏肝理気ともいう．
熄風（そくふう）	内風によるめまい，振顫，ひきつけ，てんかんを治療する方法．
疏泄（そせつ）	疏通と宣泄する治療法である．主に肝気鬱結の病態を改善するときに利用する．
疏風（そふう）	外表にある風邪を疏散させて治療する方法．

た行

太陰病（たいいんびょう）	傷寒論の理論で，邪気が太陰経にある状態．
癩（頽）疝（たいせん）	寒湿が厥陰肝経を侵犯し，気血を瘀滞して，陰囊腫大，陰囊部が重く脹痛し，睾丸の腫脹，下墜，石状硬，疼痛など少腹痛や陰茎腫を兼ねることもある．治療は，散寒利湿止痛の方法を用いる．婦女では少腹が腫れる症状．婦女で，陰戸が突出している症状．
胎動不安（たいどうふあん）	胎児が動き，腰腹部の痛みや下墜感を引き起こす病証．胎動ともいう．
大熱（たいねつ）	裏熱に対するもの．大表の熱のこと．大表とは皮膚の表面で皮膚に触れて感じる熱．これは他覚症状で自覚症状とは関係ない．
太陽病（たいようびょう）	傷寒論の理論で，邪気は太陽経にある状態．
痰飲（たんいん）	広義では体液の異常分泌および水分代謝障害一般を指す．狭義では四飲（痰飲・懸飲・支飲・溢飲）の一つで，胃内停水，圧迫すると音が出る（振水音）ような状態．
噯気（だんき）	げっぷ．
噯腐吞酸（だんふどんさん）	胃部が何かつかえたようで，げっぷが腐ったような臭いがして，胃酸が逆流すること．
中焦（ちゅうしょう）	三焦腑の中部構造，剣状突起の下端より臍までを指す．脾，胃．
衝任（ちゅうにん）	奇経八脈中の2つの脈である．衝は太衝脈，任は任脈である．
癥瘕（ちょうか）	下焦に多く発生する腸の痞塊．
調経（ちょうけい）	月経にまつわる病証を治療する方法の総称．
調理気機（ちょうりきき）	気のめぐりを調整する．
『沈氏尊生書』（ちんしそんせいしょ）	中国，清代の沈金鰲 著．『沈氏尊生書・雑病源流犀燭』の臓腑門巻九諸厥治方の「養血壮筋健歩丸」の処方を基本としたもの．
通因通用（ついんつうよう）	反治法の一つで，腸内に邪気が詰まることにより，下痢のような症状が出た場合，下痢させる方法．腸内の邪気を出す．
通陽（つうよう）	陽気の阻滞や衰微を治療する方法．
停飲（ていいん）	腹部に液体が停滞したような感があり，押すと振水音がある状態．
転筋（てんきん）	こむら返り．

盗汗（とうかん）	眠ると汗が出て，目が覚めると汗がやむもの．虚労のとき，特に陰虚のときに多くみられる．その他，陰火盛，肝熱などのときにもみられることがある．
透疹（とうしん）	発疹を促して疹毒を外表に透過排泄させる方法．
同病異治（どうびょういち）	同じ病気であっても，異なる症状が出れば，その発病機序に合わせて，異なる方法で治療する．

な行

内治（ないち）	経口投与で治療する．
内熱（ないねつ）	体内より発する熱およびその症状，または邪熱が裏に入ったときに現れる症状，または薬物や熱法で体内を温熱すること．
内風（ないふう）	血や津液（水）が不足すると，皮膚に栄養と濡潤を与えることができないので，皮膚がカサカサして乾燥する．こうなると内風を生ずるので，かゆみがひどくなる．
熱結（ねっけつ）	熱邪が体内に結集して現れる症状のこと．
熱性下重（ねつせいかじゅう）	熱性下痢，しぶり腹．

は行

肺失粛降（はいしつしゅくこう）	肺気の粛降が悪い状態をいう．肺失粛降となって肺気が詰まり，上逆すると，喘息や気急（咳込むこと）が生じる．
破血逐瘀（はけつちくお）	蓄血（脈管外に貯溜する血液，内出血）や瘀血を循環血液中に吸収するか大便として排泄することである．抗凝血と血管拡張によって血液循環を改善し，吸収を促進すること．破血は瘀血を改善する治療法．逐瘀は物を用い，腹中の瘀血の塊を治療する方法．
八法（はちほう）	清代の程鐘齢『医学心悟・医門八法』にみられる8種の治法．汗・吐・下・和・温・清・消・補がある．
煩熱（はんねつ）	発熱と同時に胸苦しくなる．
反鼻（はんび）	マムシ．
脾胃（ひい）	胃の機能を助ける器官．脾と胃は飲食物を消化し，吸収する臓腑である．
脾気（ひき）	脾の運化（昇清を含む）機能および血液をコントロールする機能を指す．脾の精気，または脾の機能．
風寒（ふうかん）	風邪（有熱性炎症性病変）と寒邪（麻痺性萎縮性病変）とが結合した病邪のこと．
風湿（ふうしつ）	風と湿の2種の病邪が結合したもの，リウマチなど．関節炎あるいは筋肉痛．
風疹（ふうしん）	風邪による発疹という意味で，現代の風疹とは異なる．
風水証（ふうすいしょう）	水腫病の一種で，悪寒，発熱があり浮腫のある状態．
風熱（ふうねつ）	風邪と熱邪が結合した病邪．
風痒（ふうよう）	内風が盛んになり，全身性の瘙痒が出現することをいう．
平喘（へいぜん）	喘とは，喘息様の呼吸困難や咳のことをいう．これは"肺気"が上昇したために起こるものと考え，その治療法として，肺気を降ろして，咳を止め，呼吸困難を緩和することを平喘という．
便瀉（べんしゃ）	下痢．

用語解説

弁証（べんしょう）	ソクラテス，プラトンによる哲学用語の弁証（この世のすべての概念は，正，反，合の弁証 dialectic で説明されるという考え方）とはまったく異なる．弁証とは証（症状）を弁別（判断）するという意味で，患者の症状より，病気の原因，部位，質，正と邪関係などを判断すること．
便溏（べんとう）	軟便の意味．
胞宮（ほうきゅう）	子宮のこと，女子胞（じょしほう）ともいう．
本（ほん）	根本．
奔豚気（ほんとんき）	腹部の気が心胸部へ昇るような感じ．

や行

油風（ゆふう）	円形脱毛症．
陽虚（ようきょ）	陽気の不足で，陰が相対的に盛んになって虚寒が出現する．
陽明（ようめい）	経脈の一つ．
陽明病（ようめいびょう）	傷寒論の理論で，邪気が陽明経にある状態．

ら行

裏（り）	皮膚と呼吸器粘膜など，自然と直接関連する器官以外の臓器などを指す．
李杲（りか）	人名．金元四大家の一人，李東垣（りとうえん，1180～1251年）のこと．
理気（りき）	気分の症状を治療する方法で，行気，降気，補気がある．気のめぐりを改善する．
裏急後重（りきゅうこうじゅう）	湿熱の邪気が腸内に溜まることによるしぶり腹．
李言聞（りげんぶん）	人名．李時珍の父．『医学八脈考』『四診発明』『痘疹証治』『人参伝』などを著し，名医と知られた人．
利水（りすい）	薬物を用いて体内の水分を排出する方法の一つ．利湿ともいう．
瘰癧（るいれき）	頭部に多発するリンパ節結核，鼠瘡（そそう），鼠癧，鼠瘻，癧子頸ともいう．
斂陰（れんいん）	陰気を収斂する治療法である．陰津が消耗されて病邪がすでに消退している症候に適用される．収斂性の薬物には酸渋の味が多い．
煉蜜（れんみつ）	蜂蜜を弱火で熱し粘稠にしたもの．
六腑（ろくふ）	胆，胃，小腸，大腸，膀胱，三焦を含む．

わ行

和胃暢中（わいようちゅう）	胃の負担を緩和し，胃腸の機能を順調にする．
和血（わけつ）	血のめぐりを改善すること．

参考文献

1) 西山英雄 編著：漢方医語辞典，創元社，1971．
2) 中医学基本用語邦訳委員会（代表委員 中沢信三，鈴木達也）訳編：中国漢方医語辞典，中医研究院，広東中医学院，成都中医学院 編著，中国漢方，1980．
3) 漢方医学大辞典編集委員会 編：漢方医学大辞典 1薬物編，2薬方編，雄渾社，1983．
4) 陳 維華，徐 国灸，張 明淮，蔡 永亮：薬対論，安徽科学技術出版社，1983．
5) 医学堂研究会 訳：処方理解のための漢方配合応用，梁 嶔五，周 桂芳 編，薬業時報社，1984．
6) 創医学会学術部（雨宮良三，熊坂 劭，田中智久，張 仁彰，宮脇龍晴）編：漢方用語大辞典，燎原，1984．
7) 神戸中医学研究会 編著：中医臨床のための温病学，医歯薬出版，1993．
8) 平馬直樹，兵頭 明，路京華，劉公望 監訳：中医学の基礎，東洋学術出版社，1995．
9) 江崎宣久，鈴木元子，福田裕子 訳：中医対薬 施今墨の二味配合法，呂 景山，東洋学術出版社，2002．
10) 田畑隆一郎：傷寒論の謎 二味の薬徴，源草社，2002
11) 金子幸夫：温病条弁解説，たにぐち書店，2008．
12) 小金井信宏：中医学ってなんだろう，東洋学術出版社，2009．
13) 国家薬典委員会 編：中華人民共和国薬典，中国医薬科技出版社，2010；*ibid*.，化学工業出版社，2005；*ibid*.，化学工業出版社，2000．
14) 津谷喜一郎，佐竹元吉，鳥居塚和生，引網宏彰，山田和男：漢方処方名ローマ字表記法，2005.〈http://www.jsom.or.jp/medical/magazine/pdf/standard/standard_kampo.pdf〉
15) 岡村信幸：病態からみた漢方薬物ガイドライン，京都廣川書店，2012．
16) 日本薬局方解説書編集委員会 編：日本薬局方解説書，pp. F371-383，廣川書店，2011．
17) 漢方薬の基礎知識大辞典〈http://www.ooaii.com/kanpou/〉
18) 漢方薬一覧中医学処方解説〈http://www.sm-sun.com/family/syoho001/index.htm〉
19) 米倉浩司，梶田 忠（2003-）：BG Plants 和名—学名インデックス（YList）.〈http://ylist.info〉
20) 日本医薬品集フォーラム 監：日本医薬品集 一般薬，じほう，2015-2016．
21) 百度百科〈https://baike.baidu.com/〉
22) 入江祥史：寝転んで読む傷寒論（1）—（10），漢方研究，2014-2015．

おわりに

　私は 1963 年以来，富山医科薬科大学（現在は富山大学に再編統合）をホームベースに，基礎薬理学者として，西洋医学的手法による薬理学的研究に携わってきた．同時に，伝統医薬の中で芍薬甘草湯や桂枝加朮附湯の薬効に注目し，西洋医学的視点から研究を重ね，生薬レベルや含有成分レベルの組み合わせ効果から，方剤の意味を科学的実験データを基に実証してきた．そういう経歴をもつ私にとってさえ，中医薬学や温病学は，正直，難解であった．観念論の占める割合が多く，用語の解釈がそれに輪をかけて難しくしている実情がある．これが動機となり，伝統医薬学をこれから学ぼうとする若い研究者や学生に向けて，『薬対論』の翻訳に着手した．何世紀にもわたって語り継がれてきた，しかも，現在においてもなお通用する，この貴重な文化遺産をわかりやすく解説し，次世代を担う若い世代に，その知識を引き継ぐ必要性を実感したからである．

　『薬対論』は 2 つの生薬の組み合わせ理論 combinatorics について，古典的に多くの症例を積み重ねて得られた経験則に基づき説明したものである．さらに多くの生薬の組み合わせの必然性にまで展開して，方剤の組み合わせ理論もできることになろう．それをきっかけに新しい創薬シーズの発見があることも期待したい．

　高齢化社会を迎えて，高齢者の医療費の増加が国の財政を圧迫していると言われて久しい．逼迫した新型のウイルス感染症に対しては，新しく有効な医薬品が続々と開発されるのは喜ばしい．しかし，慢性疾患をもつ高齢者にとっては，高価な新薬よりも，体に優しく有効で，経済的にも安価な中医薬方や日本漢方薬は不可欠なものである．高齢者にとっても，国にとっても，医療費削減に貢献することになるので一挙両得である．世紀の試練を経てきた，耐薬性の問題も少なく，副作用に注意すれば，なお，最新医学と並ぶ対等の位置をゆるぎなく占めている．Traditional Chinese and Kampo Medicines は，その有効性に関する EBM も徐々に蓄積されてきてはいるが，まだまだ，その有効性が科学的に解明されていない．生薬資源を確保し，次世代に引き継ぐ義務がわれわれに課せられている．

最後に，『薬対論』の和訳は，富山医科薬科大学薬学部 薬品作用学を担当していた 故 木村正康 名誉教授の発想がきっかけとなり，笹川特別奨学生として，当時，在籍していた共訳者の一人である陳 福君が1993年に翻訳に着手したことから始まる．柴原直利（富山大学和漢医薬学総合研究所 臨床科学研究部門 漢方診断学分野 教授），岡崎真理（城西大学大学院 薬学研究科薬学専攻 薬品作用学講座 教授），玄 美燕（同，助手）の各先生には，それぞれの専門分野から細部にわたり，ご意見やご校正をいただいたことに心から深謝する．

　また，今回の翻訳では，①原著書の記述方式を項目ごとに再編成したこと，②原著書では引用されていないが，日本ではよく引用される文献『万病回春』に掲載されている方剤の一つである響声破笛丸を追加したこと，③原著書にない説明を一部追記したことを申し添えておきたい．

　　2019年7月

木 村 郁 子

一般索引

あ行

安神 259
異名同生薬 289
異名同方剤 291
引経作用 16
引経薬対 13
温下 125
温毒による急性外感熱病 435
温熱薬 7
温病 404
温病条弁 284, 409
温病処方 411
温法 6

か行

開竅 265
解表類 23, 401
外用 271
化湿燥湿 95, 401
活血 149, 402
寒下 122, 402
寒熱薬対 10
汗法 5
寒涼薬 7
帰経 8, 281
気血陰陽兼補 237
気血薬対 12
協同作用 15
祛寒類 44, 401
祛湿類 95, 401
祛風散寒 23, 401

祛風勝湿 115
金匱要略 283
駆虫 269
君 4, 280
経絡を温める 52
外台秘要 283
血枯 2
下法 6
兼証 8
兼治作用 15
堅痞を散らす 197
行気 139
降気 143, 402
剛柔薬対 14
黄帝内経 282
五行 281
五苦六辛 2
固渋類 243
固精止帯 245
固表止汗 243
五味 7, 286

さ行

佐 4, 280
酸甘化陰 12
酸甘薬対 11
使 4, 280
止咳平喘類 182, 403
四気 286
四気五味 286
止血 159
七情和合 2

湿温	425
瀉下薬	121, 402
渋腸固脱	249
春温	415
潤下	128
潤燥薬対	14
傷寒	406
傷寒雑病論	282
傷寒論	283
昇降沈浮	8, 286
昇降薬対	12
消散類	193, 403
消法	6
暑温	421
食積を消す	194
諸病源候論	283
臣	4, 280
辛甘薬対	11
辛苦薬対	11
辛酸薬対	11
神農本草経	282
趣向性	8
清退虚熱	89
清熱解毒	84
清熱瀉火	56, 401
清熱涼血	78
清熱類	56, 401
清法	6
千金要方	283
千金翼方	283
相畏	3, 285
相畏薬対	10
相悪	3, 285
相殺	3, 285
相殺薬対	10
相使	3, 285
相使薬対	9
相須	3, 285
相須薬対	9

相制作用	16
燥熱の邪による急性外感熱病	432
相反	3, 285
相反薬対	10
臓腑を温める	45, 401
相輔作用	15
熄風	253
疏風清熱	36

た行

太平恵民和剤局方	283
他変作用	16
単味	2
逐水	130
中医薬方	278
調合薬対	13
調節作用	16
調理肝脾	170, 402
調理気血	176, 403
調和営衛	3
調和腸胃	172, 403
調和類	166, 402
動静薬対	12
同名異修治生薬	289
同名異植物	287
同名異方剤	289
毒性	9, 286
吐法	6

な行

日本漢方	278

は行

八法	5
風温	411
方剤	280
炮制法	18
補益類	204, 403
補気補陽	205, 403

補血補陰……………………… 223, 403
補瀉薬対……………………………… 13
補法………………………………………6
本草綱目……………………………… 284

ま行

万病回春……………………………… 284
蜜灸…………………………………… 22

や行

薬対………………………………… 3, 280
　──の組み合わせ…………………… 5
　──の作用………………………… 15

湧吐………………………………… 270
癰膿を消す……………………… 201, 403

ら行

理気………………………………… 133
理気類……………………………… 133, 402
理血類……………………………… 148, 402
利水除湿…………………………… 103, 402

わ行

和解少陽…………………………… 166, 402
和法………………………………………6

生薬・薬対索引

あ

阿膠
 ―黄連〔清退虚熱〕……………89
 ―海蛤殻〔止血〕………………159
 ―艾葉〔止血〕…………………160
 ―仙鶴草〔止血〕………………160
 ―桑白皮〔補血補陰〕…………223
 ―天門冬〔補血補陰〕…………223
 ―人参〔気血陰陽兼補〕………237
 ―蒲黄〔止血〕…………………161
 ―鹿角膠〔気血陰陽兼補〕……238

い

硫黄
 ―石灰〔外用〕…………………272
 ―半夏〔温下〕…………………125
茵蔯蒿
 ―山梔子〔利水除湿〕…………103
 ―大黄〔利水除湿〕……………104
 ―附子〔利水除湿〕……………104

う

茴香
 ―牽牛子〔逐水〕………………460
 ―胡芦巴〔経絡を温める〕……52
 ―川楝子〔理気〕………………133
 ―補骨脂〔臓腑を温める〕……45
鬱金
 ―枳殻〔調理気血〕……………176
 ―石菖蒲〔開竅〕………………266
 ―白礬〔開竅〕…………………266

 ―藜芦〔湧吐〕…………………271
烏頭
 ―全蝎〔祛風勝湿〕……………115
烏賊骨
 ―大黄〔調和腸胃〕……………172
鬱李仁
 ―胡麻〔潤下〕…………………128
烏梅
 ―罌粟殻〔渋腸固脱〕…………249
 ―黄連〔清熱瀉火〕……………56
 ―甘草〔補血補陰〕……………224
 ―地黄〔補血補陰〕……………224
 ―麦門冬〔補血補陰〕…………224
烏薬
 ―香附子〔理気〕………………134
 ―当帰〔調理気血〕……………176
 ―木香〔行気〕…………………139
 ―益智仁〔固精止帯〕…………246
禹余粮
 ―赤石脂〔渋腸固脱〕…………250

え

延胡索
 ―香附子〔調理気血〕…………177
 ―川楝子〔行気〕………………139

お

黄耆
 ―甘草〔補気補陽〕……………205
 ―升麻〔補気補陽〕……………205
 ―桑螵蛸〔補気補陽〕…………206
 ―当帰〔補血補陰〕……………225

454

生薬・薬対索引

- 人参〔補気補陽〕…………… 206
- 白朮〔補気補陽〕…………… 207
- 茯苓〔補気補陽〕…………… 207
- 附子〔補気補陽〕…………… 208
- 浮小麦〔固表止汗〕………… 244
- 防已〔利水除湿〕…………… 105
- 防風〔補気補陽〕…………… 208
- 麻黄根〔固表止汗〕………… 244

黄芩
- 黄連〔清熱瀉火〕…………… 57
- 槐花〔止血〕………………… 161
- 柴胡〔和解少陽〕…………… 166
- 山梔子〔清熱瀉火〕………… 58
- 芍薬〔清熱瀉火〕…………… 58
- 縮砂〔理気〕………………… 134
- 青蒿〔和解少陽〕…………… 167
- 桑白皮〔清熱瀉火〕………… 59
- 知母〔清熱瀉火〕…………… 59
- 天門冬〔清熱瀉火〕………… 59
- 半夏〔化湿燥湿〕…………… 95
- 白芷〔疏風清熱〕…………… 37
- 白朮〔調理気血〕…………… 177
- 麻黄〔清熱瀉火〕…………… 60

黄精
- 枸杞子〔気血陰陽兼補〕…… 238

罌粟殻
- ，烏梅〔渋腸固脱〕………… 249

黄柏
- 黄連〔清熱瀉火〕…………… 60
- 薤白〔清熱瀉火〕…………… 61
- 滑石〔外用〕………………… 272
- 亀板〔補血補陰〕…………… 226
- 山梔子〔清熱瀉火〕………… 61
- 地黄〔補血補陰〕…………… 226
- 蒼朮〔化湿燥湿〕…………… 96
- 知母〔清退虚熱〕…………… 90
- 氷片〔外用〕………………… 273

王不留行
- 穿山甲〔活血〕……………… 149

黄連
- 藿香〔化湿燥湿〕…………… 96
- 枳殻〔清熱瀉火〕…………… 62
- 桂皮〔安神〕………………… 260
- 厚朴〔化湿燥湿〕…………… 97
- 呉茱萸〔清熱瀉火〕………… 62
- 細辛〔清熱瀉火〕…………… 63
- 紫蘇〔清熱瀉火〕…………… 63
- 朱砂〔安神〕………………… 260
- 生姜〔調和腸胃〕…………… 172
- 升麻〔清熱解毒〕…………… 84
- 蟾酥〔清熱解毒〕…………… 85
- 大黄〔清熱瀉火〕…………… 64
- 大蒜〔清熱瀉火〕…………… 64
- 竹茹〔清熱瀉火〕…………… 65
- 知母〔清熱瀉火〕…………… 66
- 人参〔清熱瀉火〕…………… 66
- 麦門冬〔清熱瀉火〕………… 67
- 半夏〔調和腸胃〕…………… 173
- 附子〔調和腸胃〕…………… 174
- 木香〔清熱瀉火〕…………… 67
- 竜胆〔清熱瀉火〕…………… 68
- ，阿膠〔清退虚熱〕………… 89
- ，烏梅〔清熱瀉火〕………… 56
- ，黄芩〔清熱瀉火〕………… 57
- ，黄柏〔清熱瀉火〕………… 60

遠志
- 石菖蒲〔開竅〕……………… 267

か

槐花
- 荊芥〔止血〕………………… 161
- 山梔子〔清熱涼血〕………… 77
- ，黄芩〔止血〕……………… 161

海金沙
- 甘草〔利水除湿〕…………… 105

海蛤殻
- 栝楼仁〔止咳平喘類〕……… 182
- 青黛〔止咳平喘類〕………… 182

生薬・薬対索引

海草
　―，阿膠〔止血〕……………159
　―昆布〔堅痞を散らす〕………197

薤白
　―栝楼仁〔理気〕………………135
　―，黄柏〔清熱瀉火〕…………61

海螵蛸
　―桑螵蛸〔固精止帯〕…………246
　―白及〔止血〕…………………162
　―白芷〔固精止帯〕……………247

艾葉
　―香附子〔経絡を温める〕……53
　―，阿膠〔止血〕………………160

夏枯草
　―決明子〔熄風〕………………254
　―蒲公英〔清熱解毒〕…………85

訶子
　―人参〔渋腸固脱〕……………250
　―白礬〔渋腸固脱〕……………251
　―益智仁〔渋腸固脱〕…………251

何首烏
　―人参〔和解少陽〕……………167

莪朮
　―三棱〔活血〕…………………149

藿香
　―香附子〔化湿燥湿〕…………97
　―紫蘇〔祛風散寒〕……………23
　―陳皮〔化湿燥湿〕……………98
　―佩蘭〔化湿燥湿〕……………98
　―半夏〔化湿燥湿〕……………99
　―，黄連〔化湿燥湿〕…………96

葛根
　―柴胡〔疏風清熱〕……………37
　―升麻〔疏風清熱〕……………37
　―白芷〔祛風散寒〕……………24
　―麻黄〔祛風散寒〕……………25

滑石
　―甘草〔利水除湿〕……………106
　―山梔子〔利水除湿〕…………106

　―山薬〔利水除湿〕……………107
　―椿根白皮〔利水除湿〕………107
　―，黄柏〔外用〕………………272

瓜蒂
　―赤小豆〔湧吐〕………………271

栝楼根
　―栝楼皮〔止咳平喘類〕………183
　―牡蛎〔堅痞を散らす〕………197

栝楼仁
　―枳実〔堅痞を散らす〕………198
　―穿山甲〔癰膿を消す〕………201
　―乳香〔癰膿を消す〕…………201
　―半夏〔堅痞を散らす〕………198
　―蒲公英〔癰膿を消す〕………202
　―，海蛤殻〔止咳平喘類〕……182
　―，薤白〔理気〕………………135

栝楼皮
　―栝楼根〔止咳平喘類〕………183

甘遂
　―甘草〔逐水〕…………………130
　―商陸〔逐水〕…………………131

甘草
　―桔梗〔癰膿を消す〕…………202
　―金銀花〔清熱解毒〕…………85
　―桂枝〔補気補陽〕……………209
　―芫花〔外用〕…………………273
　―牛蒡子〔疏風清熱〕…………38
　―山薬〔補気補陽〕……………209
　―芍薬〔調理肝脾〕……………170
　―生姜〔臓腑を温める〕………45
　―石膏〔清熱瀉火〕……………68
　―大黄〔清熱解毒〕……………86
　―大棗〔補気補陽〕……………210
　―白朮〔補気補陽〕……………210
　―緑豆〔清熱解毒〕……………87
　―，烏梅〔補血補陰〕…………224
　―，黄耆〔補気補陽〕…………205
　―，海金沙〔利水除湿〕………105
　―，滑石〔利水除湿〕…………106

生薬・薬対索引

―，甘遂〔逐水〕……………………130
款冬花
　―紫苑〔止咳平喘類〕………………183
　―百合〔止咳平喘類〕………………184
旱蓮草
　―車前草〔清熱涼血〕…………………78
　―車前草〔止血〕……………………162
　―女貞子〔補血補陰〕………………227

き

桔梗
　―枳殻〔理気〕………………………135
　―魚腥草〔清熱解毒〕…………………87
　―紫蘇〔止咳平喘類〕………………184
　―，甘草〔癰膿を消す〕……………202
菊花
　―枸杞子〔補血補陰〕………………227
　―蝉退〔疏風清熱〕…………………38
　―桑葉〔疏風清熱〕…………………39
　―薄荷〔疏風清熱〕…………………39
　―防風〔疏風清熱〕…………………39
枳殻
　―枳実〔行気〕………………………140
　―桂枝〔行気〕………………………140
　―，鬱金〔調理気血〕………………176
　―，黄連〔清熱瀉火〕…………………62
　―，桔梗〔理気〕……………………135
枳実
　―厚朴〔行気〕………………………141
　―柴胡〔調理肝脾〕…………………170
　―芍薬〔調理気血〕…………………177
　―大黄〔寒下〕………………………122
　―竹茹〔降気〕………………………143
　―白朮〔堅痞を散らす〕……………199
　―，栝楼仁〔堅痞を散らす〕………198
　―，枳殻〔行気〕……………………140
橘核
　―荔枝核〔理気〕……………………136

橘皮
　―半夏〔化湿燥湿〕…………………99
亀板
　―芍薬〔補血補陰〕…………………228
　―鼈甲〔補血補陰〕…………………228
　―，黄柏〔補血補陰〕………………226
亀板膠
　―鹿角膠〔気血陰陽兼補〕…………239
姜黄
　―桂枝〔活血〕………………………150
　―山梔子〔清熱瀉火〕…………………69
羌活
　―川芎〔祛風勝湿〕…………………116
　―蒼朮〔祛風勝湿〕…………………116
　―独活〔祛風勝湿〕…………………117
　―防風〔祛風散寒〕……………………25
　―麻黄〔祛風散寒〕……………………26
杏仁
　―厚朴〔降気〕………………………144
　―紫蘇〔止咳平喘類〕………………185
　―桑葉〔疏風清熱〕…………………40
　―桃仁〔潤下〕………………………128
　―貝母〔止咳平喘類〕………………185
　―蜂蜜〔止咳平喘類〕………………185
　―麻黄〔止咳平喘類〕………………186
魚腥草
　―，桔梗〔清熱解毒〕…………………87
金桜子
　―莧実〔固精止帯〕…………………247
　―仙茅〔補気補陽〕…………………211
　―桑螵蛸〔固精止帯〕………………247
金銀花
　―当帰〔癰膿を消す〕………………203
　―連翹〔清熱解毒〕……………………87
　―，甘草〔清熱解毒〕…………………85
銀柴胡
　―胡黄連〔清退虚熱〕…………………91
　―鼈甲〔清退虚熱〕……………………91

く

藕節
　―白茅根〔止血〕……………………163
枸杞子
　―芍薬〔補血補陰〕…………………229
　―竜眼肉〔気血陰陽兼補〕…………239
　―，黄精〔気血陰陽兼補〕…………238
　―，菊花〔補血補陰〕………………227
瞿麦
　―萹蓄〔利水除湿〕…………………108

け

荊芥
　―赤小豆〔外用〕……………………274
　―升麻〔止血〕………………………164
　―当帰〔止血〕………………………163
　―防風〔袪風散寒〕…………………26
　―，槐花〔止血〕……………………161
桂枝
　―柴胡〔袪風散寒〕…………………27
　―地黄〔補血補陰〕…………………229
　―芍薬〔調理気血〕…………………178
　―生姜〔袪風散寒〕…………………27
　―石膏〔袪風散寒〕…………………28
　―川芎〔袪風散寒〕…………………28
　―大黄〔温下〕………………………126
　―当帰〔経絡を温める〕……………53
　―人参〔補気補陽〕…………………211
　―白朮〔袪風勝湿〕…………………117
　―茯苓〔利水除湿〕…………………108
　―附子〔経絡を温める〕……………54
　―防已〔袪風勝湿〕…………………118
　―麻黄〔袪風散寒〕…………………29
　―，甘草〔補気補陽〕………………209
　―，枳殻〔行気〕……………………140
　―，姜黄〔活血〕……………………150
鶏子黄
　―百合〔補血補陰〕…………………229

鶏内金
　―白朮〔食積を消す〕………………194
桂皮
　―麝香〔活血〕………………………151
　―附子〔臓腑を温める〕……………46
　―，黄連〔安神〕……………………260
血竭
　―枯礬〔外用〕………………………274
決明子
　―石決明〔清熱瀉火〕………………69
　―，夏枯草〔熄風〕…………………254
芫花
　―，甘草〔外用〕……………………273
牽牛子
　―大黄〔逐水〕………………………131
　―檳榔子〔駆虫〕……………………269
　―，茴香〔逐水〕……………………130
芡実
　―蓮子〔固精止帯〕…………………248
　―，金桜子〔固精止帯〕……………247
玄参
　―牛蒡子〔清熱解毒〕………………88
　―地黄〔清熱涼血〕…………………78
　―蒼朮〔補気補陽〕…………………212
　―牡蛎〔堅痞を散らす〕……………199

こ

紅花
　―蘇木〔活血〕………………………151
　―桃仁〔活血〕………………………151
蛤蚧
　―人参〔補気補陽〕…………………212
合歓花
　―夜交藤〔安神〕……………………261
合歓皮
　―芍薬〔安神〕………………………261
香鼓
　―山梔子〔清熱瀉火〕………………69
　―葱白〔袪風散寒〕…………………29

生薬・薬対索引

香薷
　—白朮〔利水除湿〕…………109
香附子
　—紫蘇〔袪風散寒〕…………30
　—芍薬〔調理気血〕…………179
　—神麹〔理気〕………………136
　—沈香〔降気〕………………144
　—川芎〔調理気血〕…………179
　—川楝子〔理気〕……………137
　—檀香〔調理肝脾〕…………171
　—当帰〔調理気血〕…………179
　—木香〔行気〕………………141
　—良姜〔理気〕………………137
　—，烏薬〔理気〕……………134
　—，延胡索〔調理気血〕……177
　—，艾葉〔経絡を温める〕…53
　—，藿香〔化湿燥湿〕………97
粳米
　—石膏〔清熱瀉火〕…………70
　—麦門冬〔補血補陰〕………230
厚朴
　—生姜〔化湿燥湿〕…………100
　—蒼朮〔化湿燥湿〕…………100
　—大黄〔寒下〕………………122
　—貝母〔止咳平喘類〕………186
　—半夏〔化湿燥湿〕…………101
　—，黄連〔化湿燥湿〕………97
　—，枳実〔行気〕……………141
　—，杏仁〔降気〕……………144
牛黄
　—朱砂〔安神〕………………262
　—真珠〔開竅〕………………267
胡黄連
　—，銀柴胡〔清退虚熱〕……91
五加皮
　—杜仲〔袪風勝湿〕…………118
牛膝
　—地黄〔補血補陰〕…………230
　—杜仲〔気血陰陽兼補〕……240

呉茱萸
　—五味子〔臓腑を温める〕…47
　—当帰〔経絡を温める〕……54
　—党参〔臓腑を温める〕……47
　—木瓜〔化湿燥湿〕…………101
　—，黄連〔清熱瀉火〕………62
蜈蚣
　—全蝎〔熄風〕………………254
胡桃肉
　—補骨脂〔補気補陽〕………213
五倍子
　—五味子〔渋腸固脱〕………252
枯礬
　—，血竭〔外用〕……………274
牛蒡子
　—連翹〔清熱解毒〕…………88
　—，甘草〔疏風清熱〕………38
　—，玄参〔清熱解毒〕………88
胡麻
　—桑葉〔補血補陰〕…………231
　—，鬱李仁〔潤下〕…………128
五味子
　—細辛〔止咳平喘類〕………187
　—生姜〔止咳平喘類〕………187
　—，呉茱萸〔臓腑を温める〕…47
　—，五倍子〔渋腸固脱〕……252
五霊脂
　—蒲黄〔活血〕………………152
　—良姜〔臓腑を温める〕……48
胡芦巴
　—，茴香〔経絡を温める〕…52
昆布
　—，海草〔堅痞を散らす〕…197

さ

犀角
　—地黄〔清熱涼血〕…………79
　—石膏〔清熱涼血〕…………79
　—玳瑁〔清熱涼血〕…………80

459

柴胡 (さいこ)
- —芍薬〔調理気血〕……………180
- —常山〔和解少陽〕……………168
- —升麻〔補気補陽〕……………213
- —青皮〔行気〕…………………142
- —前胡〔止咳平喘類〕…………188
- —大豆巻〔疏風清熱〕…………40
- —, 黄芩〔和解少陽〕…………166
- —, 葛根〔疏風清熱〕…………37
- —, 枳実〔調理肝脾〕…………170
- —, 桂枝〔袪風散寒〕…………27

細辛 (さいしん)
- —(生)地黄〔疏風清熱〕………41
- —(熟)地黄〔補血補陰〕………231
- —辛夷〔袪風散寒〕……………30
- —石膏〔清熱瀉火〕……………70
- —川芎〔袪風散寒〕……………31
- —皂莢〔開竅〕…………………268
- —独活〔袪風散寒〕……………31
- —附子〔経絡を温める〕………55
- —麻黄〔袪風散寒〕……………31
- —, 黄連〔清熱瀉火〕…………63
- —, 五味子〔止咳平喘類〕……187

山査子 (さんざし)
- —神麹〔食積を消す〕…………194

山梔子 (さんしし)
- —酸棗仁〔安神〕………………262
- —(鮮)生姜(汁)〔清熱瀉火〕…71
- —生姜〔調和腸胃〕……………174
- —大黄〔寒下〕…………………122
- —牡丹皮〔清熱涼血〕…………80
- —良姜〔調和腸胃〕……………175
- —連翹〔清熱涼血〕……………81
- —, 茵蔯蒿〔利水除湿〕………103
- —, 黄芩〔清熱瀉火〕…………58
- —, 黄柏〔清熱瀉火〕…………61
- —, 槐花〔清熱涼血〕…………77
- —, 滑石〔利水除湿〕…………106
- —, 姜黄〔清熱瀉火〕…………69

三 (さん)
- —, 香鼓〔清熱瀉火〕…………69

三七 (さんしち)
- —白及〔止血〕…………………164

山椒 (さんしょう)
- —肉豆蔻〔臓腑を温める〕……48
- —附子〔臓腑を温める〕………48

山豆根 (さんずこん)
- —射干〔清熱解毒〕……………89

酸棗仁 (さんそうにん)
- —知母〔安神〕…………………263
- —柏子仁〔安神〕………………263
- —浮小麦〔固表止汗〕…………245
- —竜眼肉〔安神〕………………263
- —, 山梔子〔安神〕……………262

山薬 (さんやく)
- —茯苓〔補気補陽〕……………214
- —扁豆〔補気補陽〕……………215
- —, 滑石〔利水除湿〕…………107
- —甘草〔補気補陽〕……………209

三棱 (さんりょう)
- —, 我朮〔活血〕………………149

し

地黄 (じおう)
- —(生)地黄〔補血補陰〕………232
- —芍薬〔補血補陰〕……………232
- —縮砂〔補血補陰〕……………233
- —升麻〔清熱涼血〕……………81
- —石膏〔清熱瀉火〕……………71
- —石斛〔補血補陰〕……………233
- —側柏葉〔止血〕………………165
- —大黄〔清熱涼血〕……………82
- —当帰〔補血補陰〕……………233
- —人参〔気血陰陽兼補〕………240
- —附子〔気血陰陽兼補〕………241
- —牡丹皮〔清熱涼血〕…………82
- —麻黄〔止咳平喘類〕…………189
- —木通〔清熱瀉火〕……………71
- —, 烏梅〔補血補陰〕…………224

生薬・薬対索引

黄柏
　—，黄柏〔補血補陰〕……………226
　—，桂枝〔補血補陰〕……………229
　—，玄参〔清熱涼血〕………………78
　—，牛膝〔補血補陰〕……………230
　—，犀角〔清熱涼血〕………………79
　—，細辛〔疏風清熱〕………………41
　—，細辛〔補血補陰〕……………231

紫苑
　—，款冬花〔止咳平喘類〕………183

使君子
　—芦薈〔駆虫〕……………………270

地骨皮
　—桑白皮〔清退虚熱〕………………92
　—白薇〔清退虚熱〕…………………92
　—牡丹皮〔清退虚熱〕………………93

刺蒺藜
　—潼蒺藜〔補血補陰〕……………234

磁石
　—朱砂〔安神〕……………………264
　—人参〔補気補陽〕………………215

紫蘇
　—生姜〔祛風散寒〕…………………32
　—陳皮〔止咳平喘類〕……………189
　—葶藶子〔止咳平喘類〕…………190
　—天仙藤〔利水除湿〕……………109
　—麻子仁〔潤下〕…………………129
　—莱菔子〔降気〕…………………145
　—，黄連〔清熱瀉火〕………………63
　—，藿香〔祛風散寒〕………………23
　—，桔梗〔止咳平喘類〕…………184
　—，杏仁〔止咳平喘類〕…………185
　—，香附子〔祛風散寒〕……………30

蒺藜子
　—蔓荊子〔疏風清熱〕………………41

柿蒂
　—丁子〔降気〕……………………145

地鼈虫
　—大黄〔活血〕……………………152

赤小豆
　—当帰〔活血〕……………………153
　—白茅根〔利水除湿〕……………110
　—，瓜蒂〔湧吐〕…………………271
　—，荊芥〔外用〕…………………274

赤石脂
　—生姜〔渋腸固脱〕………………252
　—伏竜肝〔渋腸固脱〕……………252
　—，禹余粮〔渋腸固脱〕…………250

芍薬
　—生姜〔経絡を温める〕……………56
　—赤芍〔活血〕……………………154
　—川芎〔活血〕……………………154
　—釣藤鈎〔熄風〕…………………255
　—当帰〔補血補陰〕………………234
　—白朮〔調理肝脾〕………………171
　—附子〔気血陰陽兼補〕…………241
　—，黄芩〔清熱瀉火〕………………58
　—，甘草〔調理肝脾〕……………170
　—，枳実〔調理気血〕……………177
　—，亀板〔補血補陰〕……………228
　—，枸杞子〔補血補陰〕…………229
　—，桂枝〔調理気血〕……………178
　—，合歓皮〔安神〕………………261
　—，香附子〔調理気血〕…………179
　—，柴胡〔調理気血〕……………180
　—，地黄〔補血補陰〕……………232

麝香
　—，桂皮〔活血〕…………………151

蛇床子
　—白礬〔駆虫〕……………………270

沙参
　—麦門冬〔補血補陰〕……………235

車前子
　—白茅根〔利水除湿〕……………110
　—麻黄〔利水除湿〕………………110

車前草
　—，旱蓮草〔清熱涼血〕……………78
　—，旱蓮草〔止血〕………………162

地楡
　—蒼朮〔止血〕……………… 165
縮砂
　—草果〔化湿燥湿〕…………… 102
　—陳皮〔理気〕………………… 138
　—白豆蔲〔化湿燥湿〕………… 102
　—，黄芩〔理気〕……………… 134
　—，地黄〔補血補陰〕………… 233
朱砂
　—全蝎〔熄風〕………………… 255
　—芒硝〔外用〕………………… 274
　—芦薈〔寒下〕………………… 123
　—，黄連〔安神〕……………… 260
　—，牛黄〔安神〕……………… 262
　—，磁石〔安神〕……………… 264
秫米
　—半夏〔安神〕………………… 264
生姜
　—大棗〔調理気血〕…………… 180
　—竹瀝〔熄風〕………………… 255
　—陳皮〔降気〕………………… 145
　—人参〔補気補陽〕…………… 216
　—白蜜〔止咳平喘類〕………… 190
　—半夏〔降気〕………………… 146
　—白朮〔臓腑を温める〕……… 49
　—附子〔臓腑を温める〕……… 49
　—麻黄〔袪風散寒〕…………… 32
　—麻黄〔止咳平喘類〕………… 191
　—良姜〔臓腑を温める〕……… 51
　—，黄連〔調和腸胃〕………… 172
　—，甘草〔臓腑を温める〕…… 45
　—，桂枝〔袪風散寒〕………… 27
　—，厚朴〔化湿燥湿〕………… 100
　—，五味子〔止咳平喘類〕…… 187
　—，山梔子〔清熱瀉火〕……… 71
　—，山梔子〔調和腸胃〕……… 174
　—，紫蘇〔袪風散寒〕………… 32
　—，赤石脂〔渋腸固脱〕……… 252
　—，芍薬〔経絡を温める〕…… 56

常山
　—草果〔和解少陽〕…………… 169
　—，柴胡〔和解少陽〕………… 168
硝石
　—礬石〔活血〕………………… 155
升麻
　—石膏〔清熱瀉火〕…………… 72
　—人参〔補気補陽〕…………… 216
　—，黄耆〔補気補陽〕………… 205
　—，黄連〔清熱解毒〕………… 84
　—，葛根〔疏風清熱〕………… 37
　—，荊芥〔止血〕……………… 164
　—，柴胡〔補気補陽〕………… 213
　—，地黄〔清熱涼血〕………… 81
商陸
　—，甘遂〔逐水〕……………… 131
辛夷
　—蒼耳子〔袪風散寒〕………… 33
　—，細辛〔袪風散寒〕………… 30
神麴
　—蒼朮〔食積を消す〕………… 195
　—陳皮〔食積を消す〕………… 195
　—半夏〔食積を消す〕………… 196
　—，香附子〔理気〕…………… 136
　—，山査子〔食積を消す〕…… 194
秦艽
　—鼈甲〔清退虚熱〕…………… 93
　—防已〔袪風勝湿〕…………… 119
　—防風〔袪風勝湿〕…………… 119
沈香
　—檳榔子〔降気〕……………… 147
　—木香〔降気〕………………… 147
　—，香附子〔降気〕…………… 144
沈香麴
　—半夏麴〔理気〕……………… 138
真珠
　—，牛黄〔開竅〕……………… 267
真珠母
　—竜歯〔安神〕………………… 265

生薬・薬対索引

秦皮
　―白頭翁〔清熱涼血〕……………83

す

水蛭
　―虻虫〔活血〕……………156

せ

青蒿
　―鼈甲〔清退虚熱〕……………94
　―，黄芩〔和解少陽〕……………167

青黛
　―蒲黄〔止血〕……………165
　―，海蛤殻〔止咳平喘類〕……………182

青皮
　―陳皮〔行気〕……………142
　―，柴胡〔行気〕……………142

石決明
　―竜胆〔清熱瀉火〕……………72
　―，決明子〔清熱瀉火〕……………69

赤芍
　―川芎〔活血〕……………154
　―大黄〔活血〕……………156
　―牡丹皮〔清熱涼血〕……………83
　―，芍薬〔活血〕……………154

石菖蒲
　―，鬱金〔開竅〕……………266
　―，遠志〔開竅〕……………267

石灰
　―，硫黄〔外用〕……………272
　―，大黄〔外用〕……………276

石膏
　―川芎〔清熱瀉火〕……………73
　―桑葉〔疏風清熱〕……………41
　―代赭石〔清熱瀉火〕……………73
　―竹葉〔清熱瀉火〕……………74
　―知母〔清熱瀉火〕……………74
　―人参〔清熱瀉火〕……………75
　―半夏〔清熱瀉火〕……………75

　―白及〔外用〕……………275
　―白芷〔疏風清熱〕……………42
　―茅根〔清熱瀉火〕……………76
　―麻黄〔清熱瀉火〕……………76
　―，甘草〔清熱瀉火〕……………68
　―，桂枝〔祛風散寒〕……………28
　―，粳米〔清熱瀉火〕……………70
　―，犀角〔清熱涼血〕……………79
　―，細辛〔清熱瀉火〕……………70
　―，地黄〔清熱瀉火〕……………71
　―，升麻〔清熱瀉火〕……………72

石斛
　―竹茹〔清退虚熱〕……………94
　―，地黄〔補血補陰〕……………233

仙鶴草
　―，阿膠〔止血〕……………160

全蝎
　―蝉蛻〔熄風〕……………256
　―釣藤鉤〔熄風〕……………256
　―，烏頭〔祛風勝湿〕……………115
　―，蜈蚣〔熄風〕……………254
　―，朱砂〔熄風〕……………255

川芎
　―天麻〔熄風〕……………257
　―当帰〔活血〕……………157
　―白芷〔祛風散寒〕……………33
　―，羌活〔祛風勝湿〕……………116
　―，桂枝〔祛風散寒〕……………28
　―，香附子〔調理気血〕……………179
　―，細辛〔祛風散寒〕……………31
　―，芍薬〔活血〕……………154
　―，赤芍〔活血〕……………154
　―，石膏〔清熱瀉火〕……………73

前胡
　―，柴胡〔止咳平喘類〕……………188

穿山甲
　―皂角刺〔癰膿を消す〕……………203
　―，王不留行〔活血〕……………149
　―，栝楼仁〔癰膿を消す〕……………201

463

せ

蝉蛻（せんぜい）
　―，全蝎〔熄風〕……………256

蟾酥（せんそ）
　―，黄連〔清熱解毒〕…………85

蝉退（せんたい）
　―薄荷〔疏風清熱〕……………42
　―胖大海〔疏風清熱〕…………43
　―鳳凰衣〔疏風清熱〕…………43
　―，菊花〔疏風清熱〕…………38

旋覆花（せんぷくか）
　―代赭石〔降気〕………………147

仙茅（せんぼう）
　―仙霊脾〔補気補陽〕…………217
　―，金桜子〔補気補陽〕………211

仙霊脾（せんれいひ）
　―，仙茅〔補気補陽〕…………217

川楝子（せんれんし）
　―，茴香〔理気〕………………133
　―，延胡索〔行気〕……………139
　―，香附子〔理気〕……………137

そ

草果（そうか）
　―知母〔和解少陽〕……………169
　―，縮砂〔化湿燥湿〕…………102
　―常山〔和解少陽〕……………169

皂角刺（そうかくし）
　―，穿山甲〔癰膿を消す〕……203

桑寄生（そうきせい）
　―続断〔気血陰陽兼補〕………242
　―当帰〔補血補陰〕……………235
　―独活〔祛風勝湿〕……………120

皂莢（そうきょう）
　―白礬〔湧吐〕…………………271
　―半夏〔開竅〕…………………268
　―，細辛〔開竅〕………………268

桑枝（そうし）
　―桑葉〔疏風清熱〕……………44

蒼耳子（そうじし）
　―，辛夷〔祛風散寒〕…………33

蒼朮（そうじゅつ）
　―白芷〔外用〕…………………275
　―白朮〔補気補陽〕……………217
　―防風〔祛風勝湿〕……………120
　―木賊草〔疏風清熱〕…………44
　―，黄柏〔化湿燥湿〕…………96
　―，羌活〔祛風勝湿〕…………116
　―，玄参〔補気補陽〕…………212
　―，厚朴〔化湿燥湿〕…………100
　―，地楡〔止血〕………………165
　―，神麹〔食積を消す〕………195

葱白（そうはく）
　―麻黄〔祛風散寒〕……………34
　―，香鼓〔祛風散寒〕…………29

桑白皮（そうはくひ）
　―附子〔利水除湿〕……………111
　―，阿膠〔補血補陰〕…………223
　―，黄芩〔清熱瀉火〕…………59
　―，地骨皮〔清退虚熱〕………92

桑螵蛸（そうひょうしょう）
　―竜骨〔固精止帯〕……………248
　―，黄耆〔補気補陽〕…………206
　―，海螵蛸〔固精止帯〕………246
　―，金桜子〔固精止帯〕………247

桑葉（そうよう）
　―，菊花〔疏風清熱〕…………39
　―，杏仁〔疏風清熱〕…………40
　―，胡麻〔補血補陰〕…………231
　―，石膏〔疏風清熱〕…………41
　―，桑枝〔疏風清熱〕…………44

続断（ぞくだん）
　―杜仲〔気血陰陽兼補〕………242
　―，桑寄生〔気血陰陽兼補〕…242

側柏葉（そくはくよう）
　―，地黄〔止血〕………………165

蘇木（そぼく）
　―人参〔調理気血〕……………181

生薬・薬対索引

　　―，紅花〔活血〕……………………151

た

大黄
　　―石灰〔外用〕……………………276
　　―桃仁〔活血〕……………………157
　　―巴豆〔温下〕……………………126
　　―附子〔温下〕……………………127
　　―芒硝〔寒下〕……………………124
　　―牡丹皮〔活血〕…………………158
　　―竜胆〔清熱瀉火〕…………………77
　　―，茵蔯蒿〔利水除湿〕……………104
　　―，烏賊骨〔調和腸胃〕……………172
　　―，黄連〔清熱瀉火〕………………64
　　―，甘草〔清熱解毒〕………………86
　　―，枳実〔寒下〕……………………122
　　―，桂枝〔温下〕……………………126
　　―，牽牛子〔逐水〕…………………131
　　―，厚朴〔寒下〕……………………122
　　―，山梔子〔寒下〕…………………122
　　―，地黄〔清熱涼血〕………………82
　　―，地鼈虫〔活血〕…………………152
　　―，赤芍〔活血〕……………………156

大戟
　　―木香〔逐水〕……………………132

大蒜
　　―，黄連〔清熱瀉火〕………………64

代赭石
　　―，石膏〔清熱瀉火〕………………73
　　―，旋覆花〔降気〕…………………147

大豆巻
　　―，柴胡〔疎風清熱〕………………40

大棗
　　―葶藶子〔逐水〕……………………132
　　―，甘草〔補気補陽〕………………210
　　―，生姜〔調理気血〕………………180

大腹皮
　　―白朮〔利水除湿〕……………………111

玳瑁
　　―，犀角〔清熱涼血〕………………80

沢瀉
　　―白朮〔利水除湿〕……………………112
　　―茯苓〔利水除湿〕……………………112

沢蘭
　　―防已〔利水除湿〕……………………113

檀香
　　―，香附子〔調理肝脾〕……………171

丹参
　　―人参〔気血陰陽兼補〕……………242

ち

竹茹
　　―，黄連〔清熱瀉火〕………………65
　　―，枳実〔降気〕……………………143
　　―，石斛〔清退虚熱〕………………94

竹葉
　　―，石膏〔清熱瀉火〕………………74

竹瀝
　　―，生姜〔熄風〕……………………255

知母
　　―貝母〔止咳平喘類〕………………191
　　―，黄芩〔清熱瀉火〕………………59
　　―，黄柏〔清退虚熱〕………………90
　　―，黄連〔清熱瀉火〕………………66
　　―，酸棗仁〔安神〕…………………263
　　―，石膏〔清熱瀉火〕………………74
　　―，草果〔和解少陽〕………………169

丁子
　　―，柿蒂〔降気〕……………………145

釣藤鉤
　　―天麻〔熄風〕………………………257
　　―，芍薬〔熄風〕……………………255
　　―，全蝎〔熄風〕……………………256

樗白皮
　　―人参〔渋腸固脱〕…………………253

猪苓
　　―茯苓〔利水除湿〕……………………113

465

生薬・薬対索引

椿根白皮（ちんこんはくひ）
- 一，滑石〔利水除湿〕………………107

陳皮（ちんぴ）
- 一番瀉葉〔寒下〕………………125
- 一白朮〔調和腸胃〕………………175
- 一，藿香〔化湿燥湿〕………………98
- 一，紫蘇〔止咳平喘類〕………………189
- 一，縮砂〔理気〕………………138
- 一，生姜〔降気〕………………145
- 一，神麯〔食積を消す〕………………195
- 一，青皮〔行気〕………………142

て

葶藶子（ていれきし）
- 一，紫蘇〔止咳平喘類〕………………190
- 一，大棗〔逐水〕………………132

天竺黄（てんじくおう）
- 一半夏〔熄風〕………………258

天仙藤（てんせんとう）
- 一，紫蘇〔利水除湿〕………………109

天南星（てんなんしょう）
- 一半夏〔熄風〕………………258
- 一氷片〔開竅〕………………269
- 一防風〔熄風〕………………259

天麻（てんま）
- 一半夏〔熄風〕………………259
- 一，川芎〔熄風〕………………257
- 一，釣藤鉤〔熄風〕………………257

天門冬（てんもんどう）
- 一麦門冬〔補血補陰〕………………236
- 一百合〔補血補陰〕………………236
- 一，阿膠〔補血補陰〕………………223
- 一，黄芩〔清熱瀉火〕………………59

と

冬瓜子（とうがし）
- 一薏苡仁〔癰膿を消す〕………………204

当帰（とうき）
- 一桃仁〔活血〕………………158

- 一肉蓯蓉〔潤下〕………………129
- 一人参〔補気補陽〕………………218
- 一柏子仁〔補血補陰〕………………236
- 一附子〔気血陰陽兼補〕………………243
- 一，烏薬〔調理気血〕………………176
- 一，黄耆〔補血補陰〕………………225
- 一，金銀花〔癰膿を消す〕………………203
- 一，荊芥〔止血〕………………163
- 一，桂枝〔経絡を温める〕………………53
- 一，香附子〔調理気血〕………………179
- 一，呉茱萸〔経絡を温める〕………………54
- 一，地黄〔補血補陰〕………………233
- 一，赤小豆〔活血〕………………153
- 一，芍薬〔補血補陰〕………………234
- 一，川芎〔活血〕………………157
- 一，桑寄生〔補血補陰〕………………235

潼蒺藜（どうしつり）
- 一，刺蒺藜〔補血補陰〕………………234

党参（とうじん）
- 一茯苓〔補気補陽〕………………218
- 一，呉茱萸〔臓腑を温める〕………………47

灯芯草（とうしんそう）
- 一木通〔利水除湿〕………………113

桃仁（とうにん）
- 一，杏仁〔潤下〕………………128
- 一，紅花〔活血〕………………151
- 一，大黄〔活血〕………………157
- 一，当帰〔活血〕………………158

杜仲（とちゅう）
- 一，五加皮〔祛風勝湿〕………………118
- 一，牛膝〔気血陰陽兼補〕………………240
- 一，続断〔気血陰陽兼補〕………………242

独活（どっかつ）
- 一，羌活〔祛風勝湿〕………………117
- 一，細辛〔祛風散寒〕………………31
- 一，桑寄生〔祛風勝湿〕………………120

な

南沙参(なんしゃじん)
　―北沙参(はくしゃじん)〔補血補陰〕……………237

に

肉蓯蓉(にくじゅよう)
　―巴戟天(はげきてん)〔補気補陽〕……………219
　―，当帰(とうき)〔潤下〕………………………129

肉豆蔲(にくずく)
　―補骨脂(ほこつし)〔補気補陽〕………………219
　―，山椒(さんしょう)〔臓腑を温める〕…………48

乳香(にゅうこう)
　―没薬(もつやく)〔活血〕………………………159
　―，栝楼仁(かろにん)〔癰膿を消す〕…………201

女貞子(じょていし)
　―，旱蓮草(かんれんそう)〔補血補陰〕………227

人参(にんじん)
　―附子(ぶし)〔補気補陽〕………………………220
　―麻黄(まおう)〔祛風散寒〕………………………34
　―木香(もっこう)〔補気補陽〕……………………220
　―蓮子(れんし)〔補気補陽〕……………………221
　―鹿茸(ろくじょう)〔補気補陽〕…………………221
　―，阿膠(あきょう)〔気血陰陽兼補〕…………237
　―，黄耆(おうぎ)〔補気補陽〕…………………206
　―，黄連(おうれん)〔清熱瀉火〕…………………66
　―，訶子(かし)〔渋腸固脱〕……………………250
　―，何首烏(かしゅう)〔和解少陽〕……………167
　―，桂枝(けいし)〔補気補陽〕…………………211
　―，蛤蚧(ごうかい)〔補気補陽〕………………212
　―，地黄(じおう)〔気血陰陽兼補〕……………240
　―，磁石(じせき)〔補気補陽〕…………………215
　―，生姜(しょうきょう)〔補気補陽〕…………216
　―，升麻(しょうま)〔補気補陽〕………………216
　―，石膏(せっこう)〔清熱瀉火〕…………………75
　―，蘇木(そぼく)〔調理気血〕…………………181
　―，丹参(たんじん)〔気血陰陽兼補〕…………242
　―，樗白皮(ちょはくひ)〔渋腸固脱〕…………253
　―，当帰(とうき)〔補気補陽〕…………………218

は

貝母(ばいも)
　―連翹(れんぎょう)〔堅痞を散らす〕…………200
　―，杏仁(きょうにん)〔止咳平喘類〕…………185
　―，厚朴(こうぼく)〔止咳平喘類〕……………186
　―，知母(ちも)〔止咳平喘類〕…………………191

佩蘭(はいらん)
　―，藿香(かっこう)〔化湿燥湿〕…………………98

白芥子(はくがいし)
　―莱菔子(らいふくし)〔止咳平喘類〕…………192

柏子仁(はくしにん)
　―，酸棗仁(さんそうにん)〔安神〕……………263
　―，当帰(とうき)〔補血補陰〕…………………236

白頭翁(はくとうおう)
　―，秦皮(しんぴ)〔清熱涼血〕……………………83

白礬(はくばん)
　―，鬱金(うこん)〔開竅〕………………………266
　―，訶子(かし)〔渋腸固脱〕……………………251
　―，蛇床子(じゃしょうし)〔駆虫〕……………270
　―，皂莢(そうきょう)〔湧吐〕…………………271

白薇(はくび)
　―，地骨皮(じこっぴ)〔清退虚熱〕………………92

白茅根(はくぼうこん)
　―，藕節(ぐうせつ)〔止血〕……………………163
　―，赤小豆(しゃくしょうず)〔利水除湿〕……110
　―，車前子(しゃぜんし)〔利水除湿〕…………110

白蜜(はくみつ)
　―，生姜(しょうきょう)〔止咳平喘類〕………190

麦門冬(ばくもんどう)
　―，烏梅(うばい)〔補血補陰〕…………………224
　―，黄連(おうれん)〔清熱瀉火〕…………………67
　―，粳米(こうべい)〔補血補陰〕………………230
　―，沙参(しゃじん)〔補血補陰〕………………235
　―，天門冬(てんもんどう)〔補血補陰〕………236

巴戟天(はげきてん)
　―，肉蓯蓉(にくじゅよう)〔補気補陽〕………219

巴豆(はず)
　―，大黄(だいおう)〔温下〕……………………126

467

生薬・薬対索引

薄荷(はっか)
　　一，菊花〔疏風清熱〕…………39
　　一，蝉退〔疏風清熱〕…………42
半夏(はんげ)
　　一枇杷葉〔降気〕………………148
　　一茯苓〔化湿燥湿〕……………102
　　一，硫黄〔温下〕………………125
　　一，黄芩〔化湿燥湿〕…………95
　　一，黄連〔調和腸胃〕…………173
　　一，藿香〔化湿燥湿〕…………99
　　一，栝楼仁〔堅痞を散らす〕…198
　　一，橘皮〔化湿燥湿〕…………99
　　一，厚朴〔化湿燥湿〕…………101
　　一，秫米〔安神〕………………264
　　一，生姜〔降気〕………………146
　　一，神麹〔食積を消す〕………196
　　一，石膏〔清熱瀉火〕…………75
　　一，皂莢〔開竅〕………………268
　　一，天竺黄〔熄風〕……………258
　　一，天南星〔熄風〕……………258
　　一，天麻〔熄風〕………………259
半夏麹(はんげきく)
　　一，沈香麹〔理気〕……………138
番瀉葉(ばんしゃよう)
　　一，陳皮〔寒下〕………………125
礬石(ばんせき)
　　一，硝石〔活血〕………………155
胖大海(はんたいかい)
　　一，蝉退〔疏風清熱〕…………43

ひ

華澄茄(ひっちょうか)
　　一良姜〔臓腑を温める〕………51
白果(びゃっか)
　　一麻黄〔止咳平喘類〕…………192
白及(びゃっきゅう)
　　一，海螵蛸〔止血〕……………162
　　一，三七〔止血〕………………164
　　一，石膏〔外用〕………………275

百合(びゃくごう)
　　一，款冬花〔止咳平喘類〕……184
　　一，鶏子黄〔補血補陰〕………229
　　一，天門冬〔補血補陰〕………236
白芷(びゃくし)
　　一防風〔祛風散寒〕……………35
　　一，黄芩〔疏風清熱〕…………37
　　一，海螵蛸〔固精止帯〕………247
　　一，葛根〔祛風散寒〕…………24
　　一，石膏〔疏風清熱〕…………42
　　一，川芎〔祛風散寒〕…………33
　　一，蒼朮〔外用〕………………275
　　一，白僵蚕〔祛風散寒〕………35
白朮(びゃくじゅつ)
　　一茯苓〔補気補陽〕……………222
　　一附子〔臓腑を温める〕………52
　　一防風〔調理肝脾〕……………172
　　一麻黄〔祛風勝湿〕……………121
　　一，黄耆〔補気補陽〕…………207
　　一，黄芩〔調理気血〕…………177
　　一，甘草〔補気補陽〕…………210
　　一，枳実〔堅痞を散らす〕……199
　　一，桂枝〔祛風勝湿〕…………117
　　一，鶏内金〔食積を消す〕……194
　　一，香薷〔利水除湿〕…………109
　　一，芍薬〔調理肝脾〕…………171
　　一，生姜〔臓腑を温める〕……49
　　一，蒼朮〔補気補陽〕…………217
　　一，大腹皮〔利水除湿〕………111
　　一，沢瀉〔利水除湿〕…………112
　　一，陳皮〔調和腸胃〕…………175
白豆蔲(びゃくずく)
　　一，縮砂〔化湿燥湿〕…………102
白前(びゃくぜん)
　　一百部〔止咳平喘類〕…………192
百部(びゃくぶ)
　　一，白前〔止咳平喘類〕………192
白僵蚕(びゃっきょうさん)
　　一白芷〔祛風散寒〕……………35

氷片
　一, 黄柏〔外用〕……………273
　一, 天南星〔開竅〕…………269
枇杷葉
　一, 半夏〔降気〕……………148
檳榔子
　一, 木香〔行気〕……………143
　一, 牽牛子〔駆虫〕…………269
　一, 沈香〔降気〕……………147

ふ

茯神
　一, 茯苓〔安神〕……………265
伏竜肝
　一, 赤石脂〔渋腸固脱〕……252
茯苓
　一, 附子〔利水除湿〕………114
　一, 黄耆〔補気補陽〕………207
　一, 桂枝〔利水除湿〕………108
　一, 山薬〔補気補陽〕………214
　一, 沢瀉〔利水除湿〕………112
　一, 猪苓〔利水除湿〕………113
　一, 党参〔補気補陽〕………218
　一, 半夏〔化湿燥湿〕………102
　一, 白朮〔補気補陽〕………222
　一, 茯神〔安神〕……………265
附子
　一, 麻黄〔祛風散寒〕…………36
　一, 茵蔯蒿〔利水除湿〕……104
　一, 黄耆〔補気補陽〕………208
　一, 黄連〔調和腸胃〕………174
　一, 桂枝〔経絡を温める〕……54
　一, 桂皮〔臓腑を温める〕……46
　一, 細辛〔経絡を温める〕……55
　一, 山椒〔臓腑を温める〕……48
　一, 地黄〔気血陰陽兼補〕…241
　一, 芍薬〔気血陰陽兼補〕…241
　一, 生姜〔臓腑を温める〕……49
　一, 桑白皮〔利水除湿〕……111

　一, 大黄〔温下〕……………127
　一, 当帰〔気血陰陽兼補〕…243
　一, 人参〔補気補陽〕………220
　一, 白朮〔臓腑を温める〕……52
　一, 茯苓〔利水除湿〕………114
浮小麦
　一, 黄耆〔固表止汗〕………244
　一, 酸棗仁〔固表止汗〕……245
浮萍
　一麻黄〔利水除湿〕…………114

へ

鼈甲
　一牡蛎〔堅痞を散らす〕……200
　一, 亀板〔補血補陰〕………228
　一, 銀柴胡〔清退虚熱〕………91
　一, 秦艽〔清退虚熱〕…………93
　一, 青蒿〔清退虚熱〕…………94
扁豆
　一, 山薬〔補気補陽〕………215
萹蓄
　一, 瞿麦〔利水除湿〕………108

ほ

防已
　一, 黄耆〔利水除湿〕………105
　一, 桂枝〔祛風勝湿〕………118
　一, 秦艽〔祛風勝湿〕………119
　一, 沢蘭〔利水除湿〕………113
鳳凰衣
　一, 蝉退〔疏風清熱〕…………43
茅根
　一芦根〔清熱涼血〕……………84
　一, 石膏〔清熱瀉火〕…………76
芒硝
　一, 朱砂〔外用〕……………274
　一, 大黄〔寒下〕……………124
蛀虫
　一, 水蛭〔活血〕……………156

防風
　―, 黄耆〔補気補陽〕……………208
　―, 菊花〔疏風清熱〕……………39
　―, 羌活〔袪風散寒〕……………25
　―, 荊芥〔袪風散寒〕……………26
　―, 秦艽〔袪風勝湿〕……………119
　―, 蒼朮〔袪風勝湿〕……………120
　―, 天南星〔熄風〕………………259
　―, 白芷〔袪風散寒〕……………35
　―, 白朮〔調理肝脾〕……………172
蜂蜜
　―, 杏仁〔止咳平喘類〕…………185
蒲黄
　―, 阿膠〔止血〕…………………161
　―, 五霊脂〔活血〕………………152
　―, 青黛〔止血〕…………………165
北沙参
　―, 南沙参〔補血補陰〕…………237
蒲公英
　―, 夏枯草〔清熱解毒〕…………85
　―, 栝楼仁〔癰膿を消す〕………202
補骨脂
　―, 茴香〔臓腑を温める〕………45
　―, 胡桃肉〔補気補陽〕…………213
　―, 肉豆蔲〔補気補陽〕…………219
牡丹皮
　―, 山梔子〔清熱涼血〕…………80
　―, 地黄〔清熱涼血〕……………82
　―, 地骨皮〔清退虚熱〕…………93
　―, 赤芍〔清熱涼血〕……………83
　―, 大黄〔活血〕…………………158
牡蛎
　―竜骨〔固精止帯〕………………249
　―, 栝楼根〔堅痞を散らす〕……197
　―, 玄参〔堅痞を散らす〕………199
　―, 鼈甲〔堅痞を散らす〕………200

ま

麻黄
　―射干〔止咳平喘類〕……………193
　―, 黄芩〔清熱瀉火〕……………60
　―, 葛根〔袪風散寒〕……………25
　―, 羌活〔袪風散寒〕……………26
　―, 杏仁〔止咳平喘類〕…………186
　―, 桂枝〔袪風散寒〕……………29
　―, 細辛〔袪風散寒〕……………31
　―, 地黄〔止咳平喘類〕…………189
　―, 車前子〔利水除湿〕…………110
　―, 生姜〔袪風散寒〕……………32
　―, 生姜〔止咳平喘類〕…………191
　―, 石膏〔清熱瀉火〕……………76
　―, 葱白〔袪風散寒〕……………34
　―, 人参〔袪風散寒〕……………34
　―, 白果〔止咳平喘類〕…………192
　―, 白朮〔袪風勝湿〕……………121
　―, 附子〔袪風散寒〕……………36
　―, 浮萍〔利水除湿〕……………114
麻黄根
　―竜骨〔固表止汗〕………………245
　―, 黄耆〔固表止汗〕……………244
麻子仁
　―, 紫蘇〔潤下〕…………………129
蔓荊子
　―, 蒺藜子〔疏風清熱〕…………41

も

木賊草
　―, 蒼朮〔疏風清熱〕……………44
木通
　―, 地黄〔清熱瀉火〕……………71
　―, 灯芯草〔利水除湿〕…………113
木瓜
　―木香〔化湿燥湿〕………………103
　―薏苡仁〔利水除湿〕……………115
　―, 呉茱萸〔化湿燥湿〕…………101

470

生薬・薬対索引

もっこう
木香
　一，莱菔子〔食積を消す〕……………196
　一，烏薬〔行気〕…………………………139
　一，黄連〔清熱瀉火〕……………………67
　一，香附子〔行気〕………………………141
　一，沈香〔降気〕…………………………147
　一，大戟〔逐水〕…………………………132
　一，人参〔補気補陽〕……………………220
　一，檳榔子〔行気〕………………………143
　一，木瓜〔化湿燥湿〕……………………103
もつやく
没薬
　一，乳香〔活血〕…………………………159

や

やかん
射干
　一，山豆根〔清熱解毒〕…………………89
　一，麻黄〔止咳平喘類〕…………………193
やくちにん
益智仁
　一，烏薬〔固精止帯〕……………………246
　一，訶子〔渋腸固脱〕……………………251
やこうとう
夜交藤
　一，合歓花〔安神〕………………………261

よ

よくいにん
薏苡仁
　一，冬瓜子〔癰膿を消す〕………………204
　一，木瓜〔利水除湿〕……………………115

ら

らいふくし
莱菔子
　一，紫蘇〔降気〕…………………………145
　一，白芥子〔止咳平喘類〕………………192
　一，木香〔食積を消す〕…………………196

り

りゅうがんにく
竜眼肉
　一，枸杞子〔気血陰陽兼補〕……………239
　一，酸棗仁〔安神〕………………………263

りゅうこつ
竜骨
　一，桑螵蛸〔固精止帯〕…………………248
　一，牡蛎〔固精止帯〕……………………249
　一，麻黄根〔固表止汗〕…………………245
りゅうし
竜歯
　一，真珠母〔安神〕………………………265
りゅうたん
竜胆
　一，黄連〔清熱瀉火〕……………………68
　一，石決明〔清熱瀉火〕…………………72
　一，大黄〔清熱瀉火〕……………………77
りょうきょう
良姜
　一，香附子〔理気〕………………………137
　一，五霊脂〔臓腑を温める〕……………48
　一，山梔子〔調和腸胃〕…………………175
　一，生姜〔臓腑を温める〕………………51
　一，蓽澄茄〔臓腑を温める〕……………51
りょくず
緑豆
　一，甘草〔清熱解毒〕……………………87
れいろ
藜芦
　一，鬱金〔湧吐〕…………………………271

れ

れいしかく
荔枝核
　一，橘核〔理気〕…………………………136
れんぎょう
連翹
　一，金銀花〔清熱解毒〕…………………87
　一，牛蒡子〔清熱解毒〕…………………88
　一，山梔子〔清熱涼血〕…………………81
　一，貝母〔堅痞を散らす〕………………200
れんし
蓮子
　一，芡実〔固精止帯〕……………………248
　一，人参〔補気補陽〕……………………221

ろ

ろかい
芦薈
　一，使君子〔駆虫〕………………………270
　一，朱砂〔寒下〕…………………………123
ろくじょう
鹿茸
　一，人参〔補気補陽〕……………………221

471

芦根
 一，茅根〔清熱涼血〕…………………84

鹿角膠
 一，阿膠〔気血陰陽兼補〕……………238
 一，亀板膠〔気血陰陽兼補〕…………239

方剤索引

あ

阿膠黄芩湯 …………………………… 291, 433
安栄湯 ………………………………… 376
安宮牛黄丸 …………………… 291, 413, 424, 425
安中散 ………………………………… 292
安中散加茯苓 ………………………… 292

い

葦茎湯 ………………………………… 292
一加減正気散 …………………… 292, 426
胃風湯 ………………………………… 292
胃苓湯 ………………………………… 293
茵蔯蒿湯 ……………………… 293, 430
茵蔯五苓散 …………………………… 293
茵蔯四逆湯 …………………………… 293
茵蔯朮附湯 …………………………… 294
茵蔯附子乾姜湯 ……………………… 294

う

烏薬順気散 …………………………… 294
烏苓通気散 …………………………… 294
温経湯 ………………………………… 295
温清飲 ………………………………… 295
温胆湯 ………………………………… 295
温脾湯 ………………………………… 295

え

益胃湯 ………………………………… 296, 415
益元散 ………………………… 296, 369, 400, 435
越鞠丸 ………………………………… 296
越婢加朮湯 …………………………… 296

越婢加朮附湯 ………………………… 296
延年半夏湯 …………………………… 297
延年茯苓飲 …………………………… 383
延年茯苓飲加半夏 …………………… 383

お

黄耆桂枝五物湯 ……………………… 297
黄耆建中湯 …………………………… 297
黄耆六一湯 …………………………… 297
黄芩滑石湯 …………………… 297, 428
黄芩湯 ………………………………… 298
黄芩湯加豆鼓玄参方 ………… 298, 415
応鐘散 ………………………………… 298
黄土湯 ………………………… 298, 431
黄連阿膠湯 …………………… 298, 419
黄連温胆湯 …………………………… 298
黄連橘皮竹茹湯 ……………………… 299
黄連解毒湯 …………………………… 299
黄連香薷飲 …………………… 299, 434
黄連湯 ………………………………… 299
乙字湯 ………………………………… 299
乙字湯去大黄 ………………………… 300

か

解急蜀椒湯 …………………………… 300
海蛤丸 ………………………………… 300
槐芩丸 ………………………………… 300
回生散 ………………………………… 300
海藻玉壺湯 …………………………… 300
解労散 ………………………………… 301
加減玉女煎 …………………… 313, 417
加減復脈湯 …………………… 301, 419

473

方剤索引

加減涼膈散 … 301
化食養脾湯 … 301
何人飲 … 302
藿香正気散 … 302, 423
藿香半夏湯 … 302
葛根黄連黄芩湯 … 302, 412
葛根紅花湯 … 302
葛根湯 … 302
葛根湯加川芎辛夷 … 303
藿朴夏苓湯 … 303, 425
化斑湯 … 303, 417
加味温胆湯 … 304
加味帰脾湯 … 304
加味解毒湯 … 304
加味四物湯 … 305
加味逍遙散 … 305
加味逍遙散加川芎地黄 … 305
加味逍遙散合四物湯 … 305
加味平胃散 … 306
栝楼薤白湯 … 306
栝楼薤白白酒湯 … 306
栝楼薤白半夏湯 … 306
括楼散 … 306
括楼牡蛎散 … 307
乾姜黄連黄芩人参湯 … 307
乾姜人参半夏丸 … 307
乾姜附子湯 … 307
甘姜苓朮湯 … 396
甘遂半夏湯 … 307
甘草乾姜湯 … 307
甘草乾姜茯苓白朮湯 … 396
甘草瀉心湯 … 307
甘草湯 … 308
甘草附子湯 … 308
甘麦大棗湯（甘草小麦大棗湯） … 308
甘露飲 … 308
甘露消毒丹 … 308, 429

き

帰耆建中湯 … 308
桔梗石膏 … 309
桔梗湯 … 309
枳実薤白桂枝湯 … 309
枳実芍薬散 … 309
枳実導滞湯 … 309, 431, 434
枳縮二陳湯 … 309
枳朮丸 … 310
枳朮湯 … 310
稀涎散 … 310
橘核丸 … 310
帰脾湯 … 310
芎黄散 … 298
芎帰膠艾湯 … 311
芎帰調血飲 … 311
芎帰調血飲第一加減 … 311
芎蘼湯 … 386
牛榔方 … 312
膠艾四物湯 … 311
膠艾湯 … 311
翹荷湯 … 312, 432
響声破笛丸（大黄去） … 312
杏蘇散 … 312, 432
杏仁滑石湯 … 313, 428
玉女煎 … 313
玉女煎去牛膝熟地加細生地玄参方 … 313, 417, 434
玉真散 … 313
玉枢丹 … 313, 423, 430
玉屏風散 … 314
玉鑰匙 … 314, 436
挙元煎 … 314
亀鹿二仙膠 … 314
銀花解毒湯 … 314
銀翹散 … 314, 411, 423, 434
銀翹散去牛蒡子玄参芥穂加杏仁石膏黄芩方 … 315, 421

474

方剤索引

銀翹散去豆豉加細生地牡丹皮大青葉
　玄参方·················· 315, 412
金銀花酒方·················· 315
銀甲散······················ 315

く

苦参湯······················ 315
駆風解毒散·················· 315
駆風触痛湯·················· 351
九味檳榔湯·················· 316

け

荊芥敗毒散·················· 321
荊芥連翹湯·················· 316
鶏肝丸······················ 316
啓閑散······················ 316
桂姜棗草黄辛附湯············ 316
桂枝越婢湯·················· 317
桂枝加黄耆湯················ 317
桂枝加葛根湯················ 317
桂枝加厚朴杏仁湯············ 318
桂枝加芍薬生姜人参湯········ 318
桂枝加芍薬大黄湯（桂枝加大黄湯）·· 318
桂枝加芍薬湯················ 318
桂枝加朮附湯················ 319
桂枝加竜骨牡蛎湯············ 319
桂枝加苓朮附湯·············· 319
桂枝甘草湯·················· 319
桂枝去芍薬加麻黄細辛附子湯·· 316
桂枝芍薬知母湯·············· 319
桂枝新加湯·················· 318
桂枝湯······················ 320
桂枝二越婢一湯·············· 320
桂枝二越婢一湯加朮附········ 320
桂枝人参湯·················· 321
桂枝茯苓丸·················· 321
桂枝茯苓丸料加薏苡仁········ 321
桂枝附子去桂加白朮湯········ 382
桂芍知母湯·················· 319

啓脾湯······················ 321
荊防敗毒散·················· 321
桂麻各半湯（桂枝麻黄各半湯）·· 322
鶏鳴散加茯苓················ 322
桂苓甘朮湯·················· 396
桂苓五味加姜辛半夏杏仁湯···· 396
桂苓五味甘草去桂加乾姜細辛湯·· 396
外台四物湯加味·············· 322
解毒四物湯·················· 295
堅中湯······················ 322
健脾化痰丸·················· 323
蠲痺湯······················ 323

こ

更衣丸······················ 323
交加散······················ 323
行軍散·················· 323, 424
香桂散······················ 323
高芩清胆湯··········· 323, 430, 434
甲字湯······················ 324
香砂養胃湯·················· 324
香砂六君子湯················ 324
香蘇散······················ 325
交泰丸······················ 325
香附散······················ 325
厚朴温中湯·················· 325
香連丸······················ 325
杞圓膏······················ 325
牛黄承気湯·············· 325, 414
枸菊地黄丸（杞菊地黄丸）···· 325
五虎湯······················ 326
牛膝散······················ 326
五積散······················ 326
牛車腎気丸·················· 327
五汁飲·················· 327, 433
呉茱萸湯···················· 327
五仁橘皮湯·············· 327, 433
五味子散···················· 327
五物解毒散·················· 327

475

（薛氏）五葉芦根湯 …………… 328, 431
五淋散 ………………………………… 328
五苓散 ………………………………… 328
胡芦巴丸 ……………………………… 328
胡芦巴散 ……………………………… 328
昆布丸 ………………………………… 328
芩連二陳湯 ……………………… 329, 428

さ

犀角地黄湯 ………… 329, 418, 423, 431
柴葛解肌湯 …………………………… 329
柴陥湯 ………………………………… 330
柴胡加竜骨牡蛎湯 …………………… 330
柴胡桂枝乾姜湯 ……………………… 330
柴胡桂枝湯 …………………………… 330
柴胡清肝湯 …………………………… 331
柴胡疎肝散 …………………………… 331
柴胡疎肝湯 …………………………… 331
犀地清絡飲 ……………………… 332, 435
柴芍六君子湯 ………………………… 332
柴朴湯 ………………………………… 332
柴苓湯 ………………………………… 333
左金丸 ………………………………… 333
三黄瀉心湯 …………………………… 333
三黄二香散 ……………………… 333, 436
三加減正気散 …………………… 333, 426
三甲散加減 ……………………… 334, 425
三甲復脈湯 ……………………… 334, 420
三子養親湯 …………………………… 334
三仁湯 …………………………… 334, 425
三石湯 …………………………… 334, 422
酸棗仁湯 ……………………………… 334
三痺湯 ………………………………… 335
参附湯 …………………………… 335, 414
三物黄芩湯 …………………………… 335
三物備急丸 …………………………… 335
蒜連丸 ………………………………… 335

し

滋陰降下湯 …………………………… 335
滋陰至宝湯 …………………………… 336
滋陰八味丸 …………………………… 366
紫雲膏 ………………………………… 336
四逆散 ………………………………… 336
四逆湯 ………………………………… 336
紫金錠 …………………………… 313, 423
四君子湯 ……………………………… 336
紫根牡蛎湯 …………………………… 337
梔子乾姜湯 ……………………… 337, 375
梔子鼓湯 ………………………… 337, 415
梔子柏皮湯 …………………………… 337
四神丸 ………………………………… 337
滋腎通耳湯 …………………………… 338
紫雪丹 …………………………… 338, 414, 424
七物降下湯 …………………………… 338
実脾飲 ………………………………… 387
実脾散 ………………………………… 339
柿蔕湯 ………………………………… 339
至宝丹 …………………………… 339, 414, 430
四物湯 ………………………………… 339
炙甘草湯 ……………………………… 339
赤小豆当帰散 ………………………… 339
赤石脂禹余粮湯 ……………………… 340
芍薬甘草湯 …………………………… 340
芍薬甘草附子湯 ……………………… 340
錫類散 …………………………… 340, 437
沙参麦冬湯 ……………………… 415, 433
沙参麦門湯 ……………………… 340, 415
瀉白散 ………………………………… 340
十全大補湯 …………………………… 340
十味敗毒湯 …………………………… 341
縮泉丸 ………………………………… 341
朱砂安神丸 …………………………… 341
术附湯 ………………………………… 341
潤腸湯 ………………………………… 341
小陥胸加枳実湯 ………………… 342, 412

方剤索引

生姜瀉心湯……………………………………342
小建中湯………………………………………342
小柴胡湯………………………………………342
小柴胡湯加桔梗石膏…………………………342
小承気湯…………………………………343, 413
小青竜湯………………………………………343
小青竜湯加杏仁石膏…………………………343
小青竜湯加石膏………………………………344
小青竜湯合麻杏甘石湯………………………343
硝石礬石散……………………………………344
小半夏加茯苓湯………………………………344
小半夏湯………………………………………344
菖蒲鬱金湯………………………………344, 430
消風散…………………………………………345
升麻葛根湯……………………………………345
生脈散…………………………………345, 414, 422
逍遙散…………………………………………345
消癧丸…………………………………………345
四苓湯…………………………………………346
辛夷清肺湯（辛夷清肺飲）…………………346
新加黄竜湯………………………………346, 416
新加香薷飲………………………………346, 421
腎気丸…………………………………………379
秦艽鼈甲散……………………………………346
秦艽防風湯……………………………………347
神犀丹……………………………………347, 424
神術湯…………………………………………347
真人養臓湯（純陽真人養臓湯）……………347
参蘇飲…………………………………………348
神秘湯…………………………………………348
真武湯…………………………………………348
神明度命丸……………………………………348
参苓白朮散……………………………………348

す

水仙膏……………………………………349, 436

せ

清咽梔鼓湯………………………………349, 436
清咽湯……………………………………349, 436
清咽養営湯………………………………349, 438
清瘟敗毒飲………………………………350, 417
清営湯……………………………………350, 417, 424
生化湯…………………………………………350
清宮湯……………………………………351, 413
青蛤丸…………………………………………362
青蒿鼈甲湯………………………………351, 420
清骨散…………………………………………351
清湿化痰湯……………………………………351
清上蠲痛湯……………………………………351
清上防風湯……………………………………352
清暑益気湯……………………………………352
（王氏）清暑益気湯……………………353, 422
（余氏）清心涼膈散……………………353, 437
清心蓮子飲……………………………………353
（雷氏）清宣金臓法……………………353, 421
清燥救肺湯………………………………353, 433
青嚢丸…………………………………………354
清肺湯…………………………………………354
（雷氏）清涼滌暑法……………………354, 421
石膏散…………………………………………354
折衝飲…………………………………………355
洗肝明目湯……………………………………355
蝉菊散…………………………………………356
川芎茶調散……………………………………356
千金内托散……………………………………356
喘四君子湯……………………………………356
銭氏白朮散……………………………………357
宣清導濁湯………………………………357, 427
（雷氏）宣透膜原法……………………357, 426
宣毒発表湯（宣表発表湯）…………………357
宣白承気湯………………………………358, 412
宣痺湯……………………………………358, 429
旋覆代赭湯……………………………………358
仙方活命飲……………………………………358

そ

増液承気湯………………………………359, 416

方剤索引

そうぎくいん	
桑菊飲……………………………359, 411	
そうきょうとう	
桑杏湯……………………………359, 432	
そうひょうしょうさん	
桑螵蛸散……………………………359	
そうまがん	
桑麻丸……………………………359	
ぞくめいとう	
続命湯……………………………360	
そけいかっけつとう	
疎経活血湯……………………………360	
そごうこうがん	
蘇合香丸……………………360, 427, 430	
そしこうきとう	
蘇子降気湯……………………………360

た

だいおうおうれんしゃしんとう
大黄黄連瀉心湯……………………………361
だいおうかんぞうとう
大黄甘草湯……………………………361
だいおうじべっちゅうがん
大黄䗪虫丸……………………………361
だいおうぶしとう
大黄附子湯……………………………361
だいおうぼたんぴとう
大黄牡丹皮湯……………………………361
だいけんちゅうとう
大建中湯……………………………361
たいこうさん
黛蛤散……………………………361
だいさいことう
大柴胡湯……………………………362
だいさいことうきょだいおう
大柴胡湯去大黄……………………………362
だいじょうきとう
大承気湯……………………………362, 413
だいじょうふうじゅ
大定風珠……………………………362, 420
だいせいりゅうとう
大青竜湯……………………………363
だいていふうじゅ
大定風珠……………………………363
だいはんげとう
大半夏湯……………………………363
だいぼうふうとう
大防風湯……………………………363
だいほがん
大補丸……………………………364
たくしゃとう
沢瀉湯……………………………364
たくりとうのうとう
托裏透膿湯……………………………364
たつげんいん
達原飲……………………………364, 429
たんけいだいほいんがん
丹渓大補陰丸……………………………364
たんしょうさん
丹梔逍遙散……………………………305, 365

ち

ちくじょうんたんとう
竹茹温胆湯……………………………365
ちくようせっこうとう
竹葉石膏湯……………………………365
ちだぼくいっぽう
治打撲一方……………………………366
ちずそういっぽう
治頭瘡一方……………………………366
ちずそういっぽうきょだいおう
治頭瘡一方去大黄……………………………366
ちばくじおうがん
知柏地黄丸……………………………366

ちゅうおうこう
中黄膏……………………………366
ちゅうけんちゅうとう
中建中湯……………………………367
ちょういじょうきとう
調胃承気湯……………………367, 413, 433
ちょうこうしていとう
丁香柿蒂湯……………………………367
ちょうとうさん
釣藤散……………………………367
ちょうようとう
腸癰湯……………………………367
ちょれいとう
猪苓湯……………………………367
ちょれいとうごうしもつとう
猪苓湯合四物湯……………………………368

つ

つうかんさん
通関散……………………………368, 423
つうしゃようほう
痛瀉要方……………………………368
つうどうさん
通導散……………………………368
つうみゃくしぎゃくとう
通脈四逆湯……………………………368

て

ていきいん
定悸飲……………………………369
ていぜんとう
定喘湯……………………………369
ていとうとう
抵当湯……………………………369, 418
てんすいさん
天水散……………………………369, 400

と

とうかくじょうきとう
桃核承気湯……………………………369
とうかさん
桃花散……………………………369
とうかとう
桃花湯……………………………370
ときいんし
当帰飲子……………………………370
ときけんちゅうとう
当帰建中湯……………………………370
ときさん
当帰散……………………………370
ときしぎゃくかごしゅゆしょうきょうとう
当帰四逆加呉茱萸生姜湯……………………………370
ときしぎゃくとう
当帰四逆湯……………………………371
ときしゃくやくさん
当帰芍薬散……………………………371
ときしゃくやくさんかおうぎちょうとう
当帰芍薬散加黄耆釣藤……………………………371
ときしゃくやくさんかにんじん
当帰芍薬散加人参……………………………372
ときしゃくやくさんかぶし
当帰芍薬散加附子……………………………372
ときとう
当帰湯……………………………372
ときばいもくじんがんりょう
当帰貝母苦参丸料……………………………372
ときほけつとう
当帰補血湯……………………………373
どうせきさん
導赤散……………………………373
どうせきじょうきとう
導赤承気湯……………………………373, 416

導赤清心湯……………………373, 434
桃仁承気湯……………………373, 418
透膿散…………………………374
独参湯…………………………374, 431
杜仲丸…………………………374
独活葛根湯……………………374
独活寄生湯……………………374
独活湯…………………………375
独歩散…………………………375

に

二加減正気散…………………375, 426
二気散…………………………375, 376
二甲復脈湯……………………376, 419
二至丸…………………………376
二朮湯…………………………376
二陳湯…………………………376
二妙散…………………………376
女神散…………………………377
人参蛤蚧散……………………377
人参樗白皮散（樗白皮散）…377
人参湯…………………………377
人参養栄湯……………………378

は

排気湯（排気飲）……………378
排膿散…………………………378
排膿散及湯……………………378
排膿湯…………………………379
麦門冬湯………………………378
破結散…………………………379
八解散…………………………379
八味丸…………………………379
八味地黄丸……………………380
八味疝気方……………………380
白金丸…………………………380
八珍湯…………………………380
半夏厚朴湯……………………381
半夏散及湯（半夏散）………381

半夏瀉心湯……………………381
半夏瀉心湯去人参乾姜甘草加枳実杏仁方
…………………………………381, 428
半夏秫米湯（半夏湯）………381
半夏白朮天麻湯………………381
半硫丸…………………………382

ひ

百合鶏子湯……………………382
白朮丸…………………………382
白朮附子湯……………………382
白虎加桂枝湯…………………382
白虎加蒼朮湯…………………382, 422, 430
白虎加人参湯…………………383, 422
白虎湯…………………………383, 412, 416, 422

ふ

不換金正気散…………………383
茯桂朮甘草湯…………………396
茯桂朮甘湯……………………384
伏竜肝湯………………………383
茯苓飲…………………………383
茯苓飲加半夏…………………384
茯苓飲合半夏厚朴湯…………384
茯苓杏仁甘草湯………………384
茯苓桂枝甘草大棗湯…………396
茯苓桂枝五味甘草湯…………397
茯苓桂枝白朮甘草湯…………384, 396
茯苓四逆湯……………………385
茯苓沢瀉湯……………………385
茯苓皮湯………………………385, 427
普済消毒飲（普済消毒飲子）…385, 435
附子粳米湯……………………385
附子瀉心湯……………………386
附子湯…………………………386
附子理中湯……………………386
扶桑丸…………………………359
仏手散…………………………386
浮麦冬…………………………386

479

方剤索引

扶脾生脈湯 …………………………… 386
分消湯 ………………………………… 387

へ
平胃散 ………………………………… 387
碧玉散 ……………………… 387, 428, 430
変通丸 ………………………………… 387

ほ
防已黄耆湯 …………………………… 388
防已茯苓湯 …………………………… 387
(雷氏) 芳香化濁法 ………… 388, 423, 426
防風通聖散 …………………………… 388
補気健中湯（補気建中湯） ………… 389
補中益気湯 …………………………… 389
補肺湯 ………………………………… 389
補陽還五湯 …………………………… 390
奔豚湯 ………………………………… 390

ま
麻黄加朮湯 …………………………… 390
麻黄杏仁甘草石膏湯 ………………… 411
麻黄杏仁薏苡仁甘草湯 ……………… 391
麻黄湯 ………………………………… 391
麻黄附子細辛湯 ……………………… 391
麻黄連翹赤小豆湯 …………………… 391
麻杏苡甘湯 …………………………… 391
麻杏甘石湯 ……………………… 391, 411
麻杏薏甘湯 …………………………… 391
麻子仁丸 ……………………………… 392
万病丸 ………………………………… 392

み
味麦地黄丸 …………………………… 392

め
明朗飲 ………………………………… 392

も
木防已湯 ……………………………… 392
木香檳榔丸 …………………………… 393

や
射干麻黄湯 …………………………… 393

よ
楊柏散 ………………………………… 393
陽和湯 ………………………………… 393
薏苡竹葉散 ……………………… 393, 427
薏苡仁湯 ……………………………… 394
薏苡附子敗醬散 ……………………… 394
抑肝散 ………………………………… 394
抑肝散加芍薬黄連 …………………… 394
抑肝散加陳皮半夏 …………………… 394

り
理中丸 ………………………………… 377
六君子湯 ……………………………… 395
立効散 ………………………………… 395
竜胆瀉肝湯 …………………………… 395
涼営清気湯 ……………………… 395, 437
涼膈散 …………………………… 396, 415
苓甘姜味辛夏仁湯 …………………… 396
苓甘五味姜辛湯 ……………………… 396
苓姜朮甘湯 …………………………… 396
苓桂甘棗湯 …………………………… 397
苓桂朮甘湯 …………………………… 397
苓桂味甘湯 …………………………… 397
良附丸 ………………………………… 397

れ
羚角鈎藤湯 ………………… 397, 419, 424
冷哮丸 ………………………………… 397
麗沢通気湯 …………………………… 398
麗沢通気湯加辛夷 …………………… 398
連珠飲 ………………………………… 399

連梅湯（れんばいとう）……………… 400, 425
連附六一湯（れんぷろくいちとう）……………… 400
連朴飲（れんぼくいん）……………… 400, 427

六一散（ろくいちさん）……………… 369, 400
六味丸（六味地黄丸）（ろくみがん　ろくみじおうがん）……………… 400

原著者・翻訳者紹介

原著者代表　陳　維華

1951年3月上海生まれ．安徽省医学院中医学部を卒業後，安徽省医科大学第一附属病院の主任医師を皮切りに，中国科学院の合肥腫瘍病院に勤務し，中医基礎理論と臨床研究に従事．40有余年，中医学の教育と臨床診療に携わり，伝統的中医基礎理論を現代西洋医学と結合させ，特に多発性関節炎，循環・消化器系疾患の治療実績は高く評価されている．中医学の「未病の治癒理論」を未病状態にある患者の体質改善や摂生に貢献している．

「処方における中薬名称の解析」「薬対論」「中医学」（大学教科書）など，5冊の著書がある．「薬対論」は，中国中医薬協会の優秀学術著作賞"康莱特カップ"を獲得した．中国の医学専門誌に20報以上の論文を公表し，中国国家プロジェクト研究課題にも参画して安徽省科学技術賞（三等）を獲得した．

翻訳者代表　木村郁子

1939年富山県生まれ．1962年に富山大学薬学部を卒業後，福島県立会津短期大学助手，富山大学助手，1976年から富山医科薬科大学助手，助教授，教授を経て2005年に定年退官．同年富山短期大学（専攻科食物栄養専攻）非常勤講師となり現在に至る．富山医科薬科大学在職中に，文部省短期在外研究員としてレジナ・エレナ国立がん研究所（ローマ），ナポリ臨海実験所への留学や，学術振興会特定国派遣研究者としてミラノ大学医学部薬理学教室への留学を経験している．病態薬理学，伝統薬・民間薬・食品の臨床薬理学を専門としている．

宮田専治学術振興会学術賞（1989年），第1回日本心脈管作動物質学会賞（1997年），日本薬学会学術貢献賞（1998年），環境大臣表彰（2007年）．国際レビュー誌 Pharmacology and Therapeutics（Elsevier, IF 10.4, 2017）の Associate editor（2004年～）．

薬対論
生薬二味の組み合わせからひも解く中医薬方と日本漢方

2019年8月14日　1版1刷　　　　　　　　　　　　©2019

原著者
陳　維華　　徐　国龍　　張　明淮　　蔡　永亮

翻訳者
木村郁子（きむらいくこ）　陳　福君（ちんふくくん）　韓　晶岩（Han Jing Yan）　香川正太（かがわしょうた）

発行者
株式会社　南山堂　　代表者　鈴木幹太
〒113-0034　東京都文京区湯島4-1-11
TEL 代表 03-5689-7850　　www.nanzando.com

ISBN 978-4-525-47221-4　　定価（本体 9,000 円＋税）

JCOPY ＜出版者著作権管理機構 委託出版物＞
複製を行う場合はそのつど事前に（一社）出版者著作権管理機構（電話03-5244-5088，FAX 03-5244-5089，e-mail: info@jcopy.or.jp）の許諾を得るようお願いいたします．

本書の内容を無断で複製することは，著作権法上での例外を除き禁じられています．また，代行業者等の第三者に依頼してスキャニング，デジタルデータ化を行うことは認められておりません．